普通高等教育医学检验技术类系列教材

丛书主编　许文荣

丛书副主编　钱　晖　邵启祥　邵世和

临床分子生物检验学

CLINICAL LABORATORY MOLECULAR BIOLOGY

严永敏　张　徐　主编

科学出版社

北　京

内 容 简 介

本教材内容丰富、图文并茂、实用性强。全书共 11 章,第一章主要介绍临床分子生物检验学的概念、学科发展史、临床应用、基因组与基因组学;第二至五章分别介绍了分子生物标志物、标本的处理与核酸的分离纯化、核酸的分子生物检验技术和蛋白质的分子生物检验技术;第六至九章分别介绍了分子生物检验在感染性疾病、单基因遗传病、肿瘤及其他临床方面的应用;第十章介绍了临床分子生物检验的质量控制;第十一章是配套的临床分子生物检验学实验,包含基因组 DNA 的分离与纯化、DNA 的重组连接、基因点突变的分子生物学检测等 11 个实验。

本教材可供高等医药院校或综合性大学医学检验技术及相关专业本科生、临床检验诊断学及相关专业研究生使用,也可供临床医师、临床检验工作者、生物医学相关专业人员等参考使用。

图书在版编目(CIP)数据

临床分子生物检验学 / 严永敏,张徐主编. —北京:
科学出版社,2021.1
普通高等教育医学检验技术类系列教材 / 许文荣
主编
ISBN 978 - 7 - 03 - 066683 - 3

Ⅰ. ①临… Ⅱ. ①严… ②张… Ⅲ. ①分子生物学—医学检验—高等学校—教材 Ⅳ. ①R446.1

中国版本图书馆 CIP 数据核字(2020)第 215251 号

责任编辑:闵 捷 / 责任校对:谭宏宇
责任印制:黄晓鸣 / 封面设计:殷 靓

科学出版社 出版
北京东黄城根北街 16 号
邮政编码:100717
http://www.sciencep.com

南京展望文化发展有限公司排版
广东虎彩云印刷有限公司印刷
科学出版社发行 各地新华书店经销

*

2021 年 1 月第 一 版 开本:889×1194 1/16
2025 年 1 月第十二次印刷 印张:9 1/2
字数:300 000

定价:48.00 元
(如有印装质量问题,我社负责调换)

《临床分子生物检验学》编委会

"全国普通高等教育医学检验技术类系列教材" 目录

丛 书 主 编　许文荣

丛书副主编　钱　晖　邵启祥　邵世和

丛书序

　　医学检验技术专业的培养目标是培养德、智、体、美、劳全面发展，具有正确的人生观和价值观、终身学习能力、批判性思维能力、创新能力、创业意识和一定的科研发展潜能的医学检验应用型复合人才。毕业后能够胜任医学检验相关工作岗位，并能成长为技术骨干或学术带头人。为实现培养目标和达到三全育人目的，各高校全面进行理论与实验教学改革，建设精品教材和打造金课。

　　江苏大学是国内最早开设医学检验本科专业的五所高校之一，经过四十余年的建设与发展形成了以优质师资队伍、精品课程和特色教材为一体的多维教学体系；构建了以新生研讨—本、硕、博联动—教学法改革—国际化培养为基础，推动全局、想象、求异和批判的多元思维模式；以国家级实验教学示范中心、省级重点实验室和省优势学科一体化建设促进教学资源的共享，提升学生实践创新能力，先后荣获多项江苏省教学成果奖。

　　江苏大学前期在实验教学改革中，构建了通用技术、课程内验证性实验、课程内综合性实验，以及专业设计性与创新性实验四位一体的模块化体系，获批江苏省教育研究与教学改革项目，并由江苏大学出版社出版了"医学检验技术实验系列教程"（共13册）。在此基础上，2018年江苏大学联合南京医科大学、南通大学、苏州大学、扬州大学、蚌埠医学院等25所高校、疾病预防控制中心和医院的教授、专家编写了"全国普通高等教育医学检验技术类系列教材"。系列教材共分7册，覆盖了医学检验技术所有专业课程的理论教学内容。系列教材坚持内容简单新颖、编排合理、文字精练、图文并茂、经典实用的编写指导思想，对课程经典内容和学科最新进展进行合理的取舍，对文字叙述反复斟酌和提炼，根据实际需要安排适当数量的图表，力争达到既能包含经典理论与知识，又能全面、准确、合理反映本学科最新进展的目的，使学生能在早期较为系统地掌握医学检验专业的理论知识。

　　组织出版"全国普通高等教育医学检验技术类系列教材"是教学改革的一次初步会试，在体例、内容安排上不一定能完全适应现代医学检验教学改革和人才培养的需求，还需要不断完善。希望各位专家、教师、检验界同行和同学在使用本系列教材的过程中多提宝贵意见，以便我们进一步提高教材的质量，为广大师生提供优质的理论教学用书，共享我们教学改革的成果。

许文荣

2019年8月于江苏大学医学院

前 言

  进入 21 世纪以来,分子生物学理论、技术的更新极其迅速,其在临床检验的应用也日益广泛和深入。临床分子生物检验不但能够阐明疾病发生、发展及转归的分子机制,而且在疾病的预防、诊断、治疗及疗效评价、预后判断等方面发挥着越来越重要的作用。为了适应临床分子生物检验学教学的需要,提高医学检验技术专业的学生培养质量,全国部分从事临床分子生物检验学教学、科研和临床工作且具有较高学术造诣和实践经验的专家、教授共同编写了这本《临床分子生物检验学》。

  本教材共分为 11 个章节,绪论部分简述了临床分子生物检验学的概念、发展史、临床应用、基因及基因组;其余章节包括分子生物标志物、标本的处理与核酸的分离纯化、核酸的分子生物检验技术、蛋白质的分子生物检验技术,以及感染性疾病、单基因遗传病和肿瘤的分子生物检验等。考虑到部分医学检验本科学生的科研立项和考研需求,我们增加了部分最新的分子生物学标志物和技术。在第二章分子生物标志物中,增加了"基于外泌体的分子生物标志物"。在第四章核酸的分子生物检验技术中,对"荧光原位杂交"内容进行了强化。在"核酸序列分析技术"中,介绍了"单分子实时测序技术"等新一代测序技术。在第五章蛋白质的分子生物检验技术中,增加了基础研究中常用的"质谱分析""蛋白质芯片""免疫共沉淀""GST pull-down"等内容。由于没有配套的实验教材,同时也为了便于学生将理论与实践相结合,本教材加入了第十一章临床分子生物检验学实验,编写了"基因组 DNA 的分离与纯化""基因点突变的分子生物学检测"等 11 个实验。这些实验中不仅包括临床常用的实验技术,还包括"质粒 DNA 的分离与纯化""质粒 DNA 的限制性核酸内切酶酶切反应""DNA 片段的回收""DNA 的重组连接(T-A 克隆连接)""感受态细胞的制备与转化"等重组 DNA 技术。本教材力求在注重基础理论和基础知识的同时也注重技术的临床应用及临床价值,使学生在学习中培养更丰富、更准确、更可信的检验服务的临床意识与能力,了解技术进展和应用,为以后进一步的研究和发展打好基础。

  本教材在编写过程中得到了全体编委及所在单位的大力支持,参加本教材编写的各位编委以高度的责任感完成了各自承担的编写任务,在此表示诚挚的感谢。江苏大学医学院李晓曦博士担任本教材编委会学术秘书,为本教材的整理和完稿做了大量的工作。江苏大学医学院研究生杨馥吉、黄燕、王晨、武艳霜、王岩金、陈逸菲等为本教材绘制插图和(或)校稿,在此一并致谢。尽管各位编委尽了最大的努力,但由于编写时间有限,书中如有不足,敬请各位同行专家和使用本教材的师生及其他所有读者批评指正,以便我们再版时进行完善。

严永敏 张 徐
2020 年 6 月

目 录

第四章　核酸的分子生物检验技术

—— 28 ——

第五章　蛋白质的分子生物检验技术

—— 52 ——

第六章　感染性疾病的分子生物检验

—— 59 ——

第十章　临床分子生物检验的质量控制
―――― 103 ――――

第十一章　临床分子生物检验学实验
―――― 111 ――――

主要参考文献
―――― 139 ――――

第一章　绪　论

临床分子生物检验学的临床应用全面改变了感染性疾病、遗传病、肿瘤的诊断和移植配型等多个领域的现况,并推动了相关专业的发展,极大地提高了疾病的一级预防和精准医疗的可操作性。

第一节　临床分子生物检验学的概念

临床分子生物检验学(clinical molecular diagnostics)是以分子生物学的理论为基础,采用分子生物学的方法和技术检测人体内的脱氧核糖核酸(deoxyribonucleic acid,DNA)、核糖核酸(ribonucleic acid,RNA)等生物大分子的变化,从而为疾病的早期诊断、治疗和预后提供辅助手段的应用科学。临床分子生物检验学的研究对象是临床上影响健康或使身体呈现疾病状态的生物大分子,寻找其致病的分子机制,从而建立临床诊断、治疗监测和预后评估的辅助分子生物检验方法。与临床常用的细胞学检验、生化检验、免疫学检验等相比,临床分子生物检验从基因型的角度研究疾病发生发展的规律,而前者均是从疾病的表型出发研究疾病的致病机制。表型的诊断往往预示着疾病处于中晚期,而基因型的诊断能够在疾病发生前预测疾病发生的可能性,实现疾病的预警和早期干预。

第二节　临床分子生物检验学的学科发展史

临床分子生物检验学来源于分子生物学,是分子生物学的临床应用学科。如图1-1所示,临床分子生物检验学的学科发展有一系列的标志性事件。

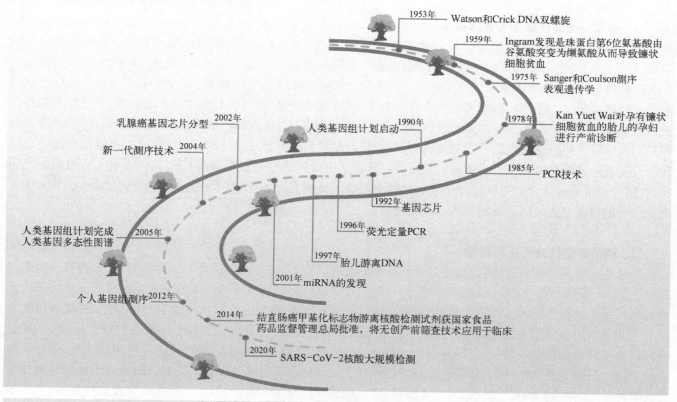

图1-1　临床分子生物检验学标志性事件

第三节 临床分子生物检验学的临床应用

在临床分子生物检验学领域,医学和分子生物学的结合使得医学研究上升到全新的分子水平。医学呈现出从经验决策向科学决策转变,疾病表型的研究深入基因水平。

一、感染性疾病的临床分子生物检验

感染是病原体与宿主之间相互作用的过程。病原体主要包括病毒、细菌、真菌、衣原体等,尽管可采用微生物学、生物化学、免疫学和血液学的方法对这些病原体进行检测,但这些方法受灵敏度和特异性的限制,且在明确病因、潜在感染、早期诊断及对基因分型等方面存在着较大缺陷。随着分子生物学的迅猛发展及相关技术的进步,荧光定量聚合酶链反应(polymerase chain reaction, PCR)、核酸杂交、基因芯片、DNA 测序等多种技术可用于感染性疾病的早期诊断、病原体的种属鉴定、基因分型、耐药检测及流行病学调查等方面,也已被广泛应用于感染性疾病的检测。

首先,被临床广泛应用的分子生物检验技术是对病原微生物的检测。许多病原微生物如病毒、结核分枝杆菌、衣原体等的分离和培养都存在一定的难度,对其抗体的检测又存在"窗口期"的检测限制。所谓"窗口期",是指病毒或其他病原体侵入机体以后,机体需经过一段时间才能产生对应的抗体。这一时期,病原体已经在体内存在,却检测不到抗体。在这一时期,病原体的检测要大大地依赖于对病原体核酸的检测。例如,2019 年 12 月,一种新型冠状病毒(SARS-CoV-2)引起的肺炎先后在全球各地暴发、流行,截至 2020 年 5 月,全球确诊病例已超过 360 万,死亡病例超过 25 万。该病毒潜伏期长、传染性强、发病机制不明确。由于疫情发展迅速,对于出现临床症状及疑似患者进行及时、准确的核酸检测显得尤为重要。相比于免疫学检测,分子生物学检测灵敏度和特异性均显著提高,核酸检测是最主要的检测方法。荧光逆转录 PCR 等临床分子生物检验学技术灵敏度高、特异性强、快速、简便、成本较低,成为目前使用的主要确诊方法,在 SARS-CoV-2 的早期诊断和治疗中发挥了重要的作用。

二、遗传病的临床分子生物检验

人类遗传病是由遗传物质改变所导致的疾病或缺陷,按一定的方式垂直传递。我国每年新出生人口约 2 000 万,其中 6% 的人患有不同的遗传病,据此,每年新增遗传病患儿 120 万左右。近年来,我国遗传病的发病率逐渐升高,遗传病的诊治越来越受到重视。随着分子生物学技术的发展和更新,分子生物检验技术广泛应用于遗传病的诊断中。遗传病的分子生物检验是指通过分析患者的核酸(DNA 或 RNA)、蛋白质、染色体和某些代谢产物来揭示与该遗传病发生相关的致病基因、基因型、基因突变、染色体核型等,从而进行早期预防、早期诊断和早期治疗以达到减少或控制某些遗传病的发病、减轻症状和改善预后的目的。我国在这一领域的突出表现是珠蛋白生成障碍性贫血的分子生物检验和筛查。珠蛋白生成障碍性贫血在我国广东和广西地区有很高的发病率,我国的遗传病临床分子生物检验学家已经逐渐明确了该病在我国人群的常见多发突变,针对这些常见多发突变设计的检测方法可以筛查出 90% 以上的患者。

三、肿瘤的临床分子生物检验

肿瘤是人类主要致死性疾病,随着分子生物学的发展,特别是人类基因组计划的顺利实施、人类基因组序列的剖析、相关基因功能的识别,研究者对肿瘤的发生、发展及转归机制有了更深入的了解。肿瘤的分子生物检验就是利用分子生物学技术,从 DNA 和 RNA 水平检测肿瘤相关基因的结构和功能改变,从而建立肿瘤的诊断方法。肿瘤分子生物检验不仅可以使人类更早地发现及诊断肿瘤,还可预测人群或个体发生肿瘤的风险(肿瘤易感性),并了解肿瘤的恶性特征、对特定治疗手段的反应(疗效预测)、转移复发的可能与早期发现等,进行肿瘤诊断、分类、判断预后及指导治疗,同时也赋予传统意义上的肿瘤实验诊断以新的内涵。临床分子生物检验技术通过对肿瘤患者外周血和肿瘤组织特定基因的分型,能够预测患者对化疗药物的不良反应和治疗效果,为临床医生选择治疗方式提供帮助。例如,表皮生长因子受体(epidermal growth factor receptor, EGFR)通路在肿瘤性疾病的发病机制中所起的关键作用是通过检测 EGFR 的表达水平和基因突变,并基于 *EGFR* 基因的突变位点对药物的敏感性、耐药性进行判断,来指导药物剂量或换药。

四、无创产前筛查

无创产前筛查(non-invasion prenatal diagnosis,NIPT)特指采用高通量测序技术检测孕妇外周血浆中的胎儿游离 DNA 的碱基序列,从而判断胎儿是否存在 21、18、13 号染色体甚至 X 和 Y 染色体的拷贝数变异。由于 21-三体、18-三体和 13-三体在临床上的发病风险比较高,无创产前筛查针对性地检测和计算了胎儿游离核酸中这 3 条染色体的相对拷贝数,通过生物信息学分析及数理统计和运算,筛查罹患以上 3 种染色体疾病的胎儿。如果孕妇存在高风险,再抽取胎儿的羊水细胞进行确诊的产前诊断,实现常见的染色体非整倍体疾病的早期二级预防。近期,染色体的微重复和微缺失的产前筛查高通量测序试剂盒也正在推向临床,相信其在不久的将来可以取得更广泛的应用。

五、移植配型

移植是指将个体的正常细胞、组织或器官用手术或其他方法置换自体或异体发生功能缺损的细胞、组织或器官,以维持或重建机体的正常生理功能,是器官功能衰竭终末期治疗的有效手段之一。目前,临床医学中应用比较广泛的是肝脏、心脏、肾脏、角膜及皮肤等器官移植,另外还包括骨髓移植和造血干细胞移植等。

移植后,外来移植物会被受者免疫系统作为一种"异体成分"识别并引发免疫反应,从而导致移植物的破坏和清除,称为移植排斥。在移植排斥中诱发排斥反应,导致供受体间体现出组织不相容现象的抗原,称为组织相容性抗原。组织相容性抗原包括多种抗原系统,其中能引起快速而强烈的排斥反应者称为主要组织相容性抗原。编码主要组织相容性抗原的基因是位于染色体特定区域的连锁基因群,称为主要组织相容性复合体(major histocompatibility complex,MHC)。20 世纪 50 年代,Dausset 确定了人类的主要组织相容性复合体基因产物,即人类白细胞抗原(human leukocyte antigen,HLA)。HLA 与移植排斥反应密切相关,器官移植前进行 HLA 配型是寻找合适供体移植物的重要依据,可最大限度地减少移植排斥。

六、法医物证鉴定

法医物证学是法医学的重要分支,是应用生物学、现代医学等学科的理论与技术,通过对人类遗传标记的检测与分析,解决在司法实践中与人体有关的生物检材鉴定的一门学科。主要内容为性别鉴定、种族及种属认定、个体识别及亲子鉴定等,其研究手段多样,检测结果可为司法及刑侦部门提供科学有效的破案依据。法医物证学的检验标本广泛,包括血液、毛发、骨骼、牙齿、排泄物、各种组织及分泌物等,其生物检材通常为微量的斑痕及干燥组织,且常伴有腐败、降解及污染等。检材存放时间不一,有的可长达几十年、几百年甚至上千年,这就需要灵敏、准确的检测方法。通过对微卫星 DNA(microsatellite DNA)或单核苷酸进行临床分子生物检验还被用于个体的基因分型,从而运用于法医学领域。对个体基因型的检测可以判断生物检材的个体归属及个体之间的血缘关系,如亲子关系或亲戚关系,近年来胎儿亲子鉴定的需求也越来越大。目前的产前亲子鉴定主要利用羊水穿刺或者绒毛膜穿刺及脐带血取样等方法获取胎儿基因组 DNA 来进行检测,寻找胎儿的微卫星 DNA 或单核苷酸多态性位点并以此对比胎儿拟父母的相应位点。

第四节 基因组与基因组学

基因是编码一条多肽链或功能 RNA 所需的全部核苷酸序列,包括编码序列和上游的调控序列。基因储存着生命的全部遗传信息,不仅可以把遗传信息传递给下一代,还可以让遗传信息得以表达。基因组是指生物体所有遗传物质的总和。这些遗传物质包括 DNA 或 RNA(病毒 RNA)。基因组包括编码 DNA 和非编码 DNA、线粒体 DNA 和叶绿体 DNA。例如,人类基因组包含了细胞核染色体(常染色体和性染色体)及线粒体 DNA 所携带的所有遗传物质。不同生物基因组间具有较大差异,如原核生物基因组所特有的操纵子结构;真核生物基因组中的结构基因为断裂基因,含有内含子;病毒基因组中常见重叠基因等。

一、基因组和基因组特征

基因组(genome)是指一个细胞或一种生物体的整套遗传物质,包括这个个体所有的基因和非编码 DNA。也可以认为,一个生物体的基因组是指该生物体一套染色体中完整的 DNA 序列。如真核生物体细胞中的二倍体由两套染色体组成,其中一套染色体 DNA 序列就是一个基因组。基因组还常用于表示整套核 DNA(核基因组),或用于表示拥有自身遗传物质的细胞器基因组,如线粒体基因组、叶绿体基因组等。自然界中从简单的病毒到复杂的高等动植物,任何一个物种都具有自己独特的基因组。

(一)原核生物基因组

原核生物(prokaryote)是指细菌、衣原体、支原体、螺旋体、立克次体、放线菌和蓝绿藻等原始生物,是最简单的细胞生物体,也是引起人类感染性疾病的重要病原体。目前,临床诊断感染性疾病可采用免疫学、微生物学和血液学等方法,但是这些方法受特异性、灵敏度和时效性等的限制,虽可发挥一定的作用,但也存在较大的缺陷,有些缺陷还很难克服。在这种背景下,分子生物检验即可以发挥重要作用。临床分子生物检验可针对侵入人体的病原体基因组进行检测,快速、直接、准确,既可对感染性疾病做出诊断,又可检测出带菌者和潜在感染者,还可以对感染性疾病进行分型、耐药监测和分子流行病学调查,因此研究病原体基因组在临床上具有重要价值和意义。

原核生物基因组一般含有一条环状双链 DNA(double-stranded DNA, dsDNA),习惯上也称为原核生物染色体,大多数原核生物仅含有一条染色体,其以拟核(nucleoid)的形式存在于细胞中,没有核膜包围,原核生物基因组相对较小,结构基因通常组成操纵子,一般不存在内含子,具体特征如下。

1. **原核生物基因组较小** 基因组大小一般为 $10^6 \sim 10^7$ 碱基对(bp),如大肠埃希菌基因组为 4.6×10^6 bp,大约是人类基因组(3.0×10^9 bp)的 1.5‰,其基因数目也很少,大约包括 3 500 个基因。

2. **原核生物的拟核结构** 原核生物与真核生物最主要的区别在于是否具有细胞核,原核生物缺乏典型的细胞核,基因组 DNA 往往位于细胞中央的核区,没有核膜将 DNA 与细胞质隔开,基因组 DNA 可以在蛋白质的协助下,以一定的形式盘旋、缠绕、折叠和包装,形成所谓的拟核。拟核的中央部分一般由 RNA 和支架蛋白(scaffolding protein)组成,外围是双链闭合环状的超螺旋 DNA。拟核中 80% 的成分为 DNA,其余为 RNA 及蛋白质。拟核的特点除了没有核膜包围外,还常常与细胞膜的许多部位相连,从而有助于其功能的发挥。

3. **原核生物的操纵子结构** 操纵子结构是原核生物基因组的功能单位。原核生物的结构基因大多数按功能相关性成簇地串联排列于染色体上。操纵子是由结构基因和其上游的调控区(包括启动序列、操纵序列及更上游的调节基因)及下游的转录终止信号共同组成的基因表达单位。常见的操纵子有乳糖操纵子(Lac operon)、色氨酸操纵子(Trp operon)和阿拉伯糖操纵子(Ara operon)等。

与真核生物的单顺反子信使 RNA(monocistronic mRNA)相比,原核生物的 mRNA 为多顺反子 mRNA(polycistronic mRNA),即一条 mRNA 链含有编码多个蛋白质的遗传信息,在转录过程中,利用共同的启动子和终止信号,转录出可编码多个蛋白质的 mRNA 分子,这些蛋白质往往功能相关或共同参与一个完整的代谢过程。与真核生物相比,原核生物 mRNA 的 5′端缺乏帽子结构,3′端一般也无多聚腺苷酸尾[poly(A)尾],但 5′端和 3′端含有非编码区。非编码区 50% 左右的序列是调控序列,非编码区常常含有反向重复序列,并能形成特殊的结构来发挥调控作用,如复制起始区、复制终止区、转录起始区和转录终止区等。

4. **原核生物的结构基因** 如前所述,原核生物的结构基因为非断裂基因,绝大多数没有内含子,转录合成 RNA 后无明显剪接加工过程。但原核生物基因与基因之间有一定的重复序列存在,如在多个细菌中检测出的大肠埃希菌基因间重复一致序列(enterobacterial repetitive intergenic consensus, ERIC),其长约 126 bp,可形成特殊的茎环结构,并且序列的同源性很高。绝大多数原核生物的结构基因以单拷贝形式存在,但编码核糖体RNA(ribosomal RNA, rRNA)和转运 RNA(transfer RNA, tRNA)的基因含有多个拷贝。另外,原核生物结构基因的编码序列一般不重叠。

5. **具有编码同工酶的基因** 原核生物中有一类基因,其表达产物的功能相同,但基因结构不完全相同。如在大肠埃希菌基因组中各含有两个编码乙酰乳酸合成酶(acetolactate synthetase)及分支酸变位酶(chorismate mutase)同工酶的基因,其作用相同,但序列略有差别。

6. 含有可移动 DNA 序列　　原核生物基因组中存在可移动的 DNA 序列,统称为转座元件(transposable element),其主要包括插入序列(insertion sequence, IS)、转座子(transposon, Tn)和 Mu 噬菌体(phage Mu)。这些可移动的 DNA 序列借助不同的转移方式产生了基因重组,从而改变了原核生物的遗传性状以更加适应环境的变化。

7. 质粒(plasmid)　　是指存在于细菌染色体以外,具有独立复制能力并可稳定遗传的共价闭合环状核酸分子。绝大多数的质粒是环状双链 DNA 分子,可编码细菌的多种重要的生物学性状,根据所携带基因功能的不同将质粒分为 R 质粒、F 质粒和 Col 质粒等多种类型。其中,R 质粒也称为抗药性质粒或耐药性质粒,与临床分子生物检验关系最为密切。

(二) 病毒基因组

病毒(virus)是自然界普遍存在的一种个体微小、结构简单,只含一种核酸(DNA 或 RNA),只能在宿主细胞内寄生并以复制方式进行增殖的非细胞型微生物。病毒呈现出一种非细胞生命形态,完整的病毒颗粒由核酸链和蛋白质外壳组成。病毒的核心部分是核酸(DNA 或 RNA),核酸构成病毒的基因组,含有病毒各种功能的全部遗传信息。与原核及真核生物基因组相比,病毒基因组在大小、核酸类型、碱基组成、基因组结构等多方面都有所不同。病毒基因组虽然结构简单,但其核酸类型具有多样化的特点,且有重叠基因现象,病毒基因组几乎无重复序列,非编码序列也很少,某些病毒基因具有内含子结构。具体特征包括以下几个方面。

1. 基因组大小　　病毒基因组结构简单,序列较短,基因数较少,所含遗传信息也少,但不同病毒间基因组序列长度存在明显差异,变化范围一般为 $1.5 \times 10^3 \sim 3.6 \times 10^6$ bp。例如,人类免疫缺陷病毒基因组 RNA 为 $9.2 \sim 9.8$ kb,含有 3 个结构基因及 6 个调控基因;而痘病毒基因组 DNA 为 300 kb,可编码几百种蛋白质。

2. 核酸类型　　原核及真核生物的基因组多数为双链 DNA,而病毒基因组的核酸类型较多,有单链、双链和双链含部分区域单链;有线状分子,也有环状分子。值得注意的是,病毒虽然含有不同类型的核酸,但对于确定的某一种病毒的核酸只能是一种,即只含有 DNA 或只含有 RNA。RNA 病毒的基因组大多是由连续的 RNA 组成,少量 RNA 病毒的基因组中 RNA 是由不连续的几条链组成,如流感病毒。

3. 碱基组成　　不同病毒基因组的碱基组成相差也很大,如某些种类的疱疹病毒,G+C 碱基的含量可高达 75%,而某些痘病毒属 A+T 碱基含量却高达 74%。显然,G+C 碱基含量越高越有利于稳定核酸的双链结构,但对单链则无明显影响。

4. 基因重叠　　病毒基因组一般较小,但有时编码的蛋白质较多,因此有些病毒基因间会出现相互重叠,这样就可以利用同一段核酸序列编码 $2 \sim 3$ 种蛋白质。发生重叠的基因虽共享同一段核酸序列,但因为可读框(open reading frame, ORF)起点及终点的改变,同一段核酸可翻译出几种具有不同序列的多肽,发挥不同的作用,这种现象也可发生在线粒体 DNA 和质粒 DNA 中。通过基因重叠可以用较小的基因组携带较多的遗传信息,使病毒能利用有限的基因,编码更多的蛋白质。

5. 操纵子结构　　即多个结构基因与其上游的启动序列、操纵序列及调节基因组成一个转录单位,同时发生转录,合成一条 mRNA,但最终可翻译产生多种蛋白质。例如,噬菌体 φFX174 是一种单链 DNA 病毒,它含有 11 个蛋白质基因,但这些基因序列形成了 3 个操纵子结构,只能转录产生 3 个 mRNA。

6. 基因可连续也可断裂　　噬菌体是可以感染细菌的病毒,其基因组中无内含子,基因是连续的;而感染真核细胞的病毒基因组与真核细胞的基因结构相似,往往也含有内含子,基因是断裂的,转录后需经剪接加工才能形成成熟的 mRNA。

7. 重复序列少　　病毒基因组比较简单,序列较短,不像真核生物基因组那样存在大量的重复序列,病毒基因组中没有或仅有少量重复序列。

8. 非编码区少　　病毒基因组虽有编码区和非编码区,但其编码序列高于 90%,它把大部分序列都用于编码蛋白质,从而可以使其更有效地利用遗传信息。

9. 单拷贝　　除逆转录病毒基因组含有 2 个拷贝数外,迄今发现的病毒基因组都只有单拷贝,即每个基因在病毒颗粒中只出现 1 次。

10. 相关基因丛集　　病毒基因组中功能相关的蛋白质基因往往丛集在基因组的 1 个或几个特定部位,形成类似操纵子的结构,被一起转录产生 mRNA,然后加工成各种蛋白质的 mRNA 模板。

11. **含有不规则结构基因** 有些病毒基因的结构不规则,转录出的 mRNA 分子有下列几种情况:① 几个基因的编码区是连续的、不断裂的,先翻译成一条多肽链,随后切割成几个蛋白质;② 有些病毒可利用 mRNA 的 5′非编码区 RNA 形成特殊的空间结构,作为翻译增强子,促进蛋白质的翻译过程;③ 有些病毒 mRNA 缺乏起始密码子,必须在转录后进行加工、剪接,与其他基因的密码子连接,才能成为有翻译功能的完整 mRNA。

(三) 真核生物基因组

真核生物(eukaryote)是所有含有细胞核结构的单细胞或多细胞生物的总称,包括植物、动物、真菌和原生生物,这些生物的共同点是细胞内含有细胞核及其他细胞器(如叶绿体或线粒体),并有细胞骨架来维持形状及大小。

1. **真核生物染色体基因组大小** 真核生物染色体基因组远大过原核生物和病毒基因组,一般来讲,基因组越大提示生物进化程度也越高,如原核生物大肠埃希菌的 DNA 全长是 $4.6×10^6$ bp,最简单的真核生物酵母比它大 4 倍,而人类 DNA 全长是 $3×10^9$ bp;但也不是绝对如此,有些两栖类动物的基因组就与人类基因组的大小相当。

2. **真核生物染色体基因组的一般特征** 真核生物染色体基因组一般为线性双链 DNA,大多与蛋白质结合,高度旋转盘绕后形成染色体。真核生物染色体基因组除生殖细胞外,基本都是二倍体,这与原核生物基因组基本是单倍体不同,如人类一共有 46 条染色体,除性染色体外,其余的常染色体都是成对出现的(22 对,44 条)。

3. **断裂基因** 细胞内的结构基因并非完全由编码序列组成,编码序列中还插入了非编码序列,这类基因称为断裂基因(split gene),其中的编码序列即外显子(exon),非编码序列即内含子(intron)。此类基因转录后需要剪接加工后才能成为成熟的 mRNA。不同基因的内含子的长度和数目不等。例如,人胰岛素只有一个内含子,人胶原 α2(1)链基因有 52 个内含子,有的甚至更多。每个断裂基因在第一个和最后一个外显子的外侧各有一个非编码区,称为侧翼序列,侧翼序列上有启动子、增强子、终止子等一系列的调控序列。

4. **单顺反子(monocistron)** 与原核生物转录后产生的多是多顺反子不同,真核生物染色体基因组转录后的 mRNA 多是单顺反子,也就是只编码一种蛋白质。

5. **重复序列(repetitive sequence)** 与原核生物基因组及病毒基因组极少含有重复序列不同,含有重复序列是真核生物染色体基因组的又一显著特征。根据在基因组中出现的频数,DNA 序列可分为高度重复序列、中等程度重复序列和单一序列。

6. **多基因家族与假基因** 真核生物染色体基因组的特点之一就是存在多基因家族。多基因家族是指由某一祖先基因经过重复和变异所产生的一组基因,它们序列相似但又不完全相同。多基因家族大致可分为两类:① 一类是多基因家族的成员成簇地分布在某一条染色体上,它们可同时发挥作用,合成某些蛋白质,如组蛋白基因家族就成簇地集中在第 7 号染色体上。② 另一类是一个基因家族的成员成簇地分布在不同染色体上,这些成员编码一组功能上紧密相关的蛋白质,如珠蛋白基因家族。

在多基因家族中,某些成员并不产生有功能的基因产物,这些基因称为假基因(pseudo gene)。假基因原来也可能是有功能的基因,但缺失、插入或点突变等使之失去活性,从而成为无功能基因。

7. **端粒和端粒酶** 端粒(telomere)是真核生物染色体末端所特有的结构,是一种 DNA -蛋白质复合体,端粒 DNA 由简单、高度重复的序列组成,在人体中,端粒序列为 TTAGGG/CCCTAA,主要功能是保护染色体末端在复制过程中不受损伤并维持其稳定性,与细胞分裂周期及衰老有密切关系,随着细胞的每次分裂,每条染色体末端的端粒就会逐次变短一些。当端粒不能再缩短时,细胞就无法继续分裂了,这时候细胞也就到了分裂极限并开始死亡。因此,端粒被科学家们视为"生命时钟"。

端粒酶(telomerase)是在细胞中负责延长端粒的一种酶,是一种基本的核蛋白逆转录酶,端粒酶能通过延长缩短的端粒,增强细胞的增殖能力。但是,在正常人体细胞中,端粒酶的活性受到相当严密的调控,只有在干细胞、造血细胞和生殖细胞等这些必须不断分裂的细胞中,才能侦测到具有活性的端粒酶。细胞分化成熟后,端粒酶的活性就会渐渐消失,但其在肿瘤细胞中可被再次激活,大量研究表明端粒酶活性与肿瘤密切相关,肿瘤细胞可以利用端粒酶维持端粒进而保持增殖能力。

(四) 人类基因组

人类基因组包括细胞核内的核基因组和细胞质中的线粒体基因组。人类正常体细胞为二倍体,其基因组包括两个核基因组和多个线粒体基因组,核基因组位于22条常染色体和X、Y性染色体上。除了具有真核生物染色体基因组的广泛特征外,人类基因组还有以下几个特征。

1. **人类基因组大小** 核基因组长度为 3.0×10^9 bp,线粒体基因组长度为 16 569 bp。目前的研究结果认为,人类基因组中包含近2.5万个编码蛋白质的基因,其编码序列(转录形成各种mRNA)小于人类基因组的1.5%。

2. **非编码序列** 人类基因组包含数千个编码各种RNA的基因,包含tRNA、rRNA、核内小RNA(small nuclear RNA,snRNA)、微小RNA、长链非编码RNA等。其他的非编码DNA序列包括内含子、调控序列、假基因、各种类型的重复序列、转座子和大量尚不知功能或无法分类的序列等,这些非编码序列大约占人类基因组的94%(图1-2)。

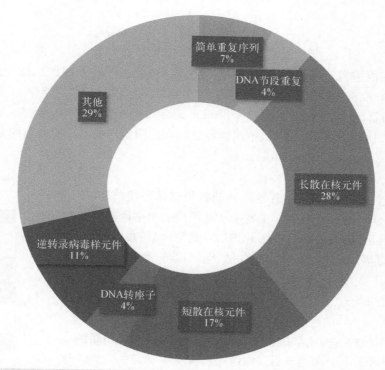

图1-2 人类基因组不同种类DNA重复序列比例

3. **重复序列** 重复序列在人类基因组中大量存在,形成人类基因组的重要特征(图1-2)。根据其组织形式,人类基因组中的重复序列可分为两种:串联重复序列(tandem repeats)和散在重复序列(interspersed repeats),前一种序列成簇地存在于染色体特定区域,后一种序列分散地存在于染色体的位点上。

(1)串联重复序列:人类基因组中10%~15%的重复序列为串联重复序列,它们均以各自的核心序列(重复单元)首尾相连并多次重复,其长度可达 10^5~10^6 bp,因重复次数多而属于高度重复序列,串联重复序列中7%左右的简单重复序列因较为简单而被称为简单序列DNA或卫星DNA(satellite DNA),主要位于染色体着丝粒区域,一般这些序列不会被转录。氯化铯密度梯度离心时,这些串联重复序列GC含量相对较少,因而离心后单独形成一条较窄的带,位于主体DNA带的上面,从而命名为卫星DNA。此外,还常见小卫星DNA(minisatellite DNA)和微卫星DNA,它们也都属于串联重复序列。小卫星DNA是长度为10~100 bp的重复单位,拷贝数为几十到几百甚至几千,形成的1~5 bp的短DNA,又称为可变数目串联重复(variable number of tandem repeats,VNTR)。微卫星DNA核心序列长度仅为1~6 bp,可以重复上百次,又称为短串联重复(short tandem repeat,STR)和简单序列重复(simple sequence repeats,SSR),常见的有 $(CA)_n/(TG)_n$ 、 $(AG)_n$ 、 $(CT)_n$ 、CAG等。

(2)散在重复序列:属于中度重复序列,可分为3种类型。第一种为长散在核元件(long interspersed nuclear element,LINE)和短散在核元件(short interspersed nuclear element,SINE),也称为非长末端重复(long terminal repeat,LTR)或polyA逆转录转座子(non-LTR或polyA retrotransposons);第二种为LTR逆转录转座子(LTR-retrotransposons),也称逆转录病毒样元件(retrovirus-like elements);第三种为DNA转座子(DNA transposon)。

（3）节段式重复：又称为低拷贝重复，是出现 2 次及以上，长度为 1~400 kb，序列相似度在 90% 以上的重复的 DNA 片段，散在地或串联地分布在基因组中。

LINE 广泛存在于真核生物基因组中，主要形式为 LINE1，可编码逆转录酶，人类基因组中的 LINE 最长可以达到 6 kb，有近 85 万拷贝，约占整个基因组的 20%。SINE 是指长度小于 500 bp 的 DNA 序列，不编码逆转录酶，在整个基因组中约占 11%。SINE 中最具代表性的是 Alu 家族（Alu family），该家族不含任何编码序列，在其序列中含一个限制性核酸内切酶 Alu Ⅰ 的特异性识别位点 AGCT，所以这一序列被称为 Alu 序列。Alu 序列长达 300 bp，是人类基因组含量最丰富的中度重复序列，人类基因组中总共有 100 多万种 Alu 序列，约占人类基因组全长的 10%。LINE 和 Alu 序列若发生突变均可导致疾病的发生，不同 LINE 和 Alu 序列的异常重组也可能导致疾病。

二、基因组学

基因组学指对所有基因进行基因组作图（包括遗传图谱、物理图谱、转录图谱）、核苷酸序列分析、基因定位和基因功能分析的一门科学，简言之，就是研究基因组结构和功能的科学。基因组学的研究主要包括 3 方面的内容：以全基因组测序为目标的结构基因组学（structural genomics）和以基因功能鉴定为目标的功能基因组学（functional genomics）及以比较研究不同生物、不同物种之间在基因组结构和功能方面的亲缘关系及其内在联系为目标的比较基因组学（comparative genomics）。

（一）结构基因组学

结构基因组学是通过基因组作图、核苷酸序列分析研究基因组结构，确定基因组成、基因定位的科学。结构基因组学主要是从基因组的水平研究基因的结构，而人类基因组计划（human genome project，HGP）就是典型的结构基因组学研究。具体包括：① 基因组测序；② 基因组作图，包括遗传、物理、转录和序列图谱。图 1 - 3 展示了人类 Y 染色体物理图谱上部分 DNA 序列标签（sequence tagged site，STS）位点。

（二）功能基因组学

功能基因组学是利用结构基因组学提供的信息和产物，发展和应用新的实验手段，在基因组或系统水平上全面地分析基因组中所有基因功能的学科。这是在基因组静态的碱基序列弄清楚之后转入基因组动态的生物学功能学研究，相对于检测基因组的碱基对排序而言前进了一大步。

（三）比较基因组学

比较基因组学是在基因组图谱和测序基础上，对已知的基因和基因组结构进行比较，来了解基因的功能、表达机制和物种进化。与功能基因组学一样，比较基因组学主要聚焦在基因组水平，分析两个或两个以上的物种，目的是发现不同物种基因序列或非基因序列间广泛、特异的相似性和差异，揭示不同物种基因组的进化关系。

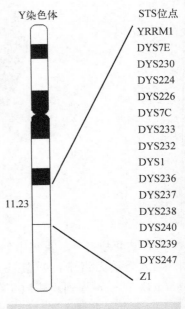

图 1 - 3　人类 Y 染色体物理图谱上部分 STS 位点

比较基因组学的主要研究内容包括：① 研究不同生物、不同物种基因组结构和功能上的相似及差异，勾画出一张详尽的系统进化树，而且显示进化过程中最主要的变化所发生的时间及特点。据此可以追踪物种的起源和分支路径。② 分析了解同源基因的功能。③ 对序列差异性的研究有助于人们认识大自然生物多样性的产生基础。

三、后基因组学

随着人类基因组计划的实施和完成，我们对于基因组的结构和特征有了全面的认识，接下来的主要问题是弄清这些基因的功能是什么、不同的基因参与了哪些细胞内不同的生命过程、基因表达的调控、基因与基因产物之间的相互作用，以及相同的基因在不同的细胞内或者疾病和治疗状态下表达水平等。于是，生命科学进入了"后基因组时代（post genome era）"，并将基因组学之后的各种组学统称为后基因组学（post genomics），其包括功能基因组学、比较基因组学、转录组学、蛋白质组学、代谢组学（metabonomics）、脂质组学（lipidomics）、糖组学（glycomics）、免疫组学（immunomics）等。

（一）转录组学

转录组（transcriptome）是指一种生物基因组表达的全部转录产物（RNA）的总和，所以有时又称为 RNA 组，包括某一环境条件、某一生命阶段、某一生理或病理（功能）状态下，生命体的细胞或组织所表达的基因种类和水平。以转录组分析为研究内容的研究领域称为转录组学（transcriptomics），其重点研究细胞在某一功能状态下基因的转录，所含有 RNA 的种类、结构和功能及转录调控规律。

（二）蛋白质组学

"蛋白质组（proteome）"一词，源于"蛋白质（protein）"与"基因组（genome）"两个词的组合，由澳大利亚麦考瑞大学的 Wilkins 和 Williams 于 1994 年首先提出，并于次年 7 月在《电泳》（*Electrophoresis*）杂志上发表，广义的概念指"一种基因组所表达的全套蛋白质"，即包括一个基因组、一种细胞乃至一种生物所表达的全部蛋白质成分。与基因组不同，蛋白质组是一个动态的概念，因此，狭义的蛋白质组指特定细胞或组织在特定时间表达的全部蛋白。

蛋白质组学（proteomics）是在基因组学的基础上，从整体水平研究细胞内蛋白质的组成、功能及其活动规律的科学。同基因组学一样，蛋白质组学不是一个封闭的、概念化的、稳定的知识体系，而是一个领域。蛋白质组学旨在阐明生物体全部蛋白质的表达模式和功能模式，其研究内容包括分析全部蛋白质组所有成分及它们的数量，确定各种组分所在的空间位置、修饰方法、相互作用机制、生物活性和特定功能等，最终揭示蛋白质功能，是基因组 DNA 序列与基因功能之间的桥梁。

（钱 晖 严永敏）

第二章　分子生物标志物

随着医学的不断发展进步,生物标志物尤其是分子生物标志物越来越体现出其重要的应用价值。分子生物标志物为生物标志物的一种重要类型,包括蛋白质、核酸(DNA、RNA)和代谢产物等多种类型。目前,在临床实践中应用最为广泛的是核酸类分子生物标志物,包括基因突变、DNA 甲基化、基因多态性位点、线粒体 DNA 的变化等。近些年,RNA 作为分子生物标志物发挥越来越重要的作用,包括 mRNA、miRNA、选择性剪接转录物及长链非编码 RNA 等。随着检验技术尤其是分子生物学检测技术的飞速进步,循环核酸也日益成为重要的分子生物标志物,特别是在肿瘤的早期诊断及胎儿的产前诊断中有非常重要的应用价值。目前,精准医学(precision medicine)成为重要的发展趋势,而基于高通量技术的分子生物标志物的应用因其灵敏度高、特异性好、可行性强、预测能力强和风险/效益比高的特性而显示出广阔的应用前景。当然,这一应用必将经过多阶段、大规模和长时间的临床试验才能最终发挥其效能。

第一节　分子生物标志物的概念和分类

随着分子生物学的快速发展及针对疾病与分子生物标志物的研究日益深入,临床实践中越来越多地将分子生物标志物作为重要的临床指标,贯穿多种疾病的全部诊疗过程。在疾病预防及体检中,可采用分子生物标志物做筛选及风险评估;在疾病发生后,分子生物标志物可用于诊断、鉴别诊断、分期、分级及指导临床治疗方案的选择;在疾病治疗过程中,分子生物标志物可用于全程监控治疗过程并根据情况实时指导对治疗方案的修改等。2000 年以来,伴随人类基因组计划的完成及蛋白质组学等各类组学研究的进展,越来越多的分子生物标志物被用于临床,直接参与对相关疾病的诊疗。目前,随着各种高通量技术的应用及生物信息学的分析,更多的分子生物标志物将被临床实践所关注和采用,这无疑会对疾病预防和精准医疗产生重要影响。

一、生物标志物的概念和分类

生物标志物(biomarker)是指可测定并定量的生物学参数,可以作为健康和生理状态的评估指标。例如,患病风险、精神疾病、环境暴露及其影响、疾病诊断、代谢过程、药物滥用、妊娠、细胞系发育及流行病学研究等。生物标志物的特征是其可以被客观地测量和评价,可作为正常的生理过程、疾病过程或药物对治疗干预的反应指标。美国国立卫生研究院(National Institutes of Health,NIH)将生物标志物分为 0 型(疾病自然病史标志物)、1 型(药物活性标志物)和 2 型(替代终点)等不同类型。

根据来源,生物标志物还可分为来自生物样本(血样、尿样、组织样等)生物标志物、记录值生物标志物(体温、血压或心电图等)及影像学检查生物标志物(超声、CT 或 MRI 等);根据用途,生物标志物则可分为预测性生物标志物、筛查性生物标志物、诊断性生物标志物、分级性生物标志物、预后性生物标志物及替代终点等。

二、分子生物标志物的概念和分类

分子生物标志物(molecular biomarkers)是生物标志物的一种重要类型,是指可以反映机体生理、病理状态的核酸(DNA 及 RNA)、蛋白质(多肽)、代谢产物等生物分子。核酸分子生物标志物是临床分子生物检验的主要内容。

(一)DNA 分子生物标志物

迄今,DNA 仍是最主要的分子生物标志物,DNA 序列的改变(突变或多态性)或者 DNA 含量的变化都与疾病有着密切的关系。基因突变是各种单基因遗传病产生的原因,也是最直接的疾病诊断的分子生物标志物。在肿瘤的分子生物检验中,癌基因、抑癌基因和错配修复基因的突变均可作为 DNA 分子生物标志物。例如,临床检测癌基因 $K-ras$,若 $K-ras$ 基因发生突变则可预测某些肿瘤的发生,另外超过 50% 的散发性肿瘤患者中,抑

癌基因 *p53* 存在突变。临床研究发现,若检测到血清中 DNA 浓度出现明显提升,则往往表明其与体内多种类型的肿瘤或多种其他类型的疾病有关,常见的有自身免疫性疾病等。

随着对表观遗传研究的深入,很多学者发现对转录和翻译的表观遗传调控在疾病发生、发展的过程中也有重要作用。常见的表观遗传有组蛋白去乙酰化、赖氨酸特异性组蛋白 H3 甲基化及启动子区 CpG 甲基化等,它们可通过对抑癌基因(*APC* 或 *BRCA1*)或 DNA 错配修复基因(*MLH1* 或 *MGMT*)的转录抑制来发挥作用,从而影响细胞周期、细胞凋亡及细胞侵袭。目前,因为临床分子生物学检测手段日益丰富,检测 DNA 甲基化已经可常态化开展,可以预期多种表观遗传的方式很快都将成为重要的临床分子生物标志物。

值得关注的其他类型 DNA 分子生物标志物还包括单核苷酸多态性、线粒体 DNA、血浆游离胎儿 DNA 及病毒基因等。此外,有研究表明,评估 DNA 单体型有助于预测某些复杂性疾病的发病风险。

(二)RNA 分子生物标志物

与 DNA 一样,RNA 也是一种重要的核酸分子生物标志物。RNA 是通过转录产生的,种类较多,其中常见的 RNA 分子生物标志物包括 mRNA、miRNA、长链非编码 RNA 及异常剪接转录物等。随着高通量检测技术的发展,目前已可以通过表达谱更加综合地评价 RNA 的表达。从已有的临床检测应用来看,与单分子生物标志物相比,RNA 表达谱更加精确,可更好地作为分子生物标志物应用于临床检验,当然这一应用必然需要融合生物信息学、大数据分析、生物统计学等知识和技术。有研究针对前列腺癌、非小细胞肺癌等进行了 RNA 表达模式分析,获得了更多的 RNA 分子亚型与生存期差异的数据,从而有利于增强对预后的判断及对治疗反应的预测能力,同时也有助于预判肿瘤转移的可能性。另外,也有学者将 RNA 分子生物标志物应用于药物基因组学,从 RNA 水平研究重要的药物代谢酶的变化,从而在临床上预测各种肿瘤患者对化疗的反应。

(三)蛋白质分子生物标志物

与核酸分子生物标志物相比,人们更早开始重视蛋白质分子生物标志物,并开展了较多临床应用,但迄今临床检测的绝大多数蛋白质分子生物标志物仍是单一蛋白质,并且主要检测方法仍是最常规的免疫学方法。随着蛋白质组学研究的深入开展,蛋白质研究技术也在不断推陈出新,蛋白质组的分析明显优于单个蛋白分子生物标志物。目前采用的方法除了差异凝胶电泳(differential gel electrophoresis,DIGE)、双向聚丙烯酰胺凝胶电泳(two dimensional-polyacrylamide gel electrophoresis,2D - PAGE)和多维蛋白鉴定技术(multidimensional protein identification technology,Mud PIT)等高通量技术以外,还包括反相基因芯片和表面增强激光解吸电离-飞行时间(surface enhanced laser desorption/ionization-time of flight,SELDI - TOF)质谱等,这也使得检测更加灵敏,效果更加可靠。另外,纳米技术、基于场效应晶体管(field effect transistor,FET)蛋白检测和量子点技术的开展将进一步提高检测蛋白质生物标志物的灵敏度,从而使蛋白质分子生物标志物可以更充分地应用于临床检验。

值得注意的是,有时仅仅检测蛋白质的表达量并不能反映体内实际变化,所以很多时候需要借助蛋白质芯片技术来检测蛋白质的磷酸化、糖基化和其他修饰作用。

(四)其他分子生物标志物

目前,基因组学、蛋白质组学等研究成果已在疾病研究中广泛应用,同时代谢组学、糖组学和脂质组学等也开始在疾病研究中发挥作用,而高通量技术的发展进一步促进了这种应用。多种小分子代谢产物、多糖链和脂质分子等慢慢从实验室走进临床应用,逐渐成为新的分子生物标志物,借助于多元统计分析和模式识别等分析工具,更加准确地分析疾病和药物治疗方案,进一步丰富了分子生物标志物的内涵。

第二节 核酸分子生物标志物

1976 年,Kan Yuet Wai 首次采用 DNA 分子杂交技术对 α-珠蛋白生成障碍性贫血进行了诊断,这一重要事件标志着基因诊断技术的诞生。所谓基因诊断,就是采用分子生物学技术对核酸的结构或其表达产物做出分析,从而对疾病做出诊断的方法。1985 年,Mullis 发明了 PCR,使得基因诊断及临床分子生物检验有了非常快速的发展,而基因芯片和测序技术的不断更新,更进一步加快了基因诊断在临床的应用。随着基因组学研究的深入,人类对自身基因组和各类病原体的基因组都有了更详细的分析和了解,将核酸分子生物标志物应用于疾病的早期诊断、新发疾病的诊断、产前诊断等领域也越来越成为大家的共识。

一、基于基因突变的核酸分子生物标志物

突变(mutation)是指 DNA 序列发生了碱基对组成或排列顺序的改变及重排。突变有不同的分类方式,从突变的影响程度和性质上可以将其分为 3 类:① 染色体数目的改变(基因组突变);② 染色体结构的改变(染色体突变);③ 涉及单个基因的突变,即狭义的基因突变。这 3 类中基因组突变更为宏观,这一突变会直接改变细胞内染色体的数目,导致非整倍数染色体的出现,产生的后果也非常严重。染色体突变往往会涉及染色体的某一部分,会形成基因的重复、缺失、倒位和易位等。基因突变则是指某条染色体中 DNA 序列发生的改变,涉及一个碱基到上百万个碱基,是形成各种单基因遗传病的重要分子基础,也是临床分子生物检验的重点内容。基因突变包括点突变、插入/缺失突变和动态突变等几种类型。

(一) 点突变

点突变(point mutation)也称为碱基替换,是指 DNA 分子上一个碱基对被其他碱基对代替,可分为转换(transition)和颠换(transversion)两种形式。转换是指同类碱基之间的交换,如嘌呤与嘌呤、嘧啶与嘧啶之间的替代,有 4 种形式;颠换是指异类碱基之间的互换,如嘌呤与嘧啶、嘧啶与嘌呤之间的替代,有 8 种形式。引起人类遗传病的点突变包括同义突变、错义突变、无义突变、通读突变、mRNA 加工突变及发生在调控区的突变等(图 2-1)。

正常	GAG	CAG	AGC	CGT	TTT	TAC	AAA	AGT	TGA	DNA
	Glu	Gln	Ser	Arg	Phe	Tyr	Lys	Ser	终止	蛋白质
同义突变	GAG	CAG	AGC	CGT	TT**C**	TAC	AAA	AGT	TGA	DNA
	Glu	Gln	Ser	Arg	Phe	Tyr	Lys	Ser	终止	蛋白质
错义突变	GAG	CAG	AGC	CGT	T**C**T	TAC	AAA	AGT	TGA	DNA
	Glu	Gln	Ser	Arg	**Ser**	Tyr	Lys	Ser	终止	蛋白质
无义突变	GAG	CAG	AGC	CGT	TTT	TAC	**T**AA	AGT	TGA	DNA
	Glu	Gln	Ser	Arg	Phe	Tyr	**终止**			蛋白质
通读突变	GAG	CAG	AGC	CGT	TTT	TAC	AAA	AGT	**A**GA	DNA
	Glu	Gln	Ser	Arg	Phe	Tyr	Lys	Ser	**Arg**	蛋白质

图 2-1　点突变的几种形式

1. 同义突变(synonymous mutation)　是指某个碱基对的突变,并不改变所编码的氨基酸。其原因在于该位置的密码子突变前后为简并密码子。例如,CTA 与 CTG 均编码亮氨酸,若 A 突变为 G 则该突变为同义突变。

2. 错义突变(missense mutation)　是指基因突变后引起所编码氨基酸的种类发生改变,即改变了三联体密码子。遗传病中最常见的基因突变就是错义突变。

3. 无义突变(nonsense mutation)　是指基因突变导致编码某种氨基酸的密码子变成了终止密码子(UAA、UAG、UGA),从而导致多肽链的合成提前终止,因此也被称为链终止突变。

4. 通读突变(read through mutation)　是指基因突变使原来的终止密码子转变为可编码某种氨基酸的密码子,多肽链的合成延续到下一终止密码子才被终止。

5. mRNA 加工突变(mRNA processing mutation)　是指真核生物 mRNA 出现了异常转录后的加工过程,从而导致了基因突变。真核生物细胞中 mRNA 转录后需要经过 5′加帽子结构、3′加 poly(A)尾及内含子剪接才能成为成熟的 mRNA。与剪接有关的突变常见两种情况:一种是在外显子-内含子结合点(5′给位)或内含子-外显子结合点(3′受位)发生的突变,这会影响正常 mRNA 在该位点的剪接;另一种是内含子中的序列发生点突变,形成新的给位或受位,因此会导致成熟的 mRNA 中增加一段额外的"外显子"。例如,发生在人类 β-珠蛋白基因第 2 内含子第 654 位的基因突变可导致 β-珠蛋白基因转录后增加一段 73 bp 的额外外显子。

(二) 插入/缺失突变

插入/缺失突变(insertions and deletions, indels)可分为小片段或大片段插入/缺失导致的突变,小片段指的是 1~60 bp 大小的片段,而大片段远大于 60 bp,甚至可在染色体水平上检测到。一个或一段核苷酸的缺失或插

入可引起移码突变(frame-shift mutation)。在蛋白质的编码序列中缺失及插入的核苷酸数不是 3 的整数倍会使缺失或插入位点后三联体密码子的阅读方式发生改变,从而引起该基因所编码的氨基酸序列完全不同,此称为移码突变,移码突变通常会导致其蛋白产物完全丧失功能(图 2-2)。若插入/缺失的核苷酸数是 3 的整数倍,则是在蛋白质产物相应的序列中插入/缺失编码的氨基酸。大片段的插入/缺失突变并不常见,尤其是大片段的插入突变更为罕见。然而对于某些遗传病来讲,大片段缺失是其主要的突变形式,如 Duchenne 肌营养不良(Duchenne muscular dystrophy,DMD)和 α-珠蛋白生成障碍性贫血等。

正常	GAG	CAG	AGC	CGT	TTT	AAC	ACA	AGT	TGA		DNA
	Glu	Gln	Ser	Arg	Phe	Asn	Thr	Ser	终止		蛋白质
插入突变	GAG	CAG	AGC	CGT	TTT	AAG	CAC	AAG	TTG	A	DNA
	Glu	Gln	Ser	Arg	Phe	Lys	His	Lys	Leu		蛋白质
缺失突变	GAG	CAG	AGC	CGT	TTT	AAA	CAA	GTT	GA		DNA
	Glu	Gln	Ser	Arg	Phe	Lys	Gln	Phe			蛋白质

图 2-2 插入突变及缺失突变

(三)动态突变

动态突变(dynamic mutation)又称为三核苷酸重复扩展(trinucleotide repeat expansion)突变。人类基因组存在的 STR 序列,尤其是基因编码区及其侧翼甚至内含子中的三核苷酸重复序列,可随生物世代的传递而出现拷贝数不断增加的现象,进而导致某些遗传病的发生,这种基因突变称为动态突变。它的显著特征是具有遗传不稳定性。重复的三核苷酸序列有 CAG、CGG、CTG 等。例如,亨廷顿病的正常等位基因编码区内三核苷酸序列 CAG 的重复次数为 10~28,而动态突变后等位基因三核苷酸重复次数可达 40~120。有研究发现,重复次数在 28~35 时,患病风险将会大大增加;当重复次数>35 次时则开始表现出症状;重复次数>40 次时可表现出典型的症状(图 2-3)。

正常	GAG	CAG	CAG	CAG	CAG	TTT	AAC	ACA	AGT	GCA	TGA	DNA
	Glu	Gln	Gln	Gln	Gln	Phe	Asn	Thr	Ser	Ala	终止	蛋白质
动态突变	GAG	CAG	CAG	CAG	CAG	CAG	CAG	CAG	CAG	CAG	CAG	DNA
	Glu	Gln	Gln	Gln	Gln	Gln	Gln	Gln	Gln	Gln	Gln	蛋白质

图 2-3 动态突变

二、基于基因多态性的核酸分子生物标志物

人类基因组含有庞大的 DNA 序列,不同个体之间不可避免地会出现基因组 DNA 序列上的差异。有研究数据表明,一对同源染色体每 1 000 个碱基对就会出现 1 个碱基对的差异(基因组中蛋白质编码区大约每 2 500 个碱基对出现 1 个碱基对的差异)。当某种变异在群体中出现的频率高于 1% 时,这种变异被称为多态性(polymorphism),而频率低于 1% 的变异则被称为突变。通常认为,突变可以导致遗传病,但实际上有些突变并不致病,相反某些多态性位点则是某些高发疾病的易感位点。DNA 多态性在人类基因组中很常见,形式也多样,主要包括限制性片段长度多态性、小卫星和微卫星多态性、单核苷酸多态性及拷贝数多态性等。

(一)限制性片段长度多态性

限制性片段长度多态性(restriction fragment length polymorphism,RFLP)是第一代 DNA 分子标记技术。限制性核酸内切酶可以识别特异的 DNA 序列(回文结构),在识别位点切割双链 DNA,从而产生特定长度的 DNA 片段。对于存在 DNA 序列差异的不同个体,只要这种差异发生在限制性核酸内切酶的切割位点,就会引起酶切位点的减少或增加,导致酶切后片段的减少或增加。由此产生了一种分析方法,即采用同一种限制性核酸内切酶

切割不同个体的 DNA 序列,通过 Southern 印迹杂交及电泳等方法分析所产生的酶切片段的数量及大小变化,从而可得到其多态性结果。这种造成 RFLP 的位点变异实际上是单核苷酸多态性的一部分,因此这一类 RFLP 分析现在已经可以被单核苷酸多态性分析技术所取代。RFLP 也可以由 DNA 序列发生长度的改变所致:第一种是由于 DNA 序列上发生插入、缺失所致;第二种是由不同个体基因组中某个区域串联重复的拷贝数不同,从而使两侧限制性核酸内切酶识别位点之间的片段长度发生了变化(图 2-4)。

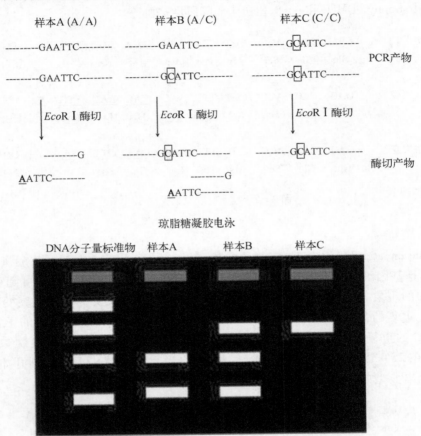

图 2-4 RFLP 分析

(二)小卫星和微卫星多态性

小卫星和微卫星多态性属于第二代 DNA 分子标记技术。1980 年,A.R. Wyman 和 R. White 首次发现人类基因组中的小卫星序列,并发现其具有高度多态性,其后来被广泛用于 DNA 指纹分析和遗传连锁分析。小卫星从分布位置来看可以分为两种,一种是高变小卫星(hypervariable minisatellites),主要位于着丝粒区,核心单元为 9~24 bp;另一种为端粒小卫星(telomeric minisatellites),核心单元为 6 bp,人类 90% 的小卫星序列位于染色体的亚着丝粒区,其实端粒序列本身就是小卫星重复序列:$(5'-TTAGGG-3')_n$。20 世纪 80 年代后期,研究者又发现了一种比小卫星 DNA 具有更短重复单元(1~6 bp)的卫星 DNA,称为微卫星 DNA,微卫星 DNA 由于重复单元的重复次数在个体间呈高度变异性并且数量丰富,其多态性与 RFLP 相比显著增高,因此微卫星标记的应用非常广泛。微卫星分为 3 类:单纯(pure)简单序列重复、复合(compound)简单序列重复和间隔(interrupted)简单序列重复。所谓单纯简单序列重复是指由单一的重复单元所组成的序列,如 $(AT)_n$;复合简单序列重复则是由 2 个或多个重复单元组成的序列,如 $(GT)_n GG(AT)_m$。每个微卫星 DNA 都由核心序列和侧翼序列组成,其核心序列呈串联重复排列。侧翼 DNA 序列位于核心序列的两端,一般来说是保守的特异单拷贝序列,能使微卫星 DNA 特异地定位于染色体常染色质区的特异部位。微卫星位点通常可采用 PCR 扩增后电泳分析扩增产物或 Southern 印迹杂交来进行检测(图 2-5,图 2-6)。微卫星可以用于个体识别,某些微卫星位点重复次数的变化与人类疾病特别是神经系统疾病和癌症有着密切的关系。

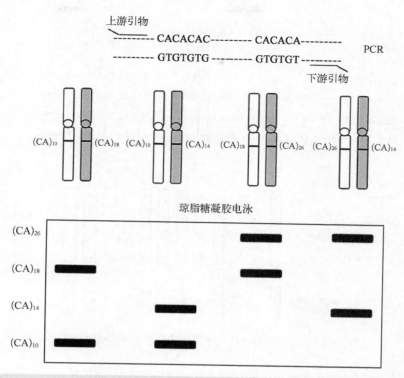

图 2−5 PCR 扩增后电泳分析检测微卫星多态性

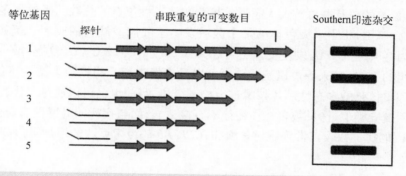

图 2−6 Southern 印迹杂交检测微卫星多态性

(三) 单核苷酸多态性

单核苷酸多态性(single nucleotide polymorphisms, SNP)主要是指在基因组水平上由单个核苷酸的变异所引起的 DNA 序列多样性。人类 90% 的可遗传的变异与单核苷酸多态性有关,而单核苷酸多态性也是这些变异中最简单、最常见的一种。目前的研究结果表明,单核苷酸多态性在人类基因组中广泛存在,已经确定和分类的全世界人群的单核苷酸多态性标记总数约有数百万个,预计总数可达 1 000 万以上。约 10% 常见的单核苷酸多态性可作为建立单体型(haplotype)图谱的遗传标记(图 2−7),对于 SNP 而言,单体型是指位于一条染色体上某一区域的一组紧密连锁的 SNP 等位点。根据单核苷酸多态性在基因中的位置,可将其分为基因编码区单核苷酸多态性(coding-region SNP, cSNP)、基因周边单核苷酸多态性(perigenic SNP, pSNP)及基因间单核苷酸多态性(intergenic SNP, iSNP)等 3 类。有研究表明,单核苷酸多态性并不直接致病,但会对疾病的易感性产生影响。目前,分析单核苷酸多态性的方法多种多样,包括聚合酶链反应-限制性片段长度多态性(PCR-restriction fragment length polymorphism, PCR − RFLP)、荧光定量 PCR、点杂交、变性高效液相色谱分析(denaturing high performance liquid chromatography, DHPLC)、基因测序和基因芯片分析等,特别是通过全基因组关联分析(genome-wide association study, GWAS),研究者已经发现了许多疾病的致病位点(http://gwas.nih.gov/)。从美国国家生物技术信息中心(National Center for Biotechnology Information, NCBI)的单核苷酸多态性数据库中可以检索到现在已经发现的单核苷酸多态性的详细情况(http://www.ncbi.nlm.nih.gov/SNP/)。

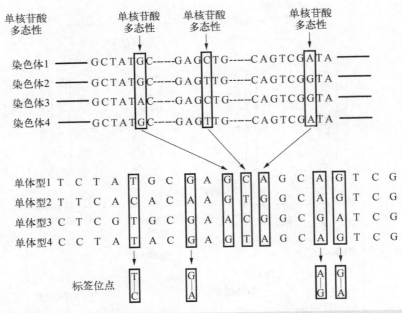

图2-7 人类基因组中单核苷酸多态性和单体型图谱示意图

（四）拷贝数多态性

拷贝数多态性（copy number polymorphisms，CNP）是指一种大小介于1 kb~3 Mb 的 DNA 片段的变异,在人类基因组中广泛分布,其覆盖的核苷酸总数大大超过单核苷酸多态性位点的总数。拷贝数多态性既可涉及一个基因,又可涉及连续的几个基因,相当于染色体的某个区域发生了复制或缺失的改变。例如,染色体某区域 DNA 片段的正常排列顺序为 A－B－C－D,发生变异后可成为 A－B－C－C－C－D（复制）或 A－C－D（缺失）,这种变异大约占人类基因组的12%,其来源可以是遗传也可以是新发突变。拷贝数多态性可以通过荧光原位杂交、芯片比较基因组杂交和单核苷酸多态性芯片技术进行检测分析,目前也已可以通过二代测序技术进行拷贝数多态性分析。与其他基因变异类似,拷贝数多态性往往不直接致病,而与疾病的易感性有着密切的关系。例如,在肿瘤细胞中,*EGFR* 基因的拷贝数较正常细胞显著增加;*CCL3L1* 基因拷贝数的增加可以降低人类免疫缺陷病毒感染的风险。

三、基于 DNA 甲基化修饰的核酸分子生物标志物

DNA 甲基化（DNA methylation）是指在生物体内,以 S－腺苷蛋氨酸（S-adenosyl methionine，SAM）为甲基供体,由 DNA 甲基转移酶（DNA methyltransferase，DNMT）催化,将甲基转移到特定碱基上的过程。DNA 甲基化可发生在腺嘌呤的 N－6 位、胞嘧啶的 N－4 位、鸟嘌呤的 N－7 位或胞嘧啶的 C－5 位等。在哺乳动物及人类基因组中仅有1%的 DNA 碱基发生了甲基化。DNA 甲基化最常见的发生部位在 CpG 双核苷酸（CpG dinucleotide）中的胞嘧啶上,生成5－甲基胞嘧啶（5－mC）。人类的 CpG 以两种形式存在,一种分散于 DNA 中,另一种是 CpG 结构高度聚集的 CpG 岛（CpG island）（图 2－8）。正常组织中 70%~90%的散在 CpG 是经过甲基化修饰的,而 CpG 岛则是非甲基化的,DNA 的过度甲基化会导致基因突变并影响基因表达。DNA 甲基化在人的正常发育、X 染色体失活、衰老及许多人类疾病（如心血管疾病、糖尿病、肿瘤、发育遗

正常细胞

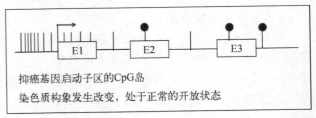

抑癌基因启动子区的CpG岛
染色质构象发生改变，处于正常的开放状态

肿瘤细胞

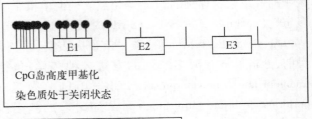

CpG岛高度甲基化
染色质处于关闭状态

 未甲基化的CpG ● 甲基化的CpG

图2-8 人类抑癌基因中的 CpG 岛

传和神经系统疾病等)过程中发挥重要作用,已经成为表观遗传学的重要研究内容。另外,值得注意的是 DNA 羟甲基化也是一种重要的表观遗传修饰,对基因表达起调控作用,在神经分化和肿瘤发生中起着重要作用。这种新的 DNA 甲基化修饰形式——5-羟甲基胞嘧啶修饰在哺乳动物细胞组织中广泛存在,可在干细胞生物学和肿瘤发生中发挥重要的作用。

四、基于转录产物的核酸分子生物标志物

(一) mRNA 分子生物标志物

mRNA 分子生物标志物已经得到广泛应用,并建立了成熟的技术方法,如 Northern 印迹杂交、荧光定量逆转录 PCR 技术、基因芯片和 RNA 测序技术等。在某些单基因遗传病中,基因突变会形成基因异常剪接,因此可以在 RNA 水平检测到突变基因产物。在药物基因组学中,mRNA 分子生物标志物可用于药物治疗效果的预测。mRNA 基因表达分析也可用于区分疾病的类型或进展阶段。因此,不同疾病如心脏病、癌症或神经精神疾病可以通过分析特定基因的表达产物 mRNA 来进行分型。

mRNA 分子生物标志物也可应用于食品安全检测领域,特别是在分析促生长剂方面。食物中的某些物质导致的生理变化可以在转录组水平上出现差异,并且这些差异表达基因应该作为首选的核酸分子生物标志物。但是,在大多数研究中发现许多基因的表达会受到影响,因此基因表达模式识别比寻找单个的核酸分子生物标志物更具优势。基因表达模式的分析目前也建立了成熟的生物统计学方法如主成分分析或聚类分析,来有效地区分处理不同个体或者不同阶段的个体。

(二) miRNA 标志物

微小 RNA(microRNA, miRNA)是一类内源性的具有调控功能的非编码 RNA,其长度为 20~25 个核苷酸(nucleotides, nt),在细胞内主要发挥基因转录后水平调控作用。当 miRNA 与靶基因完全互补时,miRNA 可切断靶基因的 mRNA 分子;当与靶基因不完全互补结合时,miRNA 可抑制靶基因的翻译(图 2-9)。作为重要的调节分子,miRNA 参与生命中一系列的重要进程,包括胚胎发育、细胞增殖、细胞凋亡、病毒防御、脂肪代谢、肿瘤发生等。已知大多数 miRNA 表达具有生理特异性、组织特异性和疾病特异性。miRNA 长度很短,对 RNA 酶不太敏感,不容易被降解,因而比平均长度为 2 kb 的 mRNA 更稳定。有证据表明,miRNA 可以用于诊断特定类型的肿瘤,如来源于胃肠道的肿瘤组织可以通过分析特定的 miRNA 与非胃肠道肿瘤组织进行区分。与 mRNA 分析相似,根据 miRNA 表达谱特征可以分析特定疾病的进展及疾病对治疗的敏感性。

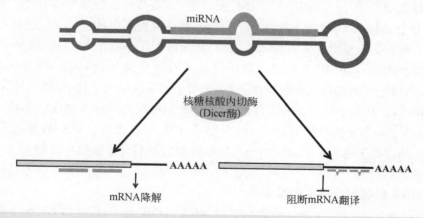

图 2-9 miRNA 的作用机制

miRNA 不仅存在于组织细胞中,细胞分泌的含有 miRNA 的微小囊泡会进入血液中。因此,在体液中(如血浆或血清、尿液、脑脊液甚至乳汁中)也可以检测到 miRNA 分子的存在,这些循环 miRNA 是分子生物检验领域非常具有价值的核酸分子生物标志物。一些循环 miRNA 已成为某些特异疾病的标志物,如 miR-141 已被证明是前列腺癌的一个潜在的血浆标志物。

(三) 长链非编码 RNA 标志物

长度大于 200 bp 的非编码 RNA 称为长链非编码 RNA(long non-coding RNA, lncRNA)。其作用机制如下:

① 编码蛋白的基因上游启动子区(橙色)转录,干扰下游基因(蓝色)的表达;② 抑制 RNA 聚合酶Ⅱ或者介导染色质重构及组蛋白修饰,影响下游基因(蓝色)的表达;③ 与编码蛋白基因的转录物形成互补双链(紫色),干扰 mRNA 的剪切,形成不同的剪切形式;④ 与编码蛋白基因的转录物形成互补双链(紫色),在 Dicer 酶的作用下产生内源性 siRNA;⑤ 与特定蛋白质结合,lncRNA 转录物(绿色)可调节相应蛋白的活性;⑥ 作为结构组分与蛋白质形成核酸蛋白质复合体;⑦ 结合到特定蛋白质上,改变该蛋白质的细胞定位;⑧ 作为小分子 RNA(如 miRNA)的前体分子(图 2 - 10)。

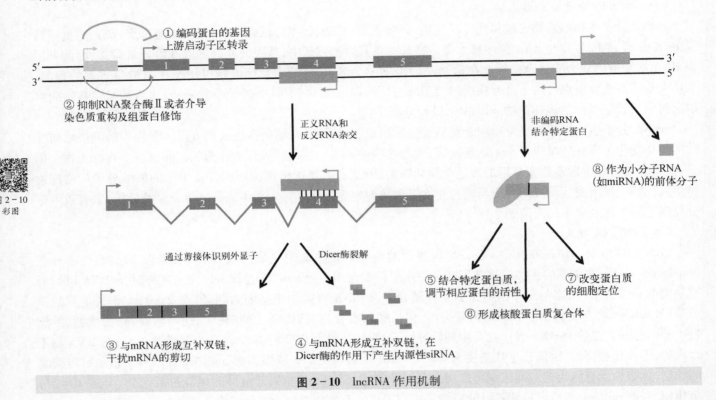

图 2 - 10 lncRNA 作用机制

在核酸分子生物标志物的研究中,lncRNA 正日益成为焦点,尤其是在肿瘤的研究中。根据其调节功能,研究者已经发现了一些潜在的 lncRNA 分子生物标志物。H19 是最早被鉴定的 lncRNA 分子之一,它是食管癌、肝癌、膀胱癌、结肠癌及肝转移的核酸分子生物标志物,其启动子区域甲基化缺失,会导致 lncRNA 显著上调,从而有助于预测肿瘤的发生。另一个 lncRNA 标志物是同源基因转录反义 RNA(homeotic genes transcript antisense RNA,HOTAIR),其可以反映疾病的预后和肿瘤侵袭能力,与正常乳腺组织相比,在原发性和转移性乳腺癌组织中,其表达上调了 2 000 倍。高水平的同源基因转录反义 RNA 与肿瘤的转移及低存活率相关。*MEG3* 基因也是一种 lncRNA,它在人类大量的组织中都有表达,在大脑及垂体中高表达。在各种类型脑癌中,*MEG3* 基因表达缺失,因此 *MEG3* 基因的表达水平可以作为一种脑部肿瘤的核酸分子生物标志物。

五、基于线粒体 DNA 的核酸分子生物标志物

人类线粒体基因组(mitochondrial genome)为双链闭合环状 DNA 分子,长度为 16 569 bp,外环富含鸟嘌呤称为重链(H),内环富含胞嘧啶称为轻链(L),两条链均为编码链。人类线粒体 DNA 编码区共 37 个基因,包括编码参与呼吸链氧化磷酸化的 13 个蛋白多肽基因、2 个 rRNA 基因和 22 个 tRNA 基因。线粒体 DNA 在各代之间通过母系遗传方式传递,其遗传特点为非孟德尔遗传方式。每个线粒体中都含有多个拷贝线粒体 DNA,而每个细胞所含的线粒体数量不等,主要根据其对能量的需求来决定。某些能量需求高的细胞类型可能含有上千拷贝数的线粒体 DNA,与核 DNA 相比,如此高的拷贝数使线粒体 DNA 在临床分子生物检验中具有更多的优势,可应用于犯罪现场调查、病原体检测和古生物学等领域。

从突变率来看,线粒体 DNA 比核 DNA 突变率高 10~20 倍。可遗传的线粒体基因组突变通常可导致神经退

行性疾病和（或）肌病，如 MELAS（脑病、肌病、乳酸酸中毒和脑卒中样发作）和 Leber 遗传性视神经病变等。一个细胞中若仅有一种线粒体基因组则认为该细胞具有同质性（homogeneity），若有一种以上的线粒体基因组则认为该细胞具有异质性（heteroplasmy）。例如，A3243G 就是造成线粒体糖尿病的异质性突变位点，其异质性比例的检测成为临床诊断线粒体糖尿病的重要内容。另外值得注意的是，研究发现线粒体基因组与细胞核某些假基因有显著的同源性，因此要对相关检测系统进行仔细评估，避免出现假阳性。目前已经发现多种线粒体 DNA 突变与耳聋、糖尿病等疾病相关，因此，线粒体 DNA 成为诊断线粒体相关疾病的核酸分子生物标志物。

六、基于循环核酸的核酸分子生物标志物

在血液循环中也可见各类核酸分子。20 世纪 40 年代有研究发现，血浆中存在游离的 DNA 和 RNA，但针对循环核酸（circulating nucleic acids，CNA）的研究直到 20 世纪 90 年代才受到研究者的重视。目前的研究已发现，与某些病理生理过程相关的特定的核酸序列会释放到血液循环中，尤其是在母亲外周血中可见胎儿 DNA 的存在，这有助于建立无创产前诊断（non-invasive prenatal diagnosis，NIPD）。由于临床需要，循环核酸领域发展迅速并逐渐作为分子生物检验的一种新方法，循环核酸成为临床应用潜力巨大的核酸分子生物标志物。

（一）循环肿瘤细胞 DNA

1994 年，两个研究小组同时报道了肿瘤患者的血浆和血清中存在着肿瘤相关原癌基因突变的 DNA。随后的研究在血浆和血清中又发现了其他与肿瘤相关的 DNA 分子改变，包括表观遗传改变、微卫星改变、原癌基因扩增、线粒体突变和病毒核酸。血浆和血清中循环肿瘤细胞 DNA 的检测和定量使得各种肿瘤的检测、监测、预后及耐药性成为可能。普遍认为肿瘤细胞 DNA 被释放入血浆和血清的机制是因为肿瘤细胞死亡而把所含 DNA 释放出来。与这个观点相一致，肿瘤患者的循环 DNA 主要由短的 DNA 片段组成。但循环肿瘤 DNA 的功能仍值得探索，目前有假设认为这些 DNA 可能会介导基因转移。

（二）母体血清中的胎儿 DNA

有研究表明，几乎所有妊娠期妇女的血浆中都存在胎儿的 DNA，最早在妇女妊娠后第 5 周就可检测到胎儿的 DNA，胎儿的 DNA 含量随着妊娠期的进程而逐渐增加；分娩后，胎儿 DNA 迅速从母体血浆中清除，半清除率为 16 min。这一发现为无创产前诊断奠定了基础。胎儿 DNA 较易在母体血浆中检测到，但其浓度比母亲自身的 DNA 浓度低，因此这类检测大都针对胎儿从父亲遗传来的特异性的基因标志物（如男性胎儿的 Y 染色体标志物或者存在于父亲而不存在于母亲的基因改变）。该项技术目前已被用于检测伴性遗传病、RhD 抗原水平、先天性肾上腺皮质增生症、软骨发育不全、β-珠蛋白生成障碍性贫血等。RhD 阴性母体中胎儿 RhD 的检测已经被多个实验室作为常规检测手段。除了母体血浆中胎儿 DNA 的定性突变分析外，胎儿 DNA 的定量分析也具有重要价值，特别是唐氏综合征（21-三体综合征）的无创诊断，已经用于临床。可以利用该技术检测的其他疾病还包括一些与妊娠期有关的疾病，包括子痫前期、早产、妊娠剧吐和非侵袭性胎盘形成等。目前，临床应用已经开发出多种标志物不依赖于胎儿的性别或多态性，包括循环胎儿 RNA 和表观序列等。

（三）循环 DNA 的其他应用

血浆 DNA 的分子生物检验在其他方面也有很好的应用，如在器官移植患者的血浆中已经检测出被移植器官的 DNA。这一方法可以用于检测来源于移植器官的 DNA 浓度，从而有助于采用无创检测方法检测移植排异反应，这与肾脏移植后检测患者尿液中 DNA 的情况相似。此外，血浆 DNA 和细胞死亡之间的联系也促进了研究者检测在各种与组织损伤相关的条件下的循环 DNA 浓度，包括外伤、心肌梗死和脑卒中。

（四）血浆 RNA

血浆或血清中不仅可以检测到循环 DNA，还可以检测到循环 RNA。首先在循环中检测到的游离 RNA 是肿瘤来源的 RNA，包括肿瘤相关病毒 RNA 和组织特异性的 mRNA。随后大量研究在不同肿瘤患者的血浆和血清中鉴定了大量的 RNA 靶点，包括多种上皮来源的 mRNA 及端粒酶。RNA 一般并不稳定，因此血浆中 RNA 的稳定性是其能否成为核酸分子生物标志物的关键。实验证明，在血浆中加入纯化的外源 RNA，几秒钟之内大部分 RNA 分子就会被降解；但实验同时表明，内源性的血浆 RNA 非常稳定，在室温下即使放置很长时间也未发生明显降解现象。究其原因，内源性的血浆 RNA 之所以稳定存在可能与 RNA 分子的出现及特定细胞事件有关，RNA 分子通过与某些蛋白质结合而受到保护。

此外,在孕妇的血浆中也可检测到胎儿 RNA,这些胎儿 RNA 主要来源于胎盘组织。因此,与胎盘功能相关的特异性转录产物,如人胎盘催乳素(human placental lactogen,HPL)、β-人绒毛膜促性腺素(β-human chorionic gonadotropin,β-hCG)和促肾上腺皮质激素释放激素(corticotropin releasing hormone,CRH)的 mRNA,都可以进入孕妇的血浆而被检测到。有研究采用表达谱芯片分析,在母体血浆中发现了上百种新的胎儿 RNA。针对母体血浆中胎盘 mRNA 的定量分析可用于诊断胎儿唐氏综合征和妊娠高血压综合征等其他疾病。

七、基于外泌体的核酸分子生物标志物

外泌体(exosomes)是指含有细胞分泌的 DNA、RNA 和蛋白质,直径为 30~150 nm 膜性小囊泡。外泌体可携载来源细胞的生物活性物质,其数量及内容物随人体生理和病理情况的改变而改变。肿瘤患者体液外泌体中含有丰富的核酸、蛋白质和脂质,可通过多种途径促进肿瘤血管生成、免疫逃逸、细胞耐药、远处转移等。外泌体结构稳定且丰度较高,故肿瘤患者体液外泌体成为肿瘤非创伤标志物,对肿瘤的诊断、疗效监测及预后判断具有重要意义。

外泌体作为生物标志物具有以下优势:① 外泌体可在所有体液如血液、唾液、尿液和乳液等中检出,肿瘤患者外周血循环中的外泌体浓度较高,外泌体作为肿瘤液体活检的主要内容之一,具有较好的准确性和特异性。② 外泌体的脂质双分子层结构可保护其中携带的 DNA、RNA 和蛋白质分子免受降解。血浆外泌体 miRNA 在不同的储存条件下具有较好的稳定性,4℃下保存 96 h 或−70℃长时间保存的情况下,其 RNA 丰度未发生明显变化,适合作为核酸分子生物标志物应用于临床。③ 肿瘤患者体液蛋白和核酸标志物通过外泌体富集,可提高检测效能。④ 外泌体可反映来源细胞的突变和代谢情况,为基于液体活检的精准治疗奠定了基础。

(程　宏)

第三章 标本的处理与核酸的分离纯化

核酸分子生物标志物是临床分子生物检验的主要对象,从临床标本中提取核酸是进行分子检验的前提,所提取核酸的质量也将直接影响检验的科学性与结果的准确性。

第一节 临床分子生物检验常见标本及其处理

在临床分子生物检验中,标本的正确采集、运送与保存是确保后续检验结果准确性的先决条件,并且在处理标本的全程中需高度重视生物安全问题,尤其是要警惕来自感染性疾病样本的生物安全风险,需严格按照相关生物安全标准操作规程执行。

一、临床分子生物检验标本的处理原则

(一)标本的采集

临床分子生物检验标本的采集类型、时间及数量需依据待检疾病的类型、病程的发展阶段及后续检验方法的要求来予以明确。例如,在乙型肝炎病毒(HBV)感染性疾病的分子生物检验中,通常采集血液标本以提取DNA用于后续HBV特异DNA片段的PCR检测。而值得注意的是,在此类感染性疾病的发生发展进程中,病原微生物的数量会随时改变,有可能低于PCR的检测限而出现假阴性结果,所以我们需要适时、适量地采集标本并选择合适的分子生物学技术以最大限度地保证检验结果的准确性。

(二)标本的运送与保存

标本采集后均应尽快送至实验室检测,以防DNA、RNA等待检分子的降解,并应尽可能在2~8℃的低温下运送(低温可有效抑制核酸酶对核酸的降解活性)。延迟送检的标本也应于低温下保存,通常用于检测DNA的标本可在2~8℃条件下保存1周,用于检测RNA的标本应置于-20℃环境中,而如果标本需长期保存则置于<-70℃超低温冰箱或-196℃液氮中。实验证明标本放置的时间越久,阳性检出率越低,所以最好能够及时送检以获得更为可靠的结果。

二、常见标本的处理

常见的临床分子生物检验标本有血液标本(含全血、血浆、血清及外周血单个核细胞)、分泌物标本(含鼻咽分泌物、痰液、脓液、胃液、生殖道分泌物及尿液等)及其他体液标本(如胸腔积液、腹水、脑脊液)、培养细胞及组织标本等(表3-1),不同标本的处理有所不同,下面分别对血液、分泌物及组织标本进行详细说明。

表3-1 常见标本类型

病原体类型	检测方法	标本类型
感染性疾病病原体DNA	HBV DNA定量测定	静脉血
	HPV核酸检测及分型	分泌物
	幽门螺杆菌核酸检测	胃液
	梅毒螺旋体核酸检测	EDTA抗凝血、分泌物
感染性疾病病原体RNA	HCV RNA定量测定	静脉血
	甲型H1N1流感病毒RNA定量测定	咽拭子
	甲型流感病毒RNA定量测定	咽拭子
	人类免疫缺陷病毒RNA定量测定	静脉血

病原体类型	检测方法	标本类型
遗传病基因	珠蛋白生成障碍性贫血基因突变检测全套(α+β)	EDTA 抗凝血
	β-珠蛋白生成障碍性贫血基因突变检测	EDTA 抗凝血
肿瘤相关基因	白血病 PML-RARa 融合基因检测	骨髓(EDTA 抗凝)
	K-ras 基因突变检测	组织
	EGFR 基因突变检测	组织

注：HBV 为乙型肝炎病毒，HPV 为人乳头瘤病毒，HCV 为丙型肝炎病毒，EDTA 为乙二胺四乙酸，EGFR 为表皮生长因子受体。

（一）血液标本

如表 3-1 所示，静脉血是临床分子生物检验最常使用的标本。用于检测核酸的全血标本需正确使用抗凝剂如枸橼酸钠或乙二胺四乙酸二钠(ethylenediamine tetraacetic acid-2Na，EDTA-2Na)，而不能使用肝素(肝素对后续 PCR 检测中的 Taq DNA 聚合酶有强抑制作用，易造成假阴性结果)。同上所述，用于检测核酸尤其是 RNA 的血液标本应在短时间内送检，DNA 检测样本在室温下的最长存储时间不得超过 12 h。

（二）分泌物标本

1. 棉拭子标本　　棉拭子是一种常用标本采集工具，是绕在小棍一端的一小团棉花，可吸附微生物、脱落细胞或分泌物。在感染性疾病病原体的检测中，棉拭子常用于呼吸道或消化道等处的样品采集。如表 3-1 所示，咽拭子可用于甲型流感病毒等的检测，将已采样的咽拭子置于生理盐水中充分振荡洗涤后于室温下静置 5~10 min，待大块黏状物沉降后取上清液离心，离心后的沉淀即可用于后续核酸的提取。

2. 痰液标本　　痰液常用于临床肺结核分枝杆菌、肺炎支原体的 DNA 检测。因痰液中含有较多的黏蛋白和其他杂质，用于肺结核分枝杆菌检测的痰液标本可先经 1 mol/L NaOH 或变性剂液化再用于 DNA 的提取；而用于肺炎支原体检测的痰液标本处理方法同上文咽拭子标本处理方法：悬浮于生理盐水中充分振荡混匀，待大块黏状物下沉后取上清离心，所得沉淀物用于提取 DNA。

（三）组织标本

如表 3-1 所示，在肿瘤疾病的分子生物检验中，我们可对肿瘤组织标本进行肿瘤相关基因的突变检测。若为新鲜组织块，则经生理盐水洗涤、研磨后即可用于核酸的提取；若为石蜡组织切片，则在提取核酸前需用辛烷或二甲苯进行脱蜡处理，值得注意的是，石蜡切片中的 DNA 链可能会断裂或交联从而影响检测结果的准确性。

第二节　核酸分离纯化的原则及技术路线

核酸分离纯化应保证核酸结构的完整性并排除其他分子的污染，主要步骤一般包括：① 裂解细胞；② 去除蛋白质、多糖、脂类及其他不需要的核酸分子；③ 沉淀核酸并去除无机盐、有机溶剂等杂质。

一、核酸分离纯化的基本原则

（一）维持核酸结构的完整

完整的一级结构是核酸研究的最基本要求，应尽量避免物理、化学及生物学等因素对核酸结构的破坏。提取过程中，应将缓冲液 pH 控制在 4.0~10.0，避免过酸或过碱对核酸磷酸二酯键的破坏。在低温条件下操作可避免高温对核酸化学键的破坏，同时还可有效抑制核酸酶对核酸的降解活性。此外，提取大分子量线性核酸时，要格外注意物理机械剪切力对核酸结构的破坏。针对 DNA 酶，因为其需要结合 Mg^{2+}、Ca^{2+} 等二价金属离子方能发挥活性，所以提取 DNA 时若使用 EDTA、柠檬酸盐等金属离子螯合剂并低温操作，即可有效抑制 DNA 酶的活性。而对于 RNA 酶，因为其生物活性非常稳定且广泛存在于细胞内部、人的皮肤、唾液、汗液及周围环境之中，所以提取 RNA 时应选择专用、洁净的实验室进行操作，且操作时必须佩戴口罩、手套，对实验用的各种耗材需严格进行清洗和高温灭菌等处理，其中玻璃器皿和所用溶液应用 RNA 酶抑制剂焦碳酸二乙酯(diethyl pyrocarbonate，

DEPC)进行处理,以最大限度地避免细胞外源 RNA 酶的污染。

(二)排除其他分子的污染

最终理想的高纯度核酸样品应:① 尽量排除蛋白质、多糖及脂类的污染;② 去除对后续实验用酶的活性有抑制作用的有机溶剂;③ 排除其他核酸的污染。

二、核酸分离纯化的技术路线

(一)核酸的释放

破碎细胞释放核酸是核酸分离纯化的首步操作,多用适宜的化学试剂及酶等温和裂解细胞,能较好地维持核酸结构的完整性。例如,在经典的酚抽提基因组 DNA 中,首先用 EDTA、十二烷基硫酸钠(sodium dodecylsulfate, SDS)和 RNA 酶消化细胞,其中 EDTA 能降低细胞膜的稳定性并抑制 DNA 酶的活性,而十二烷基硫酸钠能破坏细胞膜和核膜,使 DNA 与组蛋白分离,同时也可使 DNA 酶失活,RNA 酶可降解 RNA。

(二)核酸的分离纯化

用裂解液获得含核酸的细胞裂解物后,利用核酸与其他分子在拓扑结构、理化特性及亚细胞定位等方面的差异设计有效的提取方案分离核酸。可以将细胞裂解物中的其他分子分步去除以留下所需的核酸。例如,在酚抽提基因组 DNA 的过程中,RNA 已被前期裂解液中的 RNA 酶所降解,蛋白质则经后续蛋白酶 K 水解并经苯酚变性析出,而对于提取过程中所加入的金属离子与有机溶剂等杂质,则需要经 70%乙醇洗涤去除。此外,也可以从细胞裂解物中直接提取核酸,如可通过待提取核酸与吸附柱或磁珠上的对核酸有特异吸附作用的官能基团的可逆结合来达到核酸的分离纯化。

(三)核酸的鉴定

分离纯化后的核酸能否满足后续实验的要求,这需要对其质量包括浓度、纯度及完整度进行鉴定,污染和降解程度较高的样品需要对其重新提取。

1. 核酸的浓度鉴定 由于核酸分子中的碱基具有共轭双键,所以核酸可吸收紫外线,且在 260 nm 波长处呈最强吸收,基于此可应用紫外分光光度法测定溶液中核酸的浓度。在 10 mm 光程下,$A_{260} = 1$ 时,溶液中双链 DNA 的浓度为 50 ng/μL,单链 DNA 或单链 RNA 的浓度为 40 ng/μL,单链寡聚核苷酸的浓度为 33 ng/μL。如图 3-1 所示,此 DNA 样品的浓度为 50 ng/μL×A_{260} 即 824.2 ng/μL。

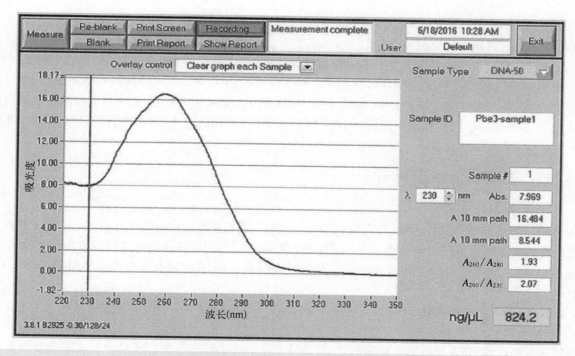

图 3-1 应用紫外分光光度法鉴定 DNA 的浓度与纯度

2. **核酸的纯度鉴定** 由于核酸、蛋白质、碳水化合物或盐等小分子的最强紫外吸收峰分别处于 260 nm、280 nm 和 230 nm,因此可通过 A_{260}/A_{280} 值和 A_{260}/A_{230} 值来评估核酸样品中有无蛋白质、碳水化合物或盐等杂质的污染(图 3-1)。通常,纯 DNA 溶液的 $A_{260}/A_{280}=1.8$,纯 RNA 溶液的 $A_{260}/A_{280}=2.0$,若比值较低则提示有蛋白质污染;而比值恰为 1.8 的 DNA 溶液也不一定为纯的 DNA,可能兼有蛋白质和 RNA 的污染,可以结合其他方法(如下面的琼脂糖凝胶电泳技术)加以鉴定。纯的核酸样品的 A_{260}/A_{230} 值应为 2.0~2.5,若比值<2.0 则提示有碳水化合物或盐等小分子的污染。

3. **核酸的完整度鉴定** 琼脂糖凝胶电泳技术可用于分离鉴定分子量和构象不同的核酸分子(图 3-2)。琼脂糖为链状多糖,可形成刚性网孔状凝胶,置于凝胶中的核酸分子在碱性缓冲液中带负电荷,在电场作用下向正极泳动,不同分子量或构象的核酸通过凝胶的迁移率不同而被分离。后续以溴化乙锭(ethidium bromide,EB)或 SYBR Green I 等荧光染料作为核酸的示踪染料,染料可嵌入双链核酸的碱基之间,使核酸电泳后在紫外光激发下发出荧光(由于单链 RNA 分子通常也存在自身碱基的可配对双链区,因此同样可被荧光染料示踪显色)。最终,我们依据核酸的电泳图谱便可判定所提取核酸的完整度。如图 3-2 所示,由于基因组 DNA 分子量较大,电泳迁移较慢,如降解的小分子量 DNA 片段,则其电泳图呈拖尾状;而完整度较高的真核生物总 RNA 的电泳图可呈现出 28S rRNA、18S rRNA 和 5.8S rRNA 3 条特征性条带,且通常 28S rRNA 荧光强度为 18S rRNA 的 2 倍,否则提示有 RNA 的降解,此外如果靠近加样孔有显色条带,还可提示有 DNA 的污染。

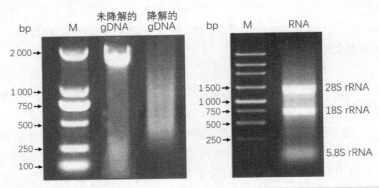

图 3-2 应用琼脂糖凝胶电泳技术分离鉴定基因组 DNA(左)和 RNA(右)

(四)核酸的保存

核酸样品制备后若保存得当则可长期用于实验研究。值得注意的是,反复冻融会造成核酸降解,所以在实际保存中最好将核酸制品分装保存。溶于 TE 缓冲液(10 mmol/L Tris-HCl 溶液、1 mmol/L EDTA,pH 8.0)中的 DNA 样品置于-70℃条件下可保存数年,其中 EDTA 可螯合 Ca^{2+}、Mg^{2+} 等二价金属离子,从而抑制 DNA 酶的活性,而 pH 8.0 的弱碱性环境则可保护 DNA 碱基,减少 DNA 的脱氨反应。RNA 样品则可直接溶于双蒸水或乙酸钠溶液中,也可溶于焦碳酸二乙酯水中或加入 RNA 酶阻抑蛋白 RNasin,置于-70℃条件下或液氮中长期保存。

第三节 DNA 的分离纯化

DNA 是最主要的分子生物标志物,分离纯化 DNA 是临床分子生物检验中最基本的操作,DNA 样品的纯度和完整性也直接关系到检验结果的准确与否。无论是何种 DNA 分子,其分离纯化过程均涉及裂解细胞、去除杂质及浓缩 DNA,但由于不同 DNA 分子的亚细胞定位和存在形式不同,分离纯化方法也不尽相同。

一、基因组 DNA 的分离纯化

(一)酚抽提法

酚抽提法是基因组 DNA 提取的经典方法之一(图 3-3)。此法首先用含 EDTA、十二烷基硫酸钠及 RNA 酶的裂解液破裂细胞、解聚核蛋白并使 DNA 酶失活,后经蛋白酶 K 水解蛋白质并利用三羟甲基氨基甲烷

(trihydroxymethyl aminomethane, Tris)饱和酚使蛋白质变性析出于上层水相和下层酚相的界面处,移出含 DNA 的水相,经乙醇或异丙醇等有机溶剂沉淀 DNA,再经 70% 乙醇洗涤后用含有 Tris 和 EDTA 的 TE 缓冲液溶解 DNA,置于低温保存。此法可从血液标本、单层贴壁或悬浮细胞、新鲜或冻存组织中制备数百微克的 100~150 kb 的基因组 DNA 样品。

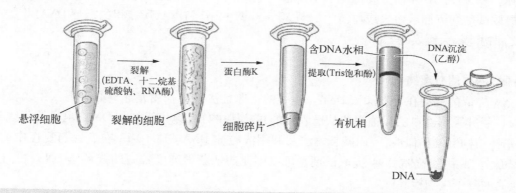

图 3-3　酚抽提法提取基因组 DNA 流程图

(二)吸附柱法

吸附柱法是基于高盐缓冲系统下,DNA 与硅基质等对核酸有吸附作用的官能基团的可逆结合来分离纯化 DNA。高盐、低 pH 环境可导致 DNA 磷酸二酯骨架脱水,暴露的磷酸盐残基使 DNA 结合到吸附柱的硅基质上;后加入 TE 缓冲液等洗脱试剂,低盐、高 pH 条件使 DNA 分子重新水合,将其从硅基质上洗脱下来,通过离心获得纯化的 DNA。此法可快速分离纯化基因组 DNA,还可采用不同的吸附载体和裂解液来分离纯化其他核酸如质粒 DNA、总 RNA、mRNA 和 miRNA 等。相比传统的酚抽提法,吸附柱法不采用苯酚、氯仿等有毒试剂,更为安全,也更适用于高纯度、微量核酸的分离与纯化。

(三)磁珠法

与吸附柱法纯化 DNA 原理相似,磁珠法是在纳米磁珠表面修饰对核酸有吸附作用的官能基团,通过其与 DNA 的可逆结合,外加磁场对磁珠的作用,来达到分离纯化 DNA 的目的(图 3-4)。此法一般分为 4 步:裂解、磁珠吸附、洗涤与洗脱。裂解液与蛋白酶 K 首先裂解细胞并灭活 DNA 酶,释放的基因组 DNA 吸附于纳米磁珠表面,再经漂洗液洗涤去除非特异性吸附的杂质,最后用灭菌双蒸水或其他洗脱试剂即可将 DNA 从磁珠上洗脱下来,获得纯化的基因组 DNA。此法安全便捷、可在半小时左右完成,便于高通量、自动化操作,可在大规模疫情暴发时进行快速筛查,这是其他 DNA 纯化方法所不能比拟的。经磁珠法提取的基因组 DNA 纯度高,可直接用于 PCR、分子杂交及各种酶切反应,被广泛应用于临床疾病诊断、移植配型、法医学鉴定、食品安全检测及分子生物学研究等多个领域。在各类生物的核酸提取中均有相应的磁珠法核酸提取试剂盒可供使用,如磁珠法全血基因组 DNA 提取试剂盒、磁珠法病毒 DNA/RNA 提取试剂盒、磁珠法细菌基因组 DNA 提取试剂盒及磁珠法质粒 DNA 提取试剂盒等。

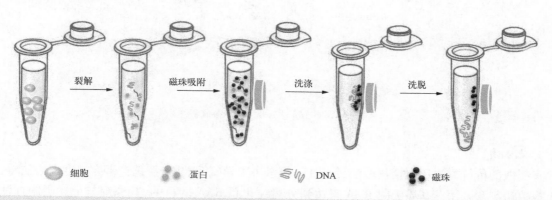

图3-4
彩图

图 3-4　磁珠法提取基因组 DNA 流程图

二、循环 DNA 的分离纯化

血液循环中游离于细胞外的已部分降解的内源性 DNA 即循环 DNA,主要包括肿瘤的胞外 DNA、孕妇外周血中的胎儿游离 DNA、移植物中源于供体的游离 DNA 等,其可作为分子生物标志物被用于产前诊断、肿瘤早期诊断及疗效监测等。循环 DNA 的分离纯化现主要采用吸附柱法、磁珠法等游离 DNA 提取试剂盒,如磁珠法血液游离 DNA 提取试剂盒可捕获血浆或血清中低至 50 pg/mL 的循环 DNA,所获得的循环 DNA 可直接用于 PCR、DNA 测序及文库构建等后续实验操作。

三、线粒体 DNA 的分离纯化

线粒体 DNA 提取的关键在于去除核 DNA。传统的提取方法首先采用差速离心分离获得线粒体,后用蛋白酶 K 裂解线粒体膜并采用经典的酚抽提法从已收集的线粒体中分离纯化线粒体 DNA;也可鉴于线粒体 DNA 与质粒 DNA 在拓扑结构上的相似性,应用碱裂解法及利用线粒体 DNA 与核 DNA 在变性与复性中的差异来分离线粒体 DNA。此外,应用线粒体 DNA 提取试剂盒可以更便捷地获得纯度较高的线粒体 DNA,可直接用于 PCR进行线粒体疾病的分子生物检验。

第四节 RNA 的分离纯化

在 RNA 病毒感染检测或其他基因表达异常疾病的检测中,提取 RNA 通常是首要操作。由于 RNA 酶广泛存在及其生物活性的稳定性,相较 DNA 的分离纯化,RNA 分离纯化的条件更为严苛,排除外源 RNA 酶的污染、抑制 RNA 酶的活性是 RNA 制备成功与否的关键因素。

一、总 RNA 的分离纯化

(一)TRIzol 法

TRIzol 法也称异硫氰酸胍-苯酚-氯仿法,是经典的总 RNA 提取的方法。TRIzol 试剂是异硫氰酸胍和苯酚的混合液,可裂解细胞、释放 RNA 并保持 RNA 的完整性。在悬浮细胞液中加入 TRIzol 试剂使悬浮细胞液中形成裂解的细胞后,再向溶液内加入氯仿,离心后溶液分上层含 RNA 的水相和下层苯酚-氯仿有机相,已变性的 DNA 和蛋白质处于两相交界面,转移水相,经异丙醇沉淀、75%乙醇洗涤即可获得总 RNA(图3-5)。由于异丙醇可选择性地沉淀大分子 RNA,所以样品中 mRNA 和 rRNA 的比例相应增高。以此方法为基础研发出的总 RNA 提取试剂盒能快速、有效地去除基因组 DNA 及蛋白质等杂质,获得纯度更高、更为稳定的总 RNA 分子,其可用于 Northern 印迹杂交、逆转录 PCR 及分子克隆等多种下游实验。

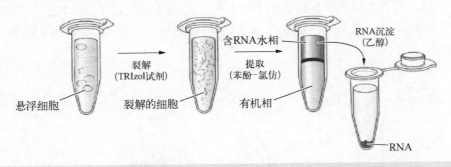

图 3-5 TRIzol 法提取总 RNA 流程图

(二)其他方法

总 RNA 提取的传统方法还包括热酚法、氯化锂-尿素法及异硫氰酸胍-氯化铯密度梯度离心法等。另外,一些总 RNA 提取试剂盒采用硅基质吸附 RNA 来达到分离纯化总 RNA 的目的,其原理与上述吸附柱法分离纯化基因组 DNA 的原理相似,该法在半小时内即可获得高得率、高纯度的总 RNA 分子。

二、mRNA 的分离纯化

（一）寡聚（dT）-微珠法

寡聚（dT）-微珠法是用寡聚（dT）固定化的磁珠 [Oligo d(T)₂₅ 磁珠] 或聚苯乙烯微珠等对 mRNA 特异吸附来达到高效、灵敏、快速分离纯化 mRNA 的目的（图 3-6）。以此生产的 mRNA 提取试剂盒不仅能从总 RNA 制品中分离出 mRNA，还可从细胞和组织等各种样品中直接纯化出 mRNA。此法所制备的 mRNA 的产量甚至比常规寡聚（dT）-纤维素柱层析法还高，高纯度的 mRNA 制品适用于 Northern 印迹杂交、互补 DNA（complementary DNA，cDNA）芯片及 cDNA 文库构建等几乎所有的分子生物学实验。

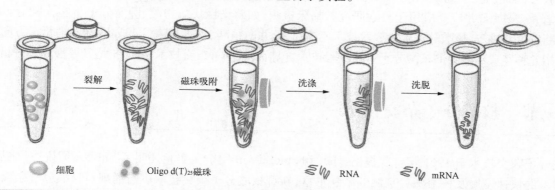

图 3-6 彩图

裂解　磁珠吸附　洗涤　洗脱

细胞　　Oligo d(T)₂₅磁珠　　RNA　　mRNA

图 3-6　寡聚（dT）-微珠法提取 mRNA 流程图

（二）寡聚（dT）-纤维素法

绝大多数 mRNA 的 3′端带有一个由多聚腺苷酸组成的 poly(A) 尾，其为 mRNA 的分离纯化提供了极为方便的选择性标志。以总 RNA 为起始材料，通过寡聚（dT）-纤维素的亲和作用即可分离获得 mRNA。寡聚（dT）-纤维素柱层析法是以寡聚（dT）-纤维素填充层析柱，当总 RNA 流经此柱时，在高盐环境下，mRNA 通过碱基互补配对被特异地吸附于柱上，洗去未结合的其他 RNA 分子后经低盐缓冲液或蒸馏水洗脱并回收 mRNA。当从哺乳动物细胞中提取大量 mRNA 时，此法回收率较高，但分离速度慢，不适合同时处理多个样本。寡聚（dT）-纤维素柱离心法则通过离心分离获得 mRNA，省时快速，适用于对多个样品的批量处理。

（三）其他方法

除寡聚（dT）-亲和法外，mRNA 分离纯化的方法还包括寡聚（U）-琼脂糖柱层析法及寡聚（U）-滤纸法等，利用的是 poly(U) 与 poly(A) 的互补配对原理。寡聚（U）-琼脂糖柱层析法中与琼脂糖凝胶连接的寡聚（U）可达上百个，其能有效分离 poly(A) 尾较短的 mRNA。

三、非编码 RNA 的分离纯化

除编码 mRNA 外，RNA 分子生物标志物还包括 lncRNA、循环 miRNA 等非编码 RNA 分子。其中，鉴于 lncRNA 通常具有 mRNA 样结构，因此可采用常规 mRNA 分离纯化的方法进行提取，但 lncRNA 分子由于多数较长，提取时更应避免剧烈振荡，以保证其结构的完整性。对于循环 miRNA，通常选用商品化的 miRNA 提取试剂盒进行提取，一些试剂盒中的 miRNA 吸附柱采用特殊的硅基质膜填料，大大增强了对小 RNA 的吸附能力，可在 1 h 内制备极高纯度的 miRNA。

此外，为满足高通量的需求、节省人力资源成本、防止样本间交叉污染和确保检验结果的准确性与重复性，自动化核酸提取系统已进入临床分子生物检验领域，并推动了该领域的快速发展。

（孙梓暄）

第四章 核酸的分子生物检验技术

核酸的分子生物检验常以核酸分子作为检测目标,并通过核酸杂交、核酸扩增、核酸序列分析(测序)等技术检测目的基因及其改变,为疾病诊断提供有力依据。与临床传统检测方法(如微生物培养)相比较,核酸分子生物检验技术的优点在于高灵敏度、高特异性及快速检测。目前,核酸检测技术在疾病诊断、分型、预后判断等方面发挥着重要作用,并广泛应用于科学研究和临床检测,如感染性疾病检测、肿瘤分子生物检验等。随着科学技术的不断发展和进步,核酸分子生物检验技术不断完善,并向精准、快速、高效、低成本、超高通量等方向发展。本章简要介绍几种经典和重要的核酸分子生物检验技术,包括核酸分子杂交技术、核酸扩增及核酸序列分析技术等。

第一节 核酸分子杂交技术

核酸分子杂交技术于 1961 年首次提出,Hall 和 Spiegelman 用杂交实验证明了"mRNA 假说"。之后,随着分子生物技术的快速发展及核酸探针来源的不断丰富,新型核酸分子杂交技术不断涌现。核酸分子杂交按其作用方式可大致分为固相杂交和液相杂交两种。固相杂交主要包括菌落原位杂交(colony *in situ* hybridization)、斑点(dot blot)和狭缝杂交(dot blot)、Southern 印迹杂交、Northern 印迹杂交和原位杂交(*in situ* hybridization)。液相杂交技术包括吸附杂交、发光液相杂交、液相夹心杂交和复性速率液相杂交等。

一、核酸探针及杂交信号的检测

(一) 核酸分子杂交的基本原理

1. 核酸的变性与复性

(1)核酸变性:DNA 分子是由两条单链盘旋形成的双链螺旋结构,维系这一稳定结构的力是互补碱基对之间的氢键结合力和同一单链上相邻碱基间的范德瓦耳斯力。在一定条件下(如酸、碱、热及尿素、乙醇、甲酰胺等变性剂因素存在时),DNA 分子双链间的氢键断裂,解离成两条无规则的卷曲状单链 DNA,这一过程称为变性(denaturation),热变性是实验室最常用的方法。变性的 DNA 黏度下降,沉降速度增加,比旋度降低,紫外吸收增加。DNA 热变性发生在一个狭窄的温度范围内。通常将 DNA 变性达到 50%时的温度称为解链温度或熔解温度(melting temperature,T_m)。DNA 变性后,由于双螺旋解体,碱基堆积力不再存在,位于螺旋内部的碱基暴露出来,从而使变性后的 DNA 对 260 nm 紫外光的吸光率比变性前明显增加,这种现象称为增色效应(hyperchromic effect)。利用增色效应可以监测温度变化引起的 DNA 变性过程。

(2)核酸复性:双链核酸的结合具有可逆性(非共价结合)和序列特异性(碱基互补配对)。因此,当去除上述变性因素后,具有碱基互补区域的单链又可以重新结合成稳定的双螺旋结构,此过程称为复性(renaturation)(图 4-1),DNA 复性后,许多理化性质及生物学活性也得到恢复。复性过程符合二级反应动力学,其中第一步相对缓慢,第二步则快得多,如果将热变性的 DNA 骤然冷却,温度突然降低,DNA 分子失去碰撞的机会,DNA 则

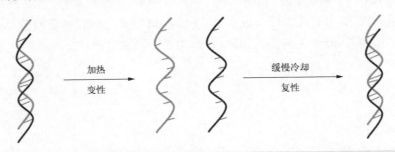

图 4-1 核酸的变性和复性

不可能复性,该处理过程称为淬火(quench)。当热变性 DNA 缓慢冷却时,可以复性,这种复性称为退火(annealing)。利用淬火的原理,将装有热变性 DNA 溶液的试管直接插入冰浴,使溶液在冰浴中骤然冷却至 0℃,由此可以获得单链的 DNA 杂交探针。

2. **核酸分子杂交的基本原理**　核酸分子杂交基于核酸变性和复性的原理,将一种核酸单链标记成探针,再与另一种核酸单链进行碱基互补配对,可以形成异源核酸分子的双链结构。因此,核酸分子杂交是指单链的核酸分子在合适的条件下,与具有碱基互补序列的异源核酸形成双链杂交体的过程。不同来源的 DNA 或 RNA 单链在一定条件下重新组成新的双链分子即杂交分子。核酸分子杂交技术是根据核苷酸分子间的特异配对产生氢键而结合的(即 AT 与 GC),因此杂交过程是高度特异的。在杂交反应中容许若干程度的配对错误,简称错配(mismatched base pair)。杂交反应中容许错配的程度称为严格度(stringency)。错配的杂交体比序列完全互补的杂交体稳定性差。严格度是由反应体系中的盐浓度、甲酰胺浓度和温度来决定的。降低盐的浓度、增加甲酰胺浓度及提高温度会提高严格度。

在核酸分子杂交实验中,核酸探针是指能与待测的靶核酸序列发生碱基互补杂交的已知序列的核酸片段。它具有高度的特异性,并且通常带有某种适当的标记以便检测。理论上说,任何一种核酸均可以作为探针使用。探针可以是单一的核酸,也可以是多种核酸的混合物。根据标记方法不同,核酸探针可分为放射性探针和非放射性探针两大类;根据性质及来源不同,核酸探针又可分为基因组 DNA 探针、cDNA 探针、RNA 探针及寡核苷酸探针等。

(二) 核酸探针

1. **种类及长度**

(1) DNA 探针:是最常用的核酸探针,是长度在几百个碱基对以上的双链 DNA 或单链 DNA 片段。目前使用的 DNA 探针种类很多,有细菌、病毒、真菌、动物和人类细胞 DNA 探针,这类探针多为某一基因的全部或部分序列或某一非编码序列。以 mRNA 为模板,在逆转录酶的催化下合成一条与 mRNA 互补的 DNA 链(即 cDNA 链),以此制作的 DNA 探针称为 cDNA 探针。真核生物基因组含有不编码的内含子序列,因此真核生物基因组 DNA 探针用于检测基因表达时杂交效率要明显低于 cDNA 探针。DNA 探针(包括 cDNA 探针)有三大优点:① 这类探针大多克隆在质粒载体中,可以无限繁殖,制备方法简便;② DNA 探针相对不易被降解;③ 其标记方法较成熟,包括缺口平移法、随机引物法等,能用于放射性核素和非放射性物质的标记。

(2) RNA 探针:化学本质是 RNA,可以是标记的分离的 RNA,但常常是重组质粒在 RNA 聚合酶作用下的转录产物。其长度相对于 DNA 探针而言不容易控制。在 RNA 探针标记过程中,RNA 探针的长度实际上取决于将重组 DNA 分子线性化的限制性核酸内切酶的酶切位点。RNA 探针为单链,杂交时不存在第二条链的竞争,因此杂交效率高、灵敏度高,杂交后未结合的游离 RNA 探针可以很容易被 RNA 酶消化,因此可使本底降低。RNA 探针适合于 Northern 印迹杂交、原位杂交等。其主要缺点是不稳定、易被降解、标记方法复杂。

(3) 寡核苷酸探针:一般由 17~50 个核苷酸组成,其片段短,因此杂交所需时间短。然而作为探针,必须有足够的长度以便和靶序列特异性杂交。如果探针太短,就会和靶序列中的多个位点杂交,从而降低其特异性。因此,探针的最小长度取决于其靶序列的复杂性。目前,通过化学方法可以十分方便地进行寡核苷酸的合成,以及大批量地生产寡核苷酸探针。寡核苷酸探针的最大优势是可根据已知 DNA 或 RNA 序列合成精确互补的 DNA 探针,且可以区分仅仅一个碱基差别的靶序列;倘若核酸序列未知,可依据其蛋白产物的氨基酸顺序推导出核酸序列,合成寡核苷酸探针。其最大的缺陷是寡核苷酸不如长的杂化核酸分子稳定,需优化杂交和洗脱条件以保证寡核苷酸探针杂交的特异性。

2. **核酸探针标记及杂交信号检测**　核酸探针通常需要进行标记才能用于杂交。一种理想的探针标记物除具有较高化学稳定性、高灵敏度、无污染、价格低廉、标记及检测方法简单等特点外,还应具有不影响核酸分子理化特性、不影响杂交反应的特异性和杂交体的稳定性的特点,此外,标记物的存在对杂交体的解链温度等应影响较小。核酸探针经过标记后,可通过理化方法观察标记物,追踪探针的去向,确定探针是否与相应的核酸杂交。

(1) 核酸探针标记

1) 放射性核酸探针标记:应用最早的放射性探针标记物是放射性核素。放射性核素具有灵敏度高、特异性强等优点,但存在污染环境、半衰期短等缺点。

2）非放射性核酸探针标记：常用的非放射性标记物有生物素、地高辛、酶及荧光素等,其灵敏度和特异性较放射性标记物差,但具有无放射性污染、较稳定和处理方便等优点（图4-2）。

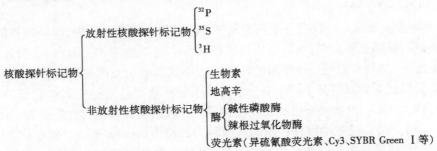

图4-2 常用的核酸探针标记物

（2）杂交信号的检测：根据核酸探针上的标记物不同,可选择不同的方法进行杂交后信号的检测（图4-3）。

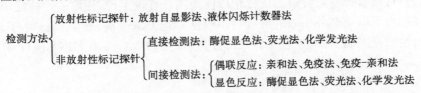

图4-3 核酸探针常见的检测方法

1）放射性标记探针的检测

A. 放射自显影法：是指利用放射性同位素发射出的放射线在X线片上的显影作用来检测杂交信号。该方法比较简单,只需要将带有探针的杂交膜与X线片在暗盒中曝光数小时或数天（视放射性强弱而定）后,将X线片显影、定影即可。

B. 液体闪烁计数器法：原理是利用粒子射到某种闪烁体上时,闪烁体产生荧光,经光电倍增管将其转变为电子脉冲而被记录下来。通过该方法检测放射性核素探针的存在。

2）非放射性标记探针的检测　如果被检测的标记分子直接结合在核酸探针上,则在杂交反应后可以立刻观测结果,称为直接检测法。常见的可用该方法检测的探针有酶或者荧光素直接标记的探针,前者可通过直接显色检测,后者可在杂交后通过光照射发出荧光后,荧光素标记探针可通过荧光显微镜观察检出,或通过免疫组织化学法来检测。

核酸探针的标记和检测是制约核酸分子杂交技术发展和临床应用的关键,简便快捷、高灵敏度、高特异性的核酸探针标记和检测技术是核酸分子杂交技术在临床广泛应用的基础。

二、Southern 印迹杂交

核酸分子杂交包括固相杂交和液相杂交两种类型（图4-4）。固相杂交是指参加反应的一条核酸链固定在固体支持物上,另一条核酸链游离在溶液中的分子杂交类型。固体支持物有硝酸纤维素滤膜、尼龙膜、乳胶颗粒、磁珠和微孔板等。液相杂交所参加反应的两条核酸链都游离在溶液中,研究最早且操作复杂,但由于在溶液中除去杂交后过量的未杂交探针较为困难和误差较高,因此不如固相杂交应用普遍。

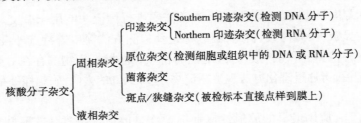

图4-4 核酸分子杂交技术

（一）Southern 印迹杂交的原理及步骤

1. Southern 印迹杂交（Southern blot hybridization） 是经典的 DNA 分子固相杂交技术，于 1975 年由英国爱丁堡大学的 E.M. Southern（Ed Southern）首创，Southern 印迹杂交因此而得名。该技术首先将琼脂糖凝胶电泳分离的待测 DNA 片段固定在固相载体上（硝酸纤维素膜或尼龙膜），经干烤或者紫外光照射固定，再与标记的核酸探针进行杂交，用放射自显影或酶反应显色，在与探针有同源序列的位置上显示杂交信号。

2. 基本操作步骤

（1）基因组 DNA 经限制性核酸内切酶消化后进行琼脂糖凝胶电泳。

（2）将含有 DNA 片段的凝胶放入变性溶液使 DNA 变性。

（3）将固相支持物放在凝胶上，通过毛细管虹吸或电转移将凝胶上的 DNA 片段转移到固相支持物上，即印迹（blotting）。在转移过程中，各 DNA 片段之间的相对位置保持不变，然后通过加热或者紫外光照射使 DNA 固定于膜上。

（4）加入探针使之与膜上的 DNA 进行杂交反应。

（5）冲洗掉未杂交的探针，用放射自显影或酶反应显色，检测杂交信号（图 4-5）。

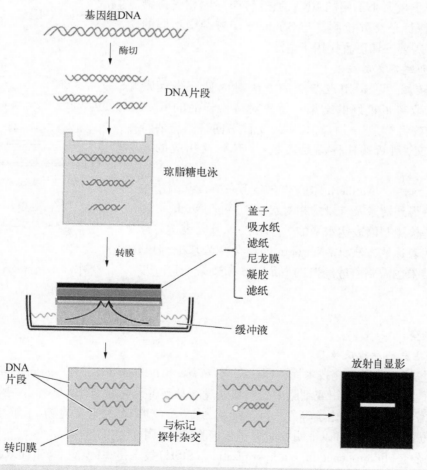

图 4-5 Southern 印迹杂交示意图

（二）Southern 印迹杂交的应用

Southern 印迹杂交可以检测基因组中某一特定基因的大小、拷贝数、酶切图谱和它在染色体中的位置，被广泛应用在遗传病检测、基因点突变检测、DNA 指纹分析和 PCR 产物判断等研究中。例如，1978 年，简悦威等医学家在镰状细胞贫血的基因诊断中就采用过 Southern 印迹杂交的方法，取得了基因诊断的突破。镰状细胞贫血是一种常染色体隐性遗传病，是世界上第一个被发现的分子病。β-珠蛋白基因第 6 位密码子一个核苷酸的置换（A→T），从而导致氨基酸突变[GAG（Glu）→GTG（Val）]。A→T 置换使正常血红蛋白基因中的一个限制性核酸内切酶酶切位点消失。正常的血红蛋白基因用 *Mst* Ⅱ 消化时会产生 0.2 kb 和 1.1 kb 两个 DNA 片段,而镰状细胞贫血患者只能形成一条 1.3 kb 的 DNA 片段,电泳后 Southern 印迹杂交显示片段长度。

三、Northern 印迹杂交

Northern 印迹杂交(Northern blot hybridization)是由 Alwine 等于 1977 年提出的一种与 Southern 印迹杂交类似的膜上印迹技术,主要用于分析 RNA 分子的大小及丰度。此项技术的原理与 Southern 印迹杂交相对应,故被称为 Northern 印迹杂交。与 Southern 印迹杂交、Northern 印迹杂交对应的还有 Western 印迹杂交,它们均属于转印电泳家族。

(一)Northern 印迹杂交的原理及步骤

Northern 印迹杂交的原理与 Southern 印迹杂交类似,只是 Southern 印迹杂交中使用的 DNA 变性剂为 NaOH(它可水解 RNA 的 2′-羟基基团),而 Northern 印迹杂交中使用的 RNA 变性剂为甲基氢氧化银、乙二醛或甲醛。其主要步骤包括从细胞中提取总 RNA,经变性凝胶电泳分离出分子量大小不同的 RNA,通过转印与固相支持物固定结合,与标记的探针杂交并检测。与 Southern 印迹杂交不同的是,该方法总 RNA 不需要酶切可直接用于电泳。

(二)Northern 印迹杂交的应用

1. RNA 病毒的检测   运用点杂交的方法对丙型肝炎病毒(HCV)进行检测,已取得了很好的结果。首先对待检样品的 RNA 进行逆转录 PCR,接着将 PCR 产物与 HCV 的 3 种不同基因型的特异性探针进行点杂交,判断被检样品是否携带 HCV 及相应的基因型。

2. 基因表达的检测   Northern 印迹杂交多用来检查基因组中某个特定的基因是否得到转录及转录的相对水平。目前,Northern 印迹杂交仍然被认为是检测基因表达水平的"金标准"。基因表达芯片法是高通量分析基因表达的方法,以 Northern 印迹杂交为基础,但基因表达芯片的分析结果也需要通过经典的 Northern 印迹杂交进一步验证(图 4-6)。

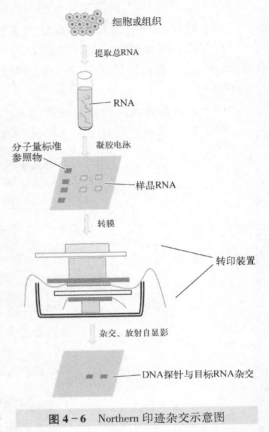

图 4-6 Northern 印迹杂交示意图

四、荧光原位杂交

(一)荧光原位杂交的原理及步骤

1. 概念   原位核酸分子杂交技术简称原位杂交(*in situ* hybridization,ISH),属固相核酸分子杂交的范畴,是以标记的核酸分子为探针,与组织或细胞中的核酸通过碱基互补配对原则进行特异性结合。在保持细胞形态条件下,应用组织化学或免疫组织化学等方法进行细胞内 DNA 或 RNA 的定位检测,了解与探针互补的核酸序列在细胞内的空间位置。该技术可以证明核酸分子在细胞或组织中存在的部位。

其中,荧光原位杂交(fluorescence *in situ* hybridization,FISH)技术是 20 世纪 80 年代末在原有的放射性原位杂交技术的基础上发展起来的一种重要的非放射性原位杂交技术,它利用荧光信号对原位杂交样本进行检测。与传统放射性标记原位杂交相比,FISH 技术具有检测快速、无污染、灵敏度高、特异性强及可进行多重染色等特点,因此受到普遍关注。

2. 基本原理

(1)样本经适当处理以增加细胞膜的通透性,使探针易于进入细胞。

(2)荧光标记(如 Cy3 标记)的探针首先与待测标本中的靶核酸序列按照碱基互补的原则进行原位杂交,形成可被检测的杂交体。

(3)通过组织化学或免疫组织化学的方法在核酸原位形成杂交信号。

（4）借助荧光显微镜对荧光信号进行辨别和计数，从而对待测核酸分子进行定性、定量或相对定位分析，以对细胞内染色体或基因异常的细胞、组织标本进行检测和诊断（图4-7）。

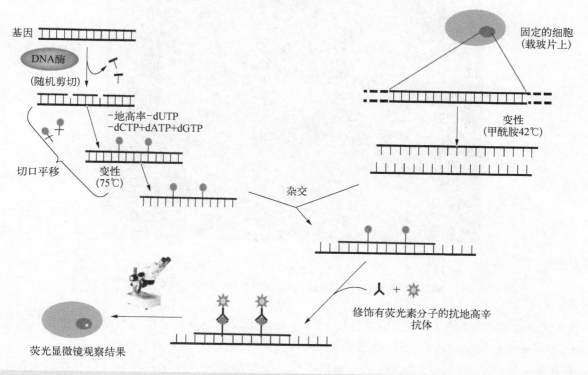

图4-7 FISH技术原理图

3. 基本实验步骤

（1）杂交前准备：包括固定、取材、玻片和组织的处理等，以保持细胞形态结构，最大限度地保持细胞内DNA或RNA的水平及增加组织的通透性和探针的穿透性、减低背景染色。

（2）杂交：将已变性或预退火的DNA探针滴于已变性并脱水的玻片标本上，盖上盖玻片，经过封片、37℃温箱的湿盒中杂交过夜等步骤，使探针与细胞中的靶序列结合。

（3）杂交后处理：利用一系列不同浓度、不同温度的盐溶液［如柠檬酸盐缓冲液（saline soclium citrate，SSC）、磷酸盐缓冲液（phosphate buffered saline，PBS）］洗脱漂洗，有助于除去非特异性结合的探针，从而降低本底；然后，通过复染溶液滴加在玻片标本上进行标本复染。

（4）封片：采用不同类型的封片液进行封片，封好的玻片标本可以在-20～-70℃冰箱的暗盒中保存数月之久。

（5）显示：荧光显微镜观察FISH结果，根据核酸探针标志物的种类选择相应的检测系统。先在可见光源下找到具有细胞分裂象的视野，然后打开荧光激发光源，如异硫氰酸荧光素（fluorescein isothiocyanate，FITC）激发的光波长为490 nm。细胞核被碘化丙啶（propidium iodide，PI）染成红色，而经异硫氰酸荧光素标记的探针所在的位置发出绿色荧光（图4-8）。

（二）FISH 的应用

FISH是一门新兴的分子遗传学技术，可广泛应用于染色体精细结构变异分析、人类产前诊断、肿瘤遗传学和病原体感染分析等众多领域。

1. 在产前诊断方面的应用　新生儿的先天性疾病中，染色体的数目异常占很大比例，其中X、Y染色体和13号、18号、21号染色体数量的异常最为常见，通过采用针对这些染色体重复序列的DNA探针进行FISH检测可以确定这些染色体的数目。例如，使用针对21号染色体的荧光探针可以检测被检者血细胞或体细胞中21号染色体的数目，从而诊断唐氏综合征，与常规的染色体核型分析相比，FISH技术的检测灵敏度更高。常规的染色体核

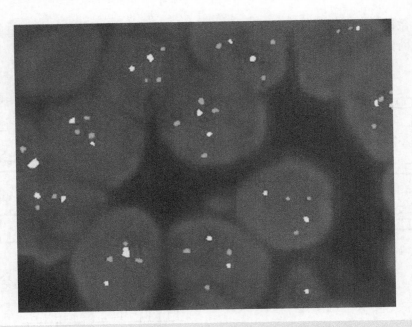

图4-8 FISH 检测肿瘤细胞中 17 号染色体上的 *HER2* 基因
（绿色荧光表示作为内参的着丝点蛋白基因；红色荧光表示 *HER2* 基因）

型分析技术需要对羊水细胞进行培养，用时较长。FISH 技术可以在少量的羊水细胞涂片上进行异常染色体的数目分析，不需要羊水细胞的培养，极大地缩短了患者等待的时间。

2. 在肿瘤遗传学中（实体瘤）的应用 染色体重排与肿瘤疾病的诊断和预后判断有密切关系。研究发现，28% 左右的乳腺癌患者都有 *HER2/neu* 肿瘤基因的扩增和（或）过表达，荧光标记的 *HER2/neu* 肿瘤基因探针可以用于乳腺癌的临床诊断。慢性粒细胞性白血病常有染色体易位 t(9;22)(q34;q11)，从而引起 22 号染色体上的 *BCR* 基因和 9 号染色体上的 *ABL* 基因融合形成 *BCR - ABL* 融合基因的染色体即 Ph 染色体（费城染色体）。采用 FISH 技术对间期细胞进行检测，就可鉴定 Ph 阳性细胞，对于在化疗后缓解的慢性粒细胞性白血病患者，采用该技术极易发现患者标本中残存的白血病细胞，进而确定微小残留病灶。FISH 检测的结果为白血病发病机制的研究提供了线索。

3. 在病原体检测方面的应用 FISH 技术可以作为病原微生物的分离培养、生化或血清学等传统方法的重要补充，通过采用针对微生物 DNA 或 RNA 的荧光标记探针直接快速地检测出微生物病原体核酸，因此采用 FISH 技术可以对 HPV、HBV、SARS 等病毒和细菌及疟原虫等进行快速的病原体检测及分型。

4. 其他方面的应用 FISH 技术灵敏性高，可以检测单个细胞或组织切片上中期染色体和间期细胞核中特定的 DNA 片段，可被应用于胚胎种植前的遗传学诊断和精子的染色体研究；通过多色 FISH 技术能快速、精确确定杂交后探针在染色体上的位置和探针与染色体带、端粒、着丝粒的相互关系，从而有助于绘制精细的物理图谱。

总之，原位杂交技术除 FISH 技术外，还有基因组原位杂交（genome *in situ* hybridization，GISH）、多彩色荧光原位杂交（multicolor fluorescence *in situ* hybridization，mFISH）、原位 PCR 技术等，这些技术和传统杂交技术相比，能在成分复杂的组织中对单一细胞进行研究，不受同一组织中其他成分的影响，因此对于那些细胞数量少且散在于其他组织中的细胞 DNA 或 RNA 的研究更为方便。此外，原位杂交技术不需要从组织中提取核酸，有利于检测组织中含量极低的靶序列，并可完整地保持组织和细胞的形态，因而更能准确地反映出组织细胞的相互关系及功能状态。

五、基因芯片技术

生物芯片技术是 20 世纪 90 年代初生命科学领域新兴的一种高度集成化的分析技术和研究手段，概念来自计算机芯片，其制作过程采用了类似集成电路制作中的微加工技术，将生命科学研究中的若干不连续过程（如样品制备、生化反应、检测和分析步骤）集成到一块几平方厘米大小的芯片上，并使这些分散的过程连续化与微型化，以此来实现对大量生物样品中各数据的快速、自动和并行处理。根据其结构特点可以分为微阵列芯片和微流体芯片两个主要类别。其中,基因芯片就属于微阵列芯片的一种,它是生命科学领域里兴起的一项高新技术,它集成了微电子制造技术、激光扫描技术、分子生物学、物理和化学等先进技术,作为新一代分子生物检验技术,基因芯片具有快速、高效、灵敏及自动化等特点,目前仍然是生物科学领域最具应用价值的技术之一。

(一)基因芯片的概念及原理

基因芯片(gene chip)又称 DNA 芯片(DNA chip)或 DNA 微阵列(DNA microarray),它是将大量已知序列的寡核苷酸片段或基因片段作为探针,有序、高密度地固定于支持物/固相载体材料(如玻璃片或纤维膜)上,然后与荧光标记的待测生物样品中的靶核酸分子进行杂交,通过检测分析杂交信号的强度及分布,对基因序列及功能进行大规模、高通量的研究。在一块 1 cm² 大小的基因芯片上,根据需要可固定数以千计甚至万计的基因,形成一个基因方阵,以此实现对千万个基因的同步检测(图 4-9)。

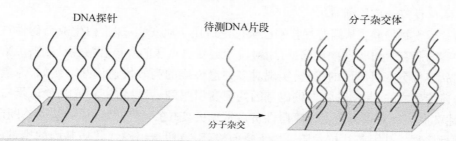

图 4-9 基因芯片的原理

(二)基因芯片技术

基因芯片技术是根据 DNA 碱基互补配对原则而发展出来的核酸分子杂交技术,它能通过两条核酸单链之间的杂交特异性从成分复杂的核酸群体中捕获感兴趣的核酸分子,与传统诊断方法相比较,该检测技术具有众多优势(表 4-1)。

表 4-1 基因芯片技术相较于传统诊断方法具有的明显优势

检测指标	基 因 芯 片 技 术	传统诊断方法
速度	速度显著加快,一般可于 30 min 内完成	速度慢
效率	高通量检测,检测效率高;可同时检测成百上千个基因序列,使检测过程平行化	效率较低
自动化	自动化程度显著提高,通过显微加工技术,样品与支持物上的靶分子进行杂交,经洗脱、激光扫描后,运用计算机将所得的信号进行自动化分析	自动化程度较低
成本	检测成本低	检测成本较高
污染度	实验全封闭,避免交叉污染;基因诊断的假阳/阴性率显著降低	有交叉污染

该技术包括 4 个主要步骤:芯片设计与制备、样品制备、杂交反应和信号检测及结果分析,其技术流程见图 4-10。

(三)基因芯片技术的应用

人类基因组计划的完成使越来越多的基因序列数据被公布,基因芯片技术作为一种高通量、超微量、平行性的检测技术,在医学领域中具有独特优势,是疾病诊疗、药物筛选、机制研究等方面的重要检测工具。

1. 基因表达及调控的研究 人类基因组编码几万个不同的基因,要理解其基因功能需要具备检测大量 mRNA 的实验工具。DNA 芯片技术可大规模平行检测和分析来自不同发育阶段、不同分化阶段、不同细胞周期、不同组织、不同个体(如正常人与患者)、不同病变和不同刺激(如诱导、治疗条件等)下细胞内的 mRNA 或 cDNA 的情况,用不同的荧光染料标记不同组织或细

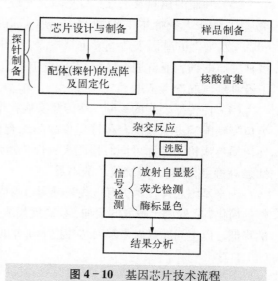

图 4-10 基因芯片技术流程

胞的 mRNA,与代表它的所有基因而制成的 DNA 芯片进行杂交,通过分析杂交位点及其信号强弱可得出不同条件下各基因的表达情况,通过检测差异基因表达,可高效监测成千上万的基因,这在推断细胞分化中基因"开启"或"关闭"的机制,阐述基因功能、探索疾病原因及机制等方面具有重要价值。

2. 基因突变和多态性分析 单核苷酸多态性是人类基因组中遗传多态性和突变最常见的形式,同一物种不同种群和个体之间,存在着多种不同的基因型及多态性,多态性研究对阐明不同人群和个体在疾病的易感性和抵抗性等方面表现出的差异具有重要意义。DNA 芯片技术可以实现对大量样本中特定基因所有可能的突变和多态性进行研究。临床上,通过生物芯片技术对患者的单核苷酸多态性进行分析,可对患者实施个体优化治疗,进行用药指导,缓解同一药物同样的剂量对不同患者的疗效和副作用差异很大的问题。

3. 疾病的分子生物检验及耐药性研究 基因芯片作为一项新型分子生物检验技术,在疾病的诊断及耐药性研究等方面显示出良好的应用前景。

(1)遗传病的分子生物检验:基因芯片技术已被广泛应用于血友病、珠蛋白生成障碍性贫血、苯丙酮尿症、线粒体疾病等遗传病的研究。对于这些疾病,可用对应于突变热点区的寡核苷酸探针制备 DNA 芯片,通过一次杂交完成对待测样品多种突变可能性的筛查,实现对多种遗传病的高效快速诊断。例如,珠蛋白生成障碍性贫血是发病率最高的遗传病之一,是由珠蛋白编码基因的突变引起的,可导致一种或几种珠蛋白肽链合成受到抑制,而引起的溶血性贫血。针对珠蛋白生成障碍性贫血常见突变位点及类型设计的基因诊断芯片可以高效、准确地对突变人群进行检测。基因芯片技术还可用于婚前检查,方便查出隐性致病基因的携带者,从而避免两个携带者结婚生子,降低遗传病患儿发生的概率。在婴儿出生前,可用 DNA 芯片进行有效的产前筛查和诊断,防止患有先天性疾病的婴儿出生。在婴儿出生后,可采用 DNA 芯片技术分析其基因图谱,预测其患某些疾病的潜在可能性,以便采取预防措施。

(2)感染性疾病的分子生物检验及耐药性检测:相对于传统的病原微生物检测,基因芯片技术避免了烦琐而费时的微生物培养,而且不需要等待抗体的产生,为病原微生物诊断提供了强有力的技术手段。该技术能同时检测多种病原体,同时还能对病原体进行分型。对于病毒性疾病的诊断,可将各种病毒的特异性序列制成探针,有序地点布到芯片上再与处理后的样本进行杂交,这样一次就可检测出多种病毒并能鉴定出病毒的亚型。此外,耐药菌特别是多重耐药(multi-drug resistant,MDR)菌株的流行增大了临床的治疗难度,临床上耐药性检测需要对待测菌株进行培养,某些菌株需要复杂的营养条件,培养耗时较长(如结核分枝杆菌),基因芯片技术可以对 2 个以上不同抗药性基因同时进行分析,如针对结核分枝杆菌对异烟肼、对氨基苯甲酸、乙胺丁醇等的抗药性基因同时进行检测,这对流行病学调查与指导临床治疗具有十分重要的意义。此外,基因芯片是药物研究的一种重要技术平台,其大量应用于药物靶点发现、药物作用机制和毒理研究等方面,芯片技术用于药物筛选研究可以省略大量的动物试验,缩短药物筛选所用时间,节省药物研发经费。

(3)肿瘤的诊断及治疗:对基因突变进行检测是肿瘤诊断的重要手段。DNA 芯片技术可快速准确扫描大量基因,适于大量标本的检测,是方便的基因突变检测的工具。基因芯片技术可对肿瘤组织与正常组织在mRNA 水平上的基因表达差异进行检测,是研究肿瘤发生机制的有力工具。DNA 芯片技术还可以对白血病等多种肿瘤的细胞亚群进行区分、对治疗方案进行评估、对新药药效进行评价,并为抗肿瘤药物的研究和开发提供了极具价值的参考依据。

(4)性传播疾病的诊断:性传播疾病在世界范围内广泛流行,其病原已至少扩展至 50 种微生物,包括由人类免疫缺陷病毒引起的获得性免疫缺陷综合征(又称艾滋病)、梅毒螺旋体引起的梅毒、淋球菌引起的淋病等,性传播疾病检测芯片可同时检测多种性传播疾病的病原微生物,具有操作简便且快速、自动化程度高、结果客观性强等特点,弥补了传统技术的不足。

未来基因芯片技术仍有一些关键问题亟待解决。例如:① 基因芯片检测特异性的提高;② 样品制备和标记操作的简化;③ 检测灵敏度的增加;④ 高度集成化样品制备、基因扩增、核酸标记及检测仪器的研制和开发;⑤ 成本的降低。以上问题是未来基因芯片技术研究的焦点,对于芯片技术在实验室研究或临床的普遍推广具有重要意义。

(陈 莹)

第二节　核酸扩增

核酸杂交技术通常需要大量核酸样本,因此该类核酸直接检测技术在临床分子生物检验中的应用较为局限。1985 年由 K.Mullis 等建立的 PCR 技术实现了核酸片段的体外无限扩增,突破了核酸的原料限制,并极大地拓宽了临床分子生物检验领域。具有高热稳定性的耐热 *Taq* DNA 聚合酶(*Taq* DNA polymerase)的发现成为 PCR 实现自动化的关键。随后,核酸扩增技术飞速发展,PCR 衍生技术层出不穷,PCR 及其衍生技术目前已成为生物学和医学研究乃至临床疾病诊断不可或缺的工具,K.Mullis 因其贡献于 1993 年获得诺贝尔化学奖。

一、PCR

(一)PCR 技术的原理及基本过程

聚合酶链反应(PCR)是模拟生物体内 DNA 的复制过程,在体外(试管内)通过酶促反应合成特异 DNA 片段的方法。其基本原理与细胞内 DNA 的复制相似,具体如下:该体外 DNA 扩增技术由变性(高温)、退火(低温)和延伸(适温)3 个步骤的反复热循环构成。

1. 变性　待扩增的靶 DNA 片段在高于其 T_m 的条件下(94~95℃),DNA 双螺旋结构中的氢键断裂而解螺旋,形成两条单链分子,这两条单链分子即为扩增反应的模板。

2. 退火　将温度降低至寡核苷酸引物的 T_m 以下(40~70℃),则引物与互补的单链 DNA 模板互补结合,形成杂交链。

3. 延伸　将温度升至 72℃(*Taq* DNA 聚合酶的最适温度),根据碱基互补配对的原则,以引物的 3′端为合成起点,以脱氧核苷三磷酸(deoxyribonucleoside triphosphate, dNTP)为原料,按照碱基互补配对的原则沿模板以 5′→3′方向延伸,合成 DNA 新链。

上述 3 个步骤构成 PCR 的一个循环,每经历一个循环,一个分子模板双链 DNA 被复制为两个分子,每个循环所产生的 DNA 片段即为下一个循环的模板,因此反应产物量以指数形式增长(2^n 个拷贝产物)。因此,经过 25~30 个循环后,理论上可使基因扩增 10^9 倍以上(图 4-11)。

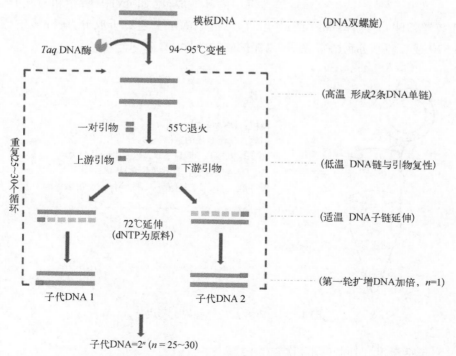

图 4-11
彩图

图 4-11　PCR 基本原理及过程解析

（二）PCR 反应体系及反应条件

1. **PCR 反应体系**　主要成分包括模板、引物、dNTP、*Taq* DNA 聚合酶和缓冲液等 5 个部分（图 4-12）。

（1）模板（template）：即为要被复制的核酸（DNA 或 RNA）片段，如果模板是 RNA，需要先逆转录成 cDNA，然后以 cDNA 作为扩增的模板。模板来源包括基因组、质粒或线粒体 DNA、mRNA 等。模板 DNA 的纯度、结构和数量是影响 PCR 的重要因素。RNA 污染严重会造成 RNA 与模板 DNA 杂交或引物杂交，从而使特异性扩增产物减少而非特异性扩增产物增多；蛋白质或其他杂质的存在也会影响扩增效果。模板若含有较高 GC 或形成二级结构将不利于扩增。临床常规 PCR 的模板 DNA 量一般为 50~100 ng/100 μL。反应体系中较低量的模板有利于提高扩增产量和减少非特异性扩增。

（2）引物（primer）：为化学合成的两条寡核苷酸链，可以决定 PCR 产物的特异性。引物设计是获得良好扩增反应的先决条件和重要步骤。设计引物时必须遵循相关原则，引物设计完成后通常应进行确认，以保证与非靶序列无同源性。反应体系中引物的浓度一般在 0.1~0.2 μmol/L，浓度过高容易生成引物二聚体或非特异性产物。

（3）dNTP：为 dATP、dCTP、dGTP 和 dTTP 这 4 种 dNTP 的混合物，是 PCR 反应的主要原料。dNTP 在反应体系中的浓度一般为 20~200 μmol/L，且 4 种 dNTP 浓度应相等，以免增加反应错配率。

（4）*Taq* DNA 聚合酶：是目前常用的耐热 DNA 聚合酶，是一种最初从生活在美国黄石公园温度为 80~90℃ 泉水中的水生嗜热菌（*Thermus aquaticus*）中分离出来的，故被命名为 *Taq* DNA 聚合酶。此酶具有很高的热稳定性，解决了 DNA 聚合酶 I 的不耐热性及低于 37℃ 的复性导致的非特异性杂交问题。因此，耐热 DNA 聚合酶的发现是 PCR 实现自动化的关键，50~100 μL 的 PCR 扩增体系一般需要 1~2.5 U 的 *Taq* DNA 聚合酶，酶量过多会使非特异性扩增增加。另外，*Taq* DNA 聚合酶没有 $3' \rightarrow 5'$ 核酸外切酶的校正功能，所以在 PCR 中有较高的错误率。目前，其他常用的耐热 DNA 聚合酶有 Pow、Pfu 等，这些酶与 *Taq* DNA 聚合酶相比，不仅具有较高的热稳定性，还具有编辑功能，其错配率很低，因此可用于高保真 PCR 等反应。

（5）缓冲液：为 PCR 提供最适反应条件，包含 Tris-HCl 溶液、KCl（20~100 mol/L）、$MgCl_2$、硫酸铵（15~30 mmol/L）等。这些盐离子可影响 DNA 变性和退火温度及酶活性。此外，反应体系的 pH 应保持稳定，并保持中性。Mg^{2+} 对退火温度也有影响，并且是 *Taq* DNA 聚合酶不可或缺的辅助因子，对稳定核苷酸和扩增体系、提高 *Taq* DNA 聚合酶的活性十分重要。Mg^{2+} 浓度过低会使酶活力降低，浓度过高又会使酶催化非特异性扩增，因此 Mg^{2+} 浓度在 PCR 扩增反应中是一个至关重要的因素。一般，当 dNTP 的浓度为 200 μmol/L 时，Mg^{2+} 浓度一般为 1.5 mmol/L 较理想，但由于 Mg^{2+} 浓度会受反应体系中的其他成分（如 dNTP、引物和模板 DNA 等）的影响，还需要通过优化 PCR 扩增条件寻找游离 Mg^{2+} 的最佳反应浓度。除了上述离子成分，缓冲液中还可加入小牛血清白蛋白、明胶、吐温-20 或二硫基苏糖醇等基质，以保护酶的活性（图 4-12）。

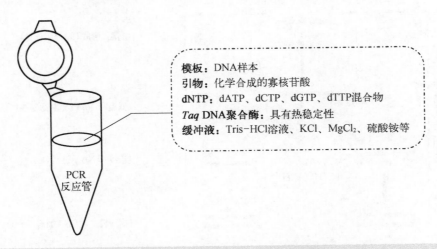

　模板：DNA 样本
　引物：化学合成的寡核苷酸
　dNTP：dATP、dCTP、dGTP、dTTP 混合物
　Taq DNA聚合酶：具有热稳定性
　缓冲液：Tris-HCl溶液、KCl、$MgCl_2$、硫酸铵等

PCR
反应管

图 4-12　PCR 反应体系的主要成分

2. **反应条件**　包括温度、时间和循环次数的设置。

（1）温度：PCR 扩增过程中 3 个步骤的温度不同。变性是 PCR 反应进行的基础。变性温度一般为 95℃ 左右,以使模板 DNA 双链完全打开。此步骤若不能使双链 DNA 完全变性,就会导致 PCR 失败。但是,过高温度或高温持续时间过长可对 DNA 聚合酶活性和 dNTP 分子造成损害。退火温度是保证 PCR 扩增特异性的前提。退火温度的设定取决于引物的 T_m 值,通常低于引物 T_m 值 5℃ 左右,在此基础上再通过实验选择合适的退火温度以达到最佳扩增效果。退火温度过低容易产生非特异性扩增,提高退火温度虽然可以提高扩增的特异性,但会降低扩增的效率。退火时间一般为 30 s,这段时间足以使引物和模板完全结合。PCR 的延伸温度一般为 72℃ ,Taq DNA 聚合酶在此温度具有较高的催化活性;温度过低则延伸速度明显降低,温度过高则不利于引物与模板结合,同时过高温度易使酶变性失活。PCR 的延伸反应时间可根据待扩增片段的长度而定,一般小于 1 kb 的片段,延伸时间可为 1 min,其余情况需要适当增加延伸时间。但延伸时间加长会导致出现非特异性扩增片段。

（2）时间:PCR 循环中每个步骤所需的时间主要取决于扩增片段的长度。在第一次变性时应给予足够长的时间(约 5 min)以便使模板(主要是基因组 DNA)彻底变性。进入循环后的变性时间一般为 30 s~1 min,GC 含量过高的模板可适当延长变性时间。退火时间与引物长度有关,一般为 30 s。而延伸时间取决于扩增产物的长度,一般以每秒 1 000 bp 的速度延伸。

（3）循环次数:PCR 循环的次数主要取决于模板 DNA 的浓度。理论上 PCR 反应产物量以指数形式增长,并随循环次数的增加而增加,但是该增长形式在扩增 20~25 个循环后便放慢直至停止,即达到反应平台期,因此,PCR 扩增效率曲线呈 S 形。平台效应的产生与许多因素有关,如反应体系中各组分的消耗和变性、引物和产物间的竞争等。平台期出现的时间与模板的初始量有关,反应体系中模板初始量越多,平台期出现得越早。因此,在定量分析 PCR 产物时,应注意合适的初始模板量及循环次数,避免平台效应,确定线性反应最佳条件。因此,在满足 PCR 产量的前提下,应尽量减少循环次数。

（三）PCR 引物设计的一般性原则

进行 PCR 扩增首先需要设计一对理想的引物并进行人工寡核苷酸的合成,将一对理想的引物分别设在被扩增目的片段的两端,并分别与模板正负链碱基序列互补。该对引物决定了 PCR 扩增产物的大小及其特异性,产物长度一般为 200~500 bp。引物设计及合成的优劣直接涉及有效扩增能否成功。理想的引物设计一般遵循以下几个原则。

1. **长度**　引物的长度一般为 15~30 个核苷酸。引物过短会降低扩增的特异性,过长则容易形成引物寡核苷酸链内互补,从而影响引物和模板之间的结合;同时,引物过长还使退火温度升高,甚至超过延伸温度,超过 Taq DNA 聚合酶的最适温度,从而影响产物生成。引物长度在 20 bp 左右为好。

2. **二级结构**　两条引物自身或引物之间(尤其在 3′—OH 末端)应避免存在互补序列,以防形成二级结构或引物二聚体,影响引物与模板的正确结合。

3. **碱基分布**　引物的 4 种碱基应随机分布、组成平衡,避免出现嘌呤、嘧啶碱基堆积,GC 碱基含量占比一般为 40%~60%。引物的 3′端尤其要避免重复的 GC 碱基序列,以免引物在模板的 GC 富集区错误配对。

4. **T_m 值**　是寡核苷酸的解链温度,即在一定盐浓度条件下,50%寡核苷酸双链解链的温度,两条引物的 T_m 值不能差别太大。PCR 扩增中的退火温度是由引物的 T_m 值决定的,因此两条引物的 T_m 值之差应控制在 2~5℃ 。引物 T_m 值的计算公式为 $T_m=4(G+C)+2(A+T)$ 。

5. **末端修饰**　延伸始自引物的 3′端,因此引物 3′端的几个碱基应与模板严格配对,不能进行任何修饰,也不能有形成任何二级结构的可能;引物的 3′端还应尽可能选择 A 或 T 而非 G 或 C,因为 3′端的 A 或 T 碱基错配形成的低稳定性结构难以有效引发引物延伸,而 G 或 C 错配则容易形成假引发。引物的 5′端限定着 PCR 产物的长度,它对扩增特异性影响不大,因此可以被修饰,如酶切位点、标记生物素、荧光素、地高辛等。

引物设计需考虑众多因素,目前已有许多可综合考虑上述各因素的电脑软件及在线免费引物设计软件用于引物的设计(表 4-2),可节约研究者的时间和精力,此外,也可以借助文献查询获得引物序列,但需要对此类引物进行确认,防止因印刷错误或其他人为因素导致序列错误。

表4-2 在线引物设计网站

软 件 名 称	网 址
Primer Premier	http://www.premierbiosoft.com/primerdesign/
Oligo	http://www.oligo.net
Primer-BLAST	https://www.ncbi.nlm.nih.gov/tools/primer-blast/

（四）PCR 常见问题及分析

PCR 自从问世以来促进了分子生物学的发展，其快速、简便、低成本等特点使得该技术在全世界范围内推广，但是该技术仍存在一些不足，常见问题及解决方法如表4-3所示。

表4-3 PCR 常见问题及解决方法

常见问题	具 体 内 容	解 决 方 法
假阳性	1. 极微量模板污染 2. 非靶 DNA 存在（长度与目标产物相似） 3. 对非特异扩增产物的误判 4. 无意义的特异性序列的污染 5. 逆转录 PCR 进行 RNA 检测时，存在可以扩增的 DNA	1. PCR 扩增技术的高灵敏度易造成假阳性，因此要做好污染防控 2. 优化 PCR 条件 3. 对 PCR 产物进行测序分析，鉴定产物的正确性 4. 可借助巢式 PCR、PCR 产物的序列分析等方法解决 5. PCR 反应设立阴性对照
假阴性	1. 标本处理方面：靶 DNA 丢失，标本中的杂质抑制了 *Taq* DNA 聚合酶活性，模板发生降解 2. PCR 试剂方面：存在 *Taq* DNA 聚合酶及 Mg^{2+} 3. PCR 仪器方面：出现故障 4. PCR 产物鉴定方面：电泳时没有加溴化乙锭，电泳缓冲液和凝胶使用次数过多，凝胶浓度过低	1. 若发现假阴性结果，应从导致假阴性结果的几个方面进行分析 2. 假阴性结果出现而阴性对照正常，可排除 PCR 试剂、PCR 仪器和 PCR 产物鉴定等方面的原因，在标本处理方面寻找答案 3. PCR 反应中设立阳性对照
引物二聚体形成	1. 引物对之间有较多的碱基配对，特别是 3′端 2. 引物和模板比例太高，可增加模板用量 3. 退火温度过低 4. 热循环次数过多	通过引物设计软件进行引物的设计，优化各设计参数
非特异性 PCR 产物	1. 引物特异性不高，引物用量过多 2. *Taq* DNA 聚合酶存在问题，Mg^{2+} 浓度过高 3. 退火温度过低，退火及延伸时间偏长 4. 热循环次数过多	1. 选择特异性强的引物序列 2. 控制和优化模板、引物、酶、Mg^{2+} 等的纯度和用量 3. 适当调整退火温度、退火和延伸时间及热循环次数

总之，PCR 技术的灵敏度高，操作步骤多，常可发生污染，并有假阳性、假阴性结果，因此 PCR 实验过程中预防污染十分重要；PCR 实验过程中预防污染的措施有：① PCR 实验的样品制备、PCR 操作、PCR 扩增产物分析均需要分区进行；② 所有工作区域应经常使用紫外光消毒，所有耐高压试剂及器材应高温高压灭菌，DNA 模板、酶、引物、dNTP 等需要低温保存防止降解失活；③ 用于 PCR 的加样器与用于 PCR 产物分析的加样器应分开，尽可能使用一次性移液器枪头、微量离心管等；④ 操作者操作时应戴口罩和手套，且应勤换手套，样品制备应按无菌操作原则进行，避免样品间相互污染；⑤ 每次 PCR 操作都应设阳性及阴性对照，阳性对照应使用能出现扩增条带的最低量的标准病原体 DNA，阴性对照则不加模板或加其他来源的 DNA，试剂加样同待测标本。

（五）PCR 技术的应用

PCR 技术应用广泛，可进行各种靶基因的快速扩增，进行分子进化和种系发育的研究，用于基因重组、蛋白表达、cDNA 文库的构建，结合测序技术进行耐药基因点突变研究及分析和诊断遗传病；在对病原体感染的诊断方面，尤其是当血清学不能明确判断时，PCR 可以明确感染的存在或发现新的病原体，对病原体进行基因分型和同源性比较，研究病原体的地区分布、基因变异，从而指导临床治疗。克隆病原体各种基因，建立基因表达载体，用于基因治疗。

二、荧光定量 PCR

理论上，常规 PCR 技术能对样本中的目的基因进行定量分析，但在实际工作中往往受到多种因素（如扩增效率、检测系统和平台效应等)的影响,难以对靶基因进行准确定量。因此,用常规 PCR 来对目的基因进行定量并不合适。此外,常规 PCR 在产物分析时需要开盖操作,极易引起交叉污染而导致假阳性,也限制了它在临床上的应用。1996 年,美国 Applied Biosystems 公司首先推出荧光定量 PCR 技术。随着医学的发展,荧光定量 PCR 技术已广泛应用于临床,如病原微生物感染的检测、肿瘤耐药基因表达的研究和单核苷酸多态性的分析等。

(一)荧光定量 PCR 的基本原理

1. 基本概念

(1)荧光定量 PCR 技术:即在 PCR 反应体系中加入荧光基团,利用荧光信号累积实时监测 PCR 整个反应进程,最后通过数据处理对目的基因进行定量分析。

(2)扩增曲线(amplification curve):指在荧光定量 PCR 扩增过程中,对整个 PCR 反应过程进行实时监测和连续分析扩增相关的荧光信号,随着反应的进行,实时监测荧光信号的变化,绘制一条以循环数为横坐标,以荧光强度为纵坐标的曲线(图 4-13)。

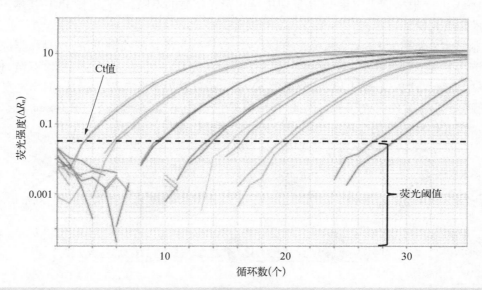

图 4-13 荧光定量 PCR 扩增曲线

图 4-13
彩图

(3)荧光阈值(threshold):即在荧光定量 PCR 扩增曲线指数扩增阶段的任意位置上人为设定一个值(图 4-13)。一般,将 PCR 反应前 15 个循环的荧光信号作为本底信号。因此,荧光阈值一般设置为 3~15 个循环的荧光信号标准差的 10 倍,但在实际应用时需要结合 PCR 反应扩增效率、线性回归系数等参数来综合考虑。

(4)循环阈值(cycle threshold value,Ct 值):即 PCR 扩增过程中扩增产物的荧光信号达到设定的荧光阈值所需要的循环次数(图 4-13)。每个模板的 Ct 值与该模板的起始拷贝数成反比,起始模板量越高,Ct 值越低,反之则越大,因此 Ct 值可以用来判断起始模板量。

2. 定量原理 在 PCR 反应中,随着扩增周期的增加,模板以指数形式进行扩增。每进行一个周期扩增后产物的量可以用以下公式表达:

$$Y_n = Y_{n-1} \times (1 + E)$$

式中,Y_n 表示在 n 个周期后 PCR 产物的量,Y_{n-1} 表示 $n-1$ 个周期后 PCR 产物的量,E 表示扩增效率,其值为 0~1。

PCR 扩增一定周期后,扩增产物的总量可以用以下公式来表示:

$$Y_n = X \times (1 + E)_n$$

式中,Y_n 表示在 n 个周期后 PCR 产物的量,X 表示初始模板的数量,E 表示扩增效率,n 表示周期数。

在荧光定量 PCR 中,当扩增产物达到阈值线时,公式可表示如下:

$$Y_{Ct} = X \times (1 + E)_{Ct}$$

式中,Y_{Ct}表示荧光定量 PCR 荧光扩增信号达到阈值线时扩增产物的量。

两边同时取对数,得

$$\lg Y_{Ct} = \lg \left[X \times (1 + E)_{Ct} \right]$$

整理得

$$Ct = -\lg X / \lg(1 + E) + \lg Y_{Ct} / \lg(1 + E)$$

对于一个特定的 PCR 反应而言,E 与 Y_{Ct} 均为常数,Ct 值与 $\lg X$ 呈负相关。PCR 的循环数与初始模板的对数值呈线性关系,初始模板量越多,扩增产物达到阈值所需的循环数就越少。因此,可根据扩增达到阈值的循环数来计算样品中所含靶基因的量。值得一提的是,以上理论仅在 PCR 指数扩增期才成立。

3. 荧光化学物质 根据荧光定量 PCR 反应中所用荧光物质的不同,荧光定量 PCR 技术主要可以分为两类:荧光染料技术和荧光探针技术。

(1)荧光染料技术:又称为 DNA 交联荧光染料技术,是一种非特异的检测方法,也是最早应用的方法。目前应用的主要荧光染料是 SYBR Green I,它可非特异地结合双链 DNA 小沟,嵌合进 DNA 双链,但不结合单链。在 PCR 反应体系中加入 SYBR Green I 染料,游离的 SYBR Green I 几乎没有荧光信号,但当选择性地掺入双链 DNA 分子中时,就会产生很强的荧光信号。因此,PCR 扩增的产物越多,结合的 SYBR Green I 越多,荧光信号就越强(图 4-14)。荧光信号的检测在每一个循环的延伸期完成后进行。

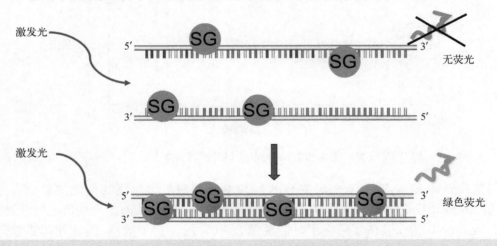

图 4-14 SYBR Green I 荧光染料技术原理

SG 即 SYBR Green I 染料

荧光染料技术成本低,且无须对引物或探针进行预先特殊的荧光标记,适用于任何反应体系,操作简单,因此应用广泛。但是,SYBR Green I 染料能与任何双链 DNA 结合,因此,它也会结合非特异性扩增产生的双链分子或引物二聚体,从而产生假阳性结果。我们可以通过熔解曲线来区分特异性扩增和非特异性扩增,即在 PCR 反应时加一个熔解曲线的反应条件,当温度由 60℃升至 95℃时,仪器每隔一定温度检测一次信号,通过收集的信号绘制出荧光信号和温度的曲线即熔解曲线(图 4-15)。然后将溶解曲线一次微分就会得到峰性图,T_m 上有一特征峰(DNA 双链解链 50% 的温度),用这个特征峰就可以将特异产物与其他产物如引物二聚体区分开。若熔解曲线只有单峰则说明扩增产物特异性好,若出现杂峰则说明特异性差且存在非特异性扩增。此外,也可通过选择合适的引物和优化反应体系来减少非特异的荧光信号。总体来说,SYBR Green I 是一种最基础的实验手段,在许多方面已有应用。

(2)荧光探针技术:是基于荧光共振能量转移(fluorescence resonance energy transfer, FRET)原理建立的荧光定量 PCR 技术。荧光共振能量转移原理就是当一个荧光基团与一个猝灭基团接近到一定距离时,就会产生

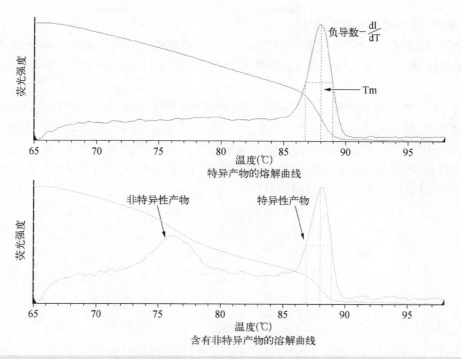

图 4 - 15 SYBR Green I 荧光染料的熔解曲线

荧光能量的转移,猝灭基团会吸收荧光基团激发产生的荧光,从而使荧光集团不发出荧光;但一旦荧光基团与猝灭基团分离,猝灭作用即消失,荧光基团又可发出荧光。因此,利用荧光共振能量转移原理,选择合适的荧光基团和猝灭基团对核酸探针进行标记,再利用核酸的杂交或水解导致荧光基团与猝灭基团结合或分开的原理,建立各种荧光定量 PCR 方法,常用的荧光探针技术有水解探针技术、双杂交探针技术和分子信标技术等。

水解探针(hydrolization probe)技术以 *Taq*Man 探针为代表,因此又称 *Taq*Man 探针技术。这种探针的长度为 20~24 bp,是一种寡核苷酸探针,在其两端分别连接荧光基团(5′端)和猝灭基团(3′端),其序列与两引物包含序列内的一段 DNA 模板完全互补。该法利用 *Taq* DNA 聚合酶的 5′→3′外切酶活性,当探针保持完整时,猝灭基团吸收荧光基团产生的荧光。在特异的 PCR 反应过程中,*Taq* DNA 聚合酶同时发挥其 5′→3′外切酶活性,将与模板杂交的探针切碎,荧光基团与猝灭基团分离,猝灭作用解除,从而释放荧光信号。荧光信号的强度与 PCR 反应产物的量成正比(图 4 - 16)。

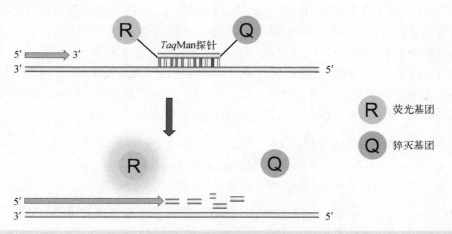

图 4 - 16 水解探针技术原理

*Taq*Man 探针技术解决了荧光染料技术非特异的缺点,反应结束后无须进行寡核苷酸熔解曲线(melt curve)分析,减少了实验时间。但是,*Taq*Man 探针只适合一个特定的目标靶基因。此外,*Taq*Man 探针两侧报告基团与猝灭基团相距较远,猝灭不彻底,本底较高,而且还容易受到 *Taq* DNA 聚合酶 5′-3′核酸外切酶活性的影响。

（二）荧光定量 PCR 的数据处理及应用

在荧光定量 PCR 中,对模板定量分析有两种方法:相对定量和绝对定量。绝对定量指的是用已知的标准曲线来推算未知样本的量;相对定量指的是在一定样本中目的基因相对于另一参照样本的量的变化。这里着重介绍绝对定量分析。

1. 荧光定量 PCR 的绝对定量分析　　在荧光定量 PCR 中,每个模板的 Ct 值与该模板起始拷贝数的对数存在线性关系,起始拷贝数越大,Ct 值就越小。因此,可预先将已知含量的标准品稀释成不同浓度(一般稀释成5 个浓度梯度,如 10^7、10^6、10^5、10^4、10^3),并将其作为模板与待测样本同时进行扩增,利用不同浓度的标准品扩增后得出标准曲线(以标准品起始拷贝数的对数为横坐标,以 Ct 值为纵坐标)(图 4-17)。根据待测样本的 Ct 值,即可从标准曲线中计算出待测样本的起始拷贝数。

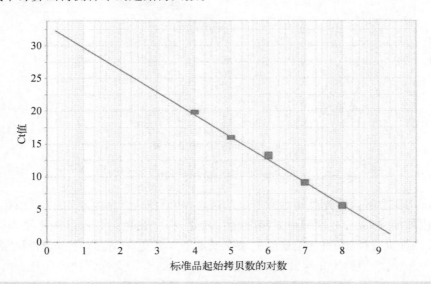

图 4-17　荧光定量 PCR 标准曲线

但是,绝对定量法也有不足之处:① 临床应用时会出现待测样本的浓度超出标准曲线检测范围而无法计算的情况;② 标准与待测样品之间扩增效率的差异无法控制,因此如需进行精确的定量,必须对二者的扩增效率差异进行校正。

2. 荧光定量 PCR 的相对定量分析　　相对定量是指在测定目的基因的同时测定某一内源性管家基因(house-keeping genes),该管家基因主要是用于核苷酸拷贝数的比较、反映反应体系内是否存在 PCR 扩增的影响因素,通常选用的管家基因有 *GAPDH*、*β-actin* 和 *rRNA*。管家基因在各种组织中均恒定表达,所以可用管家基因的量来作为标准,以比较来源不同的样本,目的基因表达量的差异即相对定量。

以比较 Ct 法的相对定量为例:以样本的靶基因和内参基因进行荧光定量 PCR 反应,定量的结果是通过目的基因与内参基因 Ct 之间的差值反映。具体来说,在进行比较 Ct 法相对定量实验时,实验体系中必须包含实验组和对照组、目的基因和内参基因。比较 Ct 法的相对定量所采用的公式如下:

$$\Delta Ct_{目的基因} = Ct_{目的基因} - Ct_{同一样本的内参基因}$$
$$\Delta\Delta Ct_{目的基因} = 实验组 \Delta Ct_{目的基因} - \Delta 对照组 Ct_{目的基因}$$
$$相对表达量(实验组／对照组) = 2^{-\Delta\Delta Ct}$$

该方法无须对管家基因和靶基因做标准曲线,而只需要对待测样品分别进行 PCR 扩增。由于使用了参照样品,比较 Ct 法的相对定量使机体的不同组织及不同实验处理组之间的基因表达的变化具有可比性。但此方法以靶基因和内参基因的扩增效率基本一致为前提,效率的偏移将影响实际拷贝数的估计,而真实扩增情况下,目的基因和内参基因的扩增效率总会存在一定的偏差,因此实验条件需要严格优化。另外,此法没有考虑 PCR扩增效率对定量结果的影响,假定 PCR 扩增效率为 100%,而在实际扩增工作中,产物增多,引物和底物减少,DNA 聚合酶活性降低,扩增效率很难达到 100%,从而导致计算结果不准确。

（三）荧光定量 PCR 的应用

荧光定量 PCR 实现了 PCR 从定性到定量的飞跃；与常规 PCR 相比，其具有特异性更强、可有效解决 PCR 污染问题、自动化程度高等特点，目前已广泛应用于：① 各型肝炎、获得性免疫缺陷综合征、禽流感、结核、性病等传染病的诊断和疗效评价；② 珠蛋白生成障碍性贫血、血友病、性别发育异常、智力低下综合征、胎儿畸形等优生优育的检测；③ 肿瘤标志物及癌基因检测以实现肿瘤的诊断；④ 遗传基因检测以实现遗传病诊断。此外，其在食品安全中也应用广泛，如食源微生物、食品过敏原、转基因、乳品企业阪崎肠杆菌等的检测。其在环境监测及分子生物学研究等领域也发挥着重要作用，而且应用范围仍在不断拓展。

三、其他 PCR 衍生技术

PCR 发展至今，已从早期的简单扩增发展为一系列的技术体系。常规 PCR 主要用于扩增两段已知序列之间的 DNA 片段，但无法实现已知序列侧翼的未知序列的扩增。许多新型 PCR 或由 PCR 衍生的新技术正不断出现，其功能上不仅可以用于 DNA 的单纯扩增，还可以用于基因的定点突变、基因的定量、基因的连接等。

（一）多重 PCR

多重 PCR 又称多重引物 PCR 或复合 PCR，是在常规 PCR 基础上改进并发展起来的一种新型 PCR 扩增技术（图 4-18）。多重 PCR 可在一个反应体系中同时针对多个 DNA 模板或同一模板的不同区域扩增多个目的片段，即在同一 PCR 反应体系里加入两对或两对以上引物，同时扩增出多个目的 DNA 片段；其既有单个 PCR 的特异性和敏感性，又能提供内部对照，指示模板数量和质量。多重 PCR 的反应原理、反应试剂和操作过程与常规 PCR 相同，常用于核酸诊断的多个领域，包括基因敲除分析、突变和多态性分析、定量分析及 RNA 检测等。多重 PCR 可以对病原微生物进行全面、系统、准确的检测与鉴定，且操作简单、快速，具有很高的特异性和灵敏度，可用于成组病原体的检测，如对肝炎病毒、肠道致病性细菌、无芽孢厌氧菌等的同时检测。应用多重 PCR 可大大提高检测效率、缩短检测周期、降低检测成本，具有显著的经济与社会效益，适用于临床检测、卫生防疫及流行病学调查等。

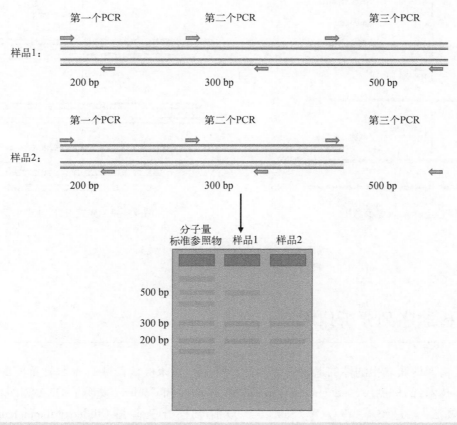

图 4-18　多重 PCR 原理示意图

（二）逆转录 PCR

PCR 不仅可用于 DNA 靶序列的扩增,也可用于 RNA 靶序列的扩增。RNA 水平的 PCR 通常称为逆转录聚合酶链反应(reverse transcription-PCR, RT-PCR),它是一种将 mRNA 逆转录与 PCR 相偶联的靶基因分离技术。首先,通过 mRNA 逆转录得到对应的 cDNA;其次,利用特定的引物以 cDNA 为模板进行 PCR 扩增,获得目的基因或待检测基因靶序列的表达。逆转录 PCR 使 RNA 检测的灵敏度大大提高,可分析一些极微量的 RNA 样品。目前,逆转录 PCR 主要用于分析基因的转录产物、获取目的基因、合成 cDNA 探针、构建 RNA 高效转录系统等。逆转录 PCR 中所用的引物可以是基因特异引物,也可以是 Oligo(dT) 或随机引物。采用特异引物即 3′端引物,通过其与 mRNA 模板结合引导逆转录,即可获得特定基因或基因家族的 cDNA 序列;Oligo(dT) 引物针对真核生物 mRNA 均有 3′端 poly(A)尾设计,可引导体系中所有的 3′端带 poly(A)尾的 mRNA 逆转录为 cDNA,但不会对总 RNA 中的 rRNA 进行逆转录;采用随机引物,若以总 RNA 为模板则逆转录得到的产物中除了由 mRNA 逆转录出的 cDNA 外,大部分产物均为总 RNA 中 rRNA 的逆转录产物(图 4-19)。

（三）巢式 PCR

巢式 PCR 是对常规 PCR 的优化,由两轮 PCR 扩增和利用两对嵌套式引物组成。其中,第二对引物在第一对引物的内部,第一轮 PCR 的产物作为第二轮 PCR 的模板,增强了产物的特异性。第一轮 PCR 以 15~30 个循环的标准扩增,然后将一小部分起始扩增产物稀释 100~1 000 倍(或不稀释)加入第二轮扩增中,再进行 15~30 个循环;或者通过凝胶纯化将起始扩增产物进行大小选择。两对引物的使用降低了非特异性扩增,因为同时与两套引物均互补的靶序列较少,相比使用相同引物对、进行相同总数的循环,非特异性扩增明显减少。当模板 DNA 含量较低,用一次 PCR 难以得到满意的结果时,可以采用巢式 PCR 进行两轮扩增,从而获得较好的扩增效果。因此,常规 PCR 难以扩增出的样品,可以尝试使用巢式 PCR(图 4-20)。

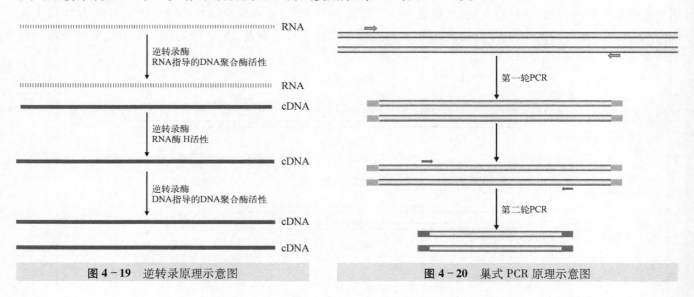

图 4-19 逆转录原理示意图　　　　　　　图 4-20 巢式 PCR 原理示意图

（陈 莹 严永敏）

第三节 核酸序列分析技术

如何快速并且精准地获取生物体的遗传信息,对生命科学、临床疾病诊断具有非常重要的意义。核酸序列分析亦称核酸测序技术,简称测序(sequencing)。1975 年,Sanger 和 Coulson 发明了 DNA 测序技术,建立了测定 DNA 序列的"加减法"。最终在 1977 年,Sanger 将双脱氧核苷三磷酸(dideoxyribonucleoside triphosphate, ddNTP)引入 DNA 测序技术,形成了双脱氧链终止法,大大提高了 DNA 序列测定的效率和准确性。从最初的

DNA 序列分析的手工测序,到 20 世纪 80 年代末出现的荧光自动测序技术,DNA 测序已经进入了自动化测序的时代。最近发展起来的第二代测序技术,使得 DNA 测序进入了高通量、大规模并行且低成本的时代。单分子读取技术的第三代测序技术的出现使得测定 DNA 序列更加迅速,进一步降低了测序的成本,使其在临床上得到了广泛应用。

一、第一代 DNA 测序技术

自 Sanger 发明双脱氧链终止法以来,DNA 测序方法一直都在改进,但 Sanger 的双脱氧链终止法始终都是后来众多测序技术的基石,这些技术统称为第一代 DNA 测序技术,目前仍广泛应用。

(一)双脱氧链终止法

双脱氧链终止法是 Sanger 等在加减法测序的基础上发展而来的。其基本原理如下:

1. 测序原理　　以单链 DNA 为模板,利用 DNA 聚合酶,在引物的参与下,根据碱基配对原则,dNTP 底物按 5′→3′延伸,合成与模板互补的 DNA 单链。在 4 组独立的酶反应体系中分别加入一种 ddNTP,ddNTP 与 dNTP 展开竞争,在掺入 ddTNP 的位置终止延伸。结果产生 4 组分别终止于 4 种 ddNTP 核苷酸链的反应产物。测序反应产物通过高分辨率变性聚丙烯酰胺凝胶电泳(polyacrylamide gel electrophoresis,PAGE)分离,电泳后通过放射自显影胶片上的带型,直接读出 DNA 上的核苷酸顺序(图 4-21)。

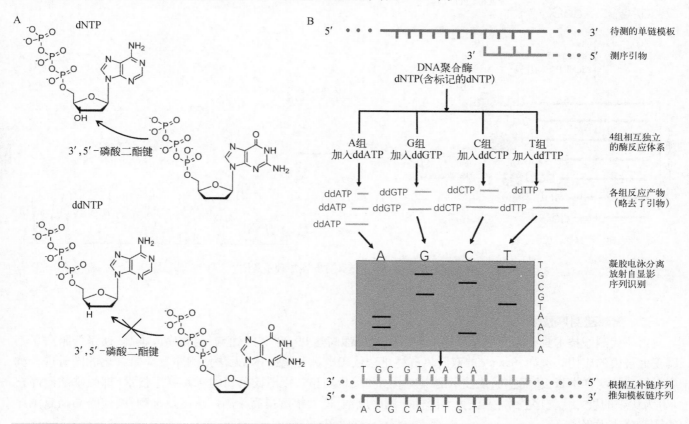

图 4-21　双脱氧链终止法测序原理示意图

2. 测序反应体系　　主要包括 DNA 模板、测序引物、DNA 聚合酶、dNTP 及 ddNTP 等。

(1)DNA 模板:有两种类型的 DNA 模板可以作为双脱氧链终止法测序的模板,即纯化的单链 DNA,以及双链 DNA 经热变性或碱变性后的单链。

(2)测序引物:双脱氧链终止法测序中都需要有一个与模板特定序列互补的寡核苷酸引物,这些测序的通用引物可直接从厂商处购买。

(3)DNA 聚合酶:常用于双脱氧链终止法的 DNA 聚合酶有大肠埃希菌 DNA 聚合酶 I 大片段(Klenow 片段)、测序酶(sequenase)、耐热 DNA 聚合酶,随着 PCR 技术应用范围的不断扩大,耐热 DNA 聚合酶已广泛应用于双脱氧链终止法。为保证测序的质量,要求选用合适的 DNA 聚合酶进行测序反应。

（二）自动 DNA 测序

20 世纪 80 年代末期以来,随着计算机技术、机械制造和分子生物学研究的快速发展,自动 DNA 测序取得了突破性进展。由于操作简单、安全(非同位素)、结果精确(计算机控制)和反应快速等优点,自动 DNA 测序迅速取代了手工测序。自动 DNA 测序原理以双脱氧链终止法为基础,最大的改进之处是基于荧光标记技术和毛细管电泳。测序原理如下:

在双脱氧链终止法测序的 4 组反应体系中分别加入带有不同荧光的 ddNTP 作为终止物,每个产物在激光的激发下产生不同的荧光。4 组测序反应产物混合于一个凝胶泳道或同一个毛细管。荧光 DNA 检测装置发射激光,激发寡核苷酸片段产生荧光,然后经荧光检测器收集荧光信号。计算机根据设定的程序将荧光信号转变为碱基序列信息。若荧光信号是蓝色,则寡核苷酸片段末端是 ddCTP,以此类推,绿色代表 A,橙色代表 G,红色代表 T。继而得到检测的 DNA 碱基序列图谱。虽然现在先进的测序仪每个通道一次可读取 1 000 bp 左右的序列,但检测最准确的是靠近引物端的约 500 bp 的序列。一台 384 道的测序仪可在 3 h 产生 200 000 bp 的序列数据。像人类基因组测序等一些大型基因组计划,采用多台 384 道测序仪同时运行,可获得多达数亿碱基序列数据(图 4-22)。

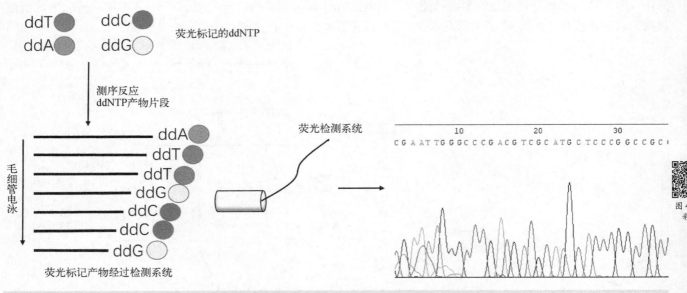

图 4-22　自动 DNA 测序技术原理示意图

二、焦磷酸测序技术

第一代测序技术具有测序读长可达 1 000 bp、准确性高达 99.999% 的优点,但测序成本高、通量低阻碍了其真正大规模的应用。例如,Sanger 的双脱氧链终止法依赖电泳分离技术,无法使测序反应微量化的同时进行测序而扩大检测样本量,从而造成该技术的规模限制和代价高昂。以罗氏公司的 454 测序技术(即焦磷酸测序技术)为代表的第二代测序技术,不仅大大降低了测序成本,还大幅度提高了测序速度及准确性,使得高通量测序的产业化成为现实。

焦磷酸测序技术作为一种新型的酶级联反应测序技术,首先将 DNA 待测样品打断成小的片段,并在小片段的两端加上不同的接头,从而构建单链 DNA 文库,通过生物素标记的接头提取单链 DNA;这些单链 DNA 特异性地连接到不同的磁珠上,乳化 PCR 通过将磁珠放置在油包水的 PCR 反应体系中,获得测序所需大量的模板 DNA;将这些磁珠连同其上大量扩增的单链 DNA 转移到含有很多只能容纳一个磁珠小孔的平板上,然后开始进行测序反应;以磁珠上的单链 DNA 为模板,每次加入一种 dNTP,继而进行 DNA 合成反应。如果这种 dNTP 能与模板配对并延伸,那么可合成并释放出焦磷酸基团,在腺苷酸硫酸的存在下焦磷酸基团会由 ATP 硫酸化酶(ATP sulfurylase)催化形成 ATP,进而生成 ATP 和荧光素酶共同氧化反应体系中的荧光素分子并发出荧光(图 4-23)。产生的荧光信号经过计算机分析转换为测序结果。进行下一轮测序反应之前由三磷酸腺苷双磷酸酶去除剩余 dNTP。

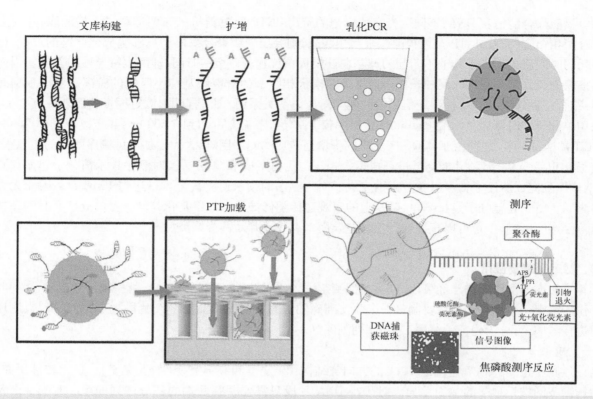

图 4-23　焦磷酸测序技术原理示意图

三、新一代测序技术

为了弥补第二代测序单次测序长度短、GC 含量影响等限制因素，人们研发出了基于单分子水平的边合成边测序的方法。与前两代技术相比，新一代测序技术最大的特点是可以实现单分子测序（single molecule sequencing，SMS），即样品无须提前扩增，无须荧光标记，读长更长。这种长片段的测序技术与短片段测序相比，简化了后续组装过程。新一代的测序技术以 PacBio 公司的单分子实时（single molecule real-time，SMRT）测序技术和 Oxford Nanopore Technologies 公司研制的纳米孔单分子测序技术为代表。

目前进入商业化且应用较广泛的单分子测序技术是单分子实时测序技术（图 4-24）。首先将待测 DNA 样本随机打断，制备为液滴形式。将 DNA 片段分散到单分子实时测序芯片的纳米孔中，每个孔中锚定有一个核酸

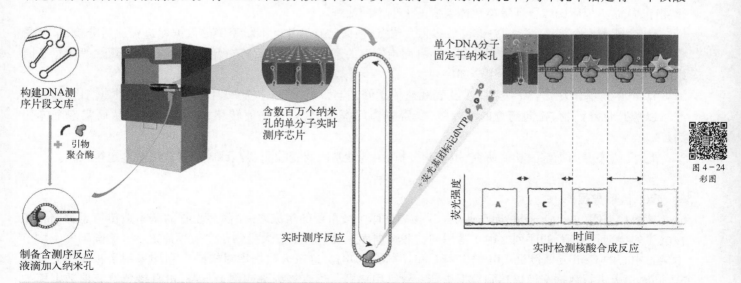

图 4-24　单分子实时测序技术原理示意图

聚合酶。核酸聚合酶捕获 DNA,不同荧光基团标记的游离 dNTP 经过随机的布朗运动进入检测区,并与上述的核酸聚合酶相结合,而若 dNTP 与模板的碱基互相匹配,则会出现在聚合酶协助下的生成化学键的过程,这个过程所消耗的时间将大大长于其他不匹配的碱基在该模板该位置所停留的时间,即产生特异性的差异。因而根据检测器捕获的荧光信号存在时间的长短可以区分与模板相匹配的对应碱基与不匹配的游离碱基。根据此不同的结果,结合已做好统计的 4 种荧光信号的时间与对应碱基关系图,即可推断出测定模板的序列信息。

采用单分子实时测序技术的 PacBioRS II 测序仪,平均测序长度可达到 4 600 bp,甚至可以超过 20 000 bp。无须 PCR 扩增,避免了之前由于高 GC 区域难以扩增而造成的测序困难,大大增加了可测序区域的覆盖程度;同时避免了 PCR 引入的错误,并能降低试剂成本。相比二代测序技术,单分子实时测序技术简化了建库和测序的步骤,从建库到完成测序通常可以在一天内完成。而且测序的读取速度甚至可以达到 10 base/s,因而大大缩短了测序周期。由于是单分子直接测序,碱基上的表观遗传学修饰位点如甲基化等均会对单分子实时测序技术中的碱基信号产生影响,于是可以直接通过信号差异简单有效地判断其修饰类型。

四、测序策略及应用

尽管核酸序列测定方法已经可以自动化,但测定一个片段较长、序列未知的待测核酸,仍然是一件耗时且烦琐的工作。测定一个 DNA 分子,要制订一个简便准确的方案,一般可以从 DNA 片段大小、背景资料、测序目的等方面进行考虑,可分为确证性测序、未知序列测序等。

(一)确证性测序

确证性测序包括:① 确定重组 DNA 的方向与结构;② 定位和鉴定突变(如点突变);③ 比较性研究,如比较同种病毒不同株系之间的基因差异。对于小 DNA 片段只需要了解两端的部分序列即可。对于一个稍大的 DNA 片段的确证性测序,则分别从两端开始双向测序,再通过中间重叠部分拼出全序列。对于更大的 DNA 序列,需要增加一个或数个测序引物在序列适当区段,分别测序再拼出全序列。

(二)未知序列测序

未知序列测序指确定一个未知序列的准确长度及核苷酸排列顺序的 DNA 测序,可以通过具有最小重叠、最少数量的测序反应拼接成目的 DNA 正确的序列。

(三)临床应用

1. 病原微生物基因组测序　　病原微生物 DNA 测序不仅可以获得微生物序列,还可以通过未知序列去鉴定新的物种,而且可以通过全基因组测序或目的基因测序寻找特异性的基因突变,通过基因表达信息阐明致病机制、遗传机制等。

2. 产前筛查　　孕妇外周血内有微量的胎儿游离 DNA,二代测序技术灵敏度高,可以针对该游离 DNA 进行测序,从而实现唐氏综合征等染色体疾病的无创产前筛查。

3. 遗传病的诊断　　检测单核苷酸多态性位点,根据已有的并且不断完善的数据库进行比对分析,了解受检人群的遗传信息,为医生提供预防和诊断方面指导性的意见,如有关疾病先天易感性、药物耐药性等信息基因组测序,可以精确测定个体基因组全部序列。

4. 个体精准医疗　　DNA、RNA 及表观遗传学修饰与疾病的发生、发展有密切关系。而根据细胞基因测序可以预判化疗药物、靶向药物的治疗效果、毒副作用等情况,以及癌症转移、复发等状态,从而实现个体化治疗。

此外,测序可用于基因功能研究、甲基化分析、耐药性基因突变检测、转录调控研究、法医鉴定等领域。

五、核酸数据库

核酸数据库(nucleic acid database)是生物数据库中最重要的组成之一,因为生物的基本遗传信息都储存在核酸序列特别是 DNA 的序列之中。常用的核酸数据库主要包含于三大生物信息数据库之中:美国国家生物技术信息中心的 GenBank、欧洲 EBI 的 EMBL 和日本的 DDBJ。这三大数据库对核酸序列均采用了相同的记录格式,同时每天进行数据交换以达到数据更新一致。用户可通过直接浏览或网上下载,可直接免费获取数据库中的核酸序列信息。目前以 GenBank 使用最为广泛。

　　GenBank 由美国国家生物技术信息中心主持,网址为 http：//www.nchi.nlm.nih.gov。GenBank 包含所有已知的核酸序列和蛋白质序列,以及与之相关的文献、著作和生物学注释。每个 GenBank 序列数据记录包含了序列本身,以及对序列的简单描述、科学命名、物种分类名称、参考文献和序列特征表。序列特征表包含对序列的生物学特征注释。核酸序列数据来源包括测序工作者和测序中心提交的核酸序列、EST 序列和其他测序数据,以及与其他数据库协作交换的数据。

(严永敏　赵　屹)

第五章 蛋白质的分子生物检验技术

蛋白质(protein)是基因表达产物,也是细胞生命活动的执行者,在催化各种反应、调节代谢、抵御外来物质入侵及控制遗传信息等方面都起着至关重要的作用,因此蛋白质也是生命科学和医学中极为重要的研究对象。1994年,澳大利亚麦考瑞大学的Wlikins和Williams提出蛋白质组的概念,并发表于次年7月的《电泳》(*Electrophoresis*)杂志上,它是指一个机体的全部蛋白质组成及其作用方式。以蛋白质组为研究对象的科学称为蛋白质组学(proteomics),包括从蛋白质的鉴定到任何相关的蛋白质表达的定量测定,阐明蛋白质的定位、结构与功能、相互作用及特定时空的蛋白质表达谱等。自从蛋白质组学诞生以来,高效准确的蛋白质检测技术受到越来越多的关注。传统蛋白质检测方法包括凯氏定氮法、双缩脲法、紫外分光光度法等,近年来,随着现代科学技术的发展,又出现了一些新颖而有效的方法,这对蛋白质组学发展起到重要推动作用。

第一节　Western印迹杂交

一、概述

印迹(blotting)是指将待测生物大分子(如核酸、蛋白质等)转移并固定到特定固相支持物上的方法。其中,Western印迹杂交(蛋白质印迹杂交)是将细胞或组织总蛋白质经凝胶电泳分离后,再从凝胶转移到固相支持物上,然后利用特异性抗体进行检测的方法。Western印迹杂交采用的是抗体检测抗原(蛋白)的检测原理,故也称为免疫印迹(immuno-blotting)。

二、原理

Western印迹杂交首先是将经过十二烷基硫酸钠-聚丙烯酰胺凝胶电泳分离的蛋白质样品采用电转膜等方式转移到固相载体上[通常采用尼龙膜或聚偏二氟乙烯(poly vinylidene fluoride,PVDF)膜],固相载体能以非共价键形式吸附蛋白质,且能保持电泳分离的蛋白质的生物学活性不变。在进行特异性抗体孵育前,还需要使用封闭剂(一般为脱脂奶粉或牛血清白蛋白)进行封闭处理,其目的是降低背景信号和减少非特异性结合。特异性第一抗体(简称一抗)首先与转移膜上的蛋白质分子结合,然后用辣根过氧化物酶、碱性磷酸酶或放射性同位素标记的第二抗体(简称二抗)与之结合,经过底物显色或放射自显影以检测蛋白成分及表达量,底物亦可与化学发光剂相结合以提高灵敏度(图5-1)。

三、特点

Western印迹杂交将高分辨率凝胶电泳和免疫化学分析技术相结合,具有分析容量大、灵敏度高、特异性强等优点,能够检测微量蛋白的表达,是检测蛋白质特性、表达与分布的一种最常用方法。Western印迹杂交主要分为电泳、电转膜、封闭、一抗孵育、二抗孵育及显影显色等步骤。在一抗孵育、二抗孵育的抗体反应这一步骤中,首先用靶蛋白特异性的非标记抗体(一抗)与靶蛋白的抗原决定簇相结合,然后用标记的抗兔或鼠免疫球蛋白抗体(二抗)检测已结合上去的一抗,以提高检测灵敏度。此法虽好,但有如下缺点:

(1)信号放大有限,在蛋白质量少的情况下无法得到满意结果,有时甚至无法检测到信号。

(2)如果使用放射性标记或发光物质则需要放射自显影、暗室等特殊条件,且放射线对身体有害。

(3)本法所使用的抗体一般不能与免疫组化法所使用的抗体共用。

四、应用

Western印迹杂交是一种能对蛋白进行定性和半定量的分析方法,在分子生物学、生物化学和免疫遗传学等

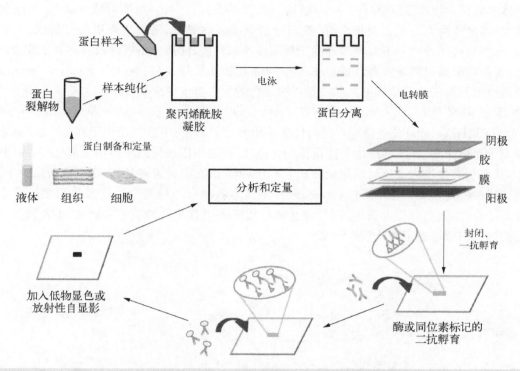

图 5 - 1　Western 印迹杂交基本原理和实验流程

领域经常使用,主要用于检测样品中特异性蛋白质的存在、细胞中特异蛋白质的半定量分析及蛋白质分子的相互作用研究等。

第二节　质谱分析

一、概述

自 John B. Fenn 和 Koichi Tanaka 发明了对生物大分子进行确认和结构分析的质谱分析法以后,随着生命科学及生物技术的迅速发展,质谱分析(mass spectrometry, MS)已成为研究生物大分子特别是蛋白质分子的主要技术之一。质谱是带电离子按质量与电荷比值(即质荷比,M/Z)的大小顺序排列的图谱,在对蛋白质结构分析的研究中占有重要地位。

二、原理

蛋白质经过蛋白酶的酶切消化后形成肽段混合物,肽段混合物在质谱仪中被电离形成带电离子,质谱仪中的电场(或磁场)将具有特定 M/Z 的肽段离子分离开来,经过检测器收集分离的离子,确定每个离子的 M/Z 值。质量分析器可分析出每个肽段的 M/Z,得到蛋白质所有肽段的 M/Z 图谱,即蛋白质的一级质谱峰图。离子选择装置自动选取强度较大的肽段离子进行二级质谱分析,给出选取肽段的二级质谱峰图,与理论上蛋白质经过胰蛋白酶消化后产生的一级质谱峰图和二级质谱峰图进行比对,从而鉴定蛋白质。将两次质谱串联起来,第一次质谱对混合肽段离子进行分离,第二次质谱对特定 M/Z 的肽段离子进行分析,就是串联质谱,也称质谱-质谱(massspectrometry/mass spectrometry, MS/MS)。串联质谱技术通常与其他色谱分离技术结合运用,常见的有液相色谱-串联质谱(liquid chromatography - MS/MS, LC - MS/MS)等。

目前,用于生物大分子质谱分析的软电离技术主要有下列几种:电喷雾电离质谱、基质辅助激光解吸电离质谱、快原子轰击质谱等。在这些软电离技术中,电喷雾电离质谱和基质辅助激光解吸电离质谱的研究最多,应用得也最广泛。电喷雾电离质谱(electrospray ionization mass spectrometry, ESI - MS)是将经过高效液相层析等方法分离的液体多肽混合物在高压下经过一个细针孔,当样品由针孔射出时,喷射成雾状的、带电的细小液滴,随着液体的挥发,当电荷斥力大于表面张力时,液滴碎裂形成多肽离子,随后进入质量分析仪。选取某一特定 M/Z 的多肽离子,并以碰撞解离的方式将多肽离子碎裂成不同片段,随后分析各片段并将其汇集成离子谱,通过数据库检索,由这些离子谱得到的该多肽的氨基酸序列称为肽片段指纹谱(peptide fragment fingerprint, PFF)。依据氨基酸序列进行的蛋白鉴定较依据多肽质量指纹进行的蛋白鉴定更准确、可靠。

　　基质辅助激光解吸电离/飞行时间质谱法(matrix-assisted laser desorption ionization/time-of-flight mass spectrometer, MALDI/TOF - MS)是将待检样品与化学基质混合后挥发,用激光作用于样品/化学基质混合物,使化学基质吸收光子而被激活,此激活产生的能量作用于多肽,使之由固态样品混合物变成气态,瞬间完成解吸和电离,形成的多肽离子直接进入飞行时间质量分析仪。将检测器收集到的多肽 M/Z 与数据库中不同蛋白经蛋白酶消化后所形成的特定多肽的 M/Z 进行比较,以鉴定该多肽源自何种蛋白。此法称为多肽质量指纹分析。此方法灵敏度高,同许多蛋白分离方法相匹配,并且现有数据库中有充足的关于多肽的 M/Z 数据,其因此成为许多实验室的首选蛋白质谱鉴定方法(图 5 - 2)。

图 5-2 彩图

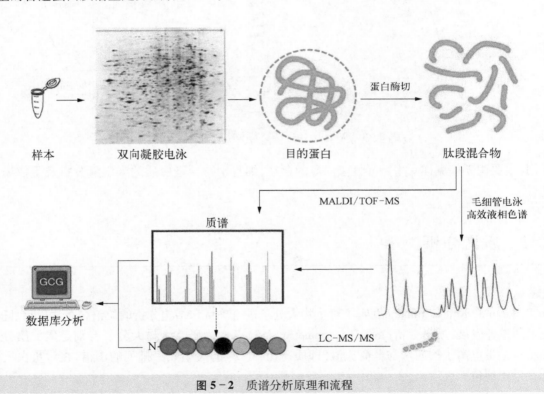

图 5-2　质谱分析原理和流程

三、特点

　　质谱分析具有很高的灵敏度,能有效地与色谱联用,适用于复杂体系中痕量物质的鉴定或结构测定,同时具有较好的准确性、操作性、快速性及适用性。然而,值得注意的是,在蛋白质的质谱分析中,质谱的准确性对测定结果有很大影响,因此质谱现在仍很难被应用于未知蛋白的序列测定。

四、应用

　　目前,质谱分析主要用于测定蛋白质的一级结构,包括分子量、肽链氨基酸排序及多肽或二硫键数目和位置等方面的测定。并且目前软电离技术的发展与完善使极性肽分子的分析成为可能,检测限下降到 fmol 级别,可测定分子量范围则高达 100 000 Da。近年来,串联质谱分析仪发展迅猛,其数据采集方面的自动化程度、检测的灵敏度及效率都大大提高,大规模数据库和一些分析软件(如 SEQUEST)的应用使得串联质谱分析仪可以进行更大规模的测序工作。未来,质谱分析还有更广阔的发展空间。

第三节　蛋白质芯片

一、概述

蛋白质芯片是近几年来由于基因组学和蛋白质组学发展而产生的一种新型生物芯片技术,是将高度密集排列的蛋白质分子作为探针点阵固定在固相支持物上,当其与待测蛋白质样品反应时即可捕获样品中的靶蛋白,再经检测系统对靶蛋白进行定性和定量分析的一种技术。

二、原理与种类

蛋白质芯片又称蛋白质微阵列,其基本原理是基于蛋白质分子间的亲和反应,如抗原-抗体或配体-受体之间的特异性结合。大量的探针蛋白按预先设计好的排列方式固定于固相载体表面,最常用的蛋白质探针是抗体。根据载体性质不同,蛋白质芯片可分为三维基质载玻片芯片、微孔板芯片等。在用蛋白质芯片检测时,首先要将样品中的蛋白质标记上荧光分子,经过标记的蛋白质一旦结合到芯片上就会产生特定的信号,然后通过激光扫描系统来检测信号。

目前,对于蛋白质芯片反应结果的检测有两种方法。第一种是直接检测法,即直接对捕捉到的目的蛋白进行检测,这一类方法包括检测折射指数变化的表面等离子体共振(surface plasmon resonance, SPR)、表面增强激光解吸电离/飞行时间质谱法(surface enhanced laser desorption ionization/time-of-flight mass spectrometer, SELDI/TOF-MS)等。其中 SELDI/TOF-MS 应用最为广泛。第二种是间接检测法,即样品中的被检测物质要预先用标记物进行标记,再与蛋白质芯片发生特异性结合后,使用特定的检测或扫描装置将信号收集,再经计算机分析处理。目前,标记物主要包括荧光染料、化学发光物质、酶及同位素等。目前在蛋白质芯片检测中应用最广的是荧光染料标记(如 Cy3、Cy5)。该方法原理简单、使用安全且有很高的分辨率,特别是不同荧光的应用大大方便了表达差异检测的分析。

蛋白质芯片根据功能可分为功能研究型芯片和检测型芯片。功能研究型芯片多为高密度芯片,载体上固定的是天然蛋白质或融合蛋白。该种芯片主要用于蛋白质活性及蛋白质组学的相关研究。检测型芯片的密度相对较低,固定的是高度特异性的抗原、抗体等,主要用于对感兴趣的蛋白质进行大量、快速、特异的检测,其中以抗体芯片最为常见(图5-3)。

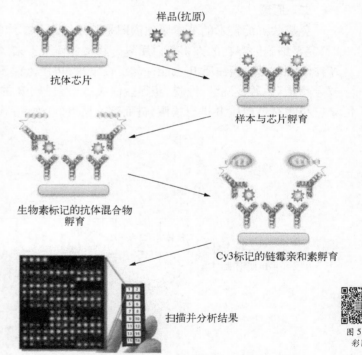

样品(抗原)

抗体芯片

样本与芯片孵育

生物素标记的抗体混合物孵育

Cy3标记的链霉亲和素孵育

扫描并分析结果

图5-3　抗体芯片检测原理和流程

图5-3
彩图

三、特点

蛋白质芯片具有以下优点:① 特异性强,这是由抗原与抗体之间、蛋白与配体之间的特异性结合决定的。② 灵敏度高,可以检测出样品中微量蛋白的存在,检测水平已达 ng 级。③ 通量高,在一次实验中可对上千种目标蛋白同时进行检测,效率极高。④ 重复性好,不同批次实验间相同两点之间差异很小。⑤ 应用性强,样品的前处理简单,只需要对少量实际标本进行沉降分离和标记后,即可将其加于芯片上进行分析和检测。⑥ 快速、自动化。但这一技术也存在一些缺陷,有待进一步完善和发展。例如,高效率地获得天然功能活性的蛋白质分子目前还比较困难;因涉及大量不同种类的纯化蛋白质,该芯片的制备工艺十分复杂、烦琐;现有的蛋白固定、点样、标记方式等对蛋白质的功能活性有一定的影响。

四、应用

蛋白质芯片可以对整个基因组水平的上千种蛋白质同时进行分析,是蛋白质组学研究的重要手段之一,已广泛应用于蛋白质表达谱、蛋白质功能、蛋白质间的相互作用的研究。其在临床疾病的诊断和新药开发的筛选上也有很大的应用潜力。虽然该技术目前尚存在诸多待解决的难题,但可喜的是,不断涌现的蛋白质分子生产和分离纯化技术、载体修饰方法、蛋白分子的标记及检测新技术等极大地推动了蛋白质芯片的发展。

第四节　免疫共沉淀

一、概述

蛋白质间的相互作用存在于机体每个细胞的生命活动过程中,生物学中的许多现象如复制、转录、翻译、剪切、分泌、细胞周期调控、信号转导和中间代谢等均受蛋白质间相互作用的影响。目前,研究蛋白质相互作用的方法非常多,包括免疫共沉淀(co-immunoprecipitation,Co-IP)技术、GST pull-down 技术、酵母双杂交技术和串联亲和纯化技术等,其中免疫共沉淀技术因能揭示细胞内两种蛋白质的相互作用而得到广泛应用。

二、原理

免疫共沉淀技术的基本原理依旧是基于抗原和抗体间的特异性结合作用。当细胞在非变性条件下被裂解时,完整细胞内存在的许多蛋白质复合物被保留了下来。用蛋白质 A 的抗体免疫沉淀蛋白质 A,那么与蛋白质 A 在体内结合的蛋白质 B 也能一起沉淀下来,再用蛋白质 A/G 琼脂糖珠(或磁珠)与抗体-蛋白质 A -蛋白质 B 复合物结合,通过洗涤、洗脱,获得蛋白质 A -蛋白质 B 的复合物,最后通过蛋白质变性分离,采用 Western 印迹杂交技术对蛋白质 B 进行检测,进而证明两者间的相互作用(图 5-4)。

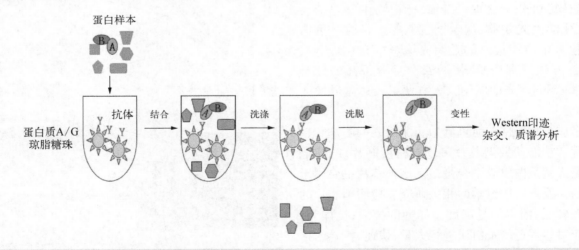

图 5-4　免疫共沉淀原理和流程

A 为蛋白质 A;B 为蛋白质 B

三、特点

免疫共沉淀技术的主要优点包括:① 抗原与相互作用的蛋白质以细胞中相类似的浓度存在,避免了过量表达所造成的人为效应;② 蛋白质复合物以翻译后被修饰的天然状态存在,可以避免人为影响。其主要缺点包括:① 该方法需要用到特异性较高的单克隆抗体;② 免疫共沉淀同样不能保证沉淀的蛋白质复合物为直接相互作用的两种蛋白质,可能有第三者在中间起桥梁作用;③ 容易出现假阳性反应。

四、应用

免疫共沉淀技术是以抗原和抗体之间的专一性作用为基础,用于研究蛋白质相互作用的经典方法,是确定两种蛋白质在完整细胞内生理性相互作用的有效手段,主要用于:① 分析两种目标蛋白质在体内是否结合;② 确定一种特定蛋白质的新的作用搭档;③ 分离得到天然状态的相互作用蛋白复合物。

第五节　GST pull-down 技术

一、概述

在免疫共沉淀中,被蛋白质 A 的抗体沉淀下来的其实是一种包含蛋白质 A 的复合物,此方法并不能直接证明蛋白质 A 和蛋白质 B 之间存在直接相互作用。想要进一步确证蛋白质间的直接相互作用,则需采用 GST pull-down 技术。

二、原理

GST pull-down 技术的基本原理是将谷胱甘肽巯基转移酶(glutathione-S-transferase,GST)与蛋白质 A 形成的融合蛋白在体外与蛋白质 B 温育,再用偶联了谷胱甘肽(glutathione,GSH)的琼脂糖珠将 GST-蛋白质 A-蛋白质 B 复合物沉淀下来,将蛋白复合物从琼脂糖珠上洗脱后,再用 Western 印迹杂交等方法检测蛋白质 B 是否存在(图 5-5)。

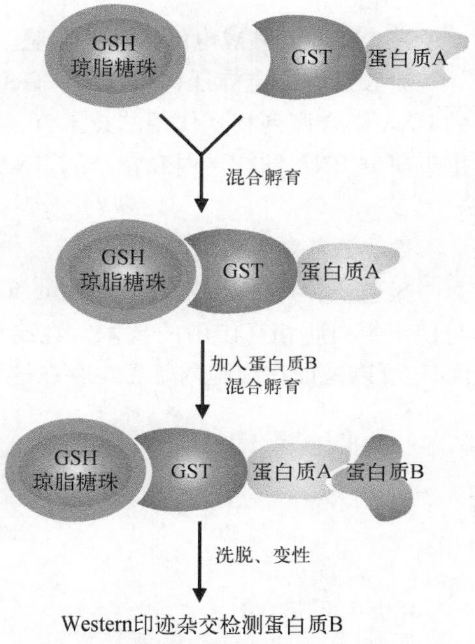

三、特点

GST pull-down 技术可验证蛋白质与蛋白质之间的直接相互作用,还原型谷胱甘肽偶联球珠亲和力强,洗脱物纯度很高。然而该方法是人为的体外实验,并不能够完全反映细胞内蛋白质的真实相互作用状态,且需要人工制备 GST-蛋白质 A 的融合蛋白及蛋白质 B,操作较为烦琐、耗时。

图 5-5　GST pull-down 基本原理和流程

四、应用

GST pull-down 技术能够在体外揭示两种蛋白质间是否存在直接相互作用,甚至还可以更加精确地分析两个蛋白质结合的具体结构域。在此过程中,制备出高纯度的融合蛋白是十分基础而关键的一步,高纯度的融合蛋白能显著降低该法的假阳性率。

第六节　其他技术

一、酶联免疫吸附测定

酶联免疫吸附测定(enzyme-linked immunosorbent assay,ELISA)的基础是抗原或抗体的固相化及抗原或抗体的酶标记。结合在固相载体表面的抗原或抗体仍保持其免疫学活性,酶标记的抗原或抗体既保留其免疫学活性,又保留酶的活性。在测定时,受检标本(测定其中的抗体或抗原)与固相载体表面的抗原或抗体起反应。用洗涤的方法使固相载体上形成的抗原抗体复合物与液体中的其他物质分开,再加入酶标记的抗原或抗体,通过反应使其结合在固相载体上。此时固相载体上的酶量与标本中受检物质的量呈一定的比例关系。加入酶反应的底物后,底物被酶催化成为有色产物,产物的量与标本中受检物质的量直接相关,故可根据呈色的深浅进行定性或定量分析。该技术可用于检测大分子抗原和特异性抗体等,具有快速、灵敏、简便、载体易于标准化等优点。

目前,常用的几种方法有:① 双抗体夹心法测抗原;② 双抗原夹心法测抗体;③ 间接法测抗体;④ 竞争法测抗体;⑤ 竞争法测抗原;⑥ 捕获包被法测抗体;⑦ 亲和素-生物素系统-ELISA(ABS-ELISA)法。

二、免疫组化

免疫组化是应用免疫学抗体和抗原之间的结合具有高度特异性的基本原理,通过化学反应使标记抗体的显色剂(荧光素、酶、金属离子、同位素)显色来确定组织细胞内的抗原(多肽和蛋白质),并对其进行定位、定性及相对定量的研究。免疫组织化学技术按照标记物的种类可分为免疫荧光法、免疫酶法、免疫铁蛋白法、免疫胶体金法及放射免疫自显影法等。免疫组化具有特异性强、灵敏度高、定位准确、形态与功能相结合等特点。从蛋白水平检测角度分析,免疫组化技术与 Western 印迹杂交相比,虽然 Western 印迹杂交也可定性和定位(通过提取膜蛋白或核蛋白、胞浆蛋白分别检测其中抗原含量,进而间接反映它们的定位),但其灵敏度远远低于免疫组化技术。

三、凝胶迁移或电泳迁移率实验

凝胶迁移或电泳迁移率实验(electrophoretic mobility shift assay, EMSA)是一种研究 DNA 结合蛋白和其相关的 DNA 结合序列相互作用的技术,可用于定性和定量分析。这一技术最初用于研究 DNA 结合蛋白,目前也已用于研究 RNA 结合蛋白和特定的 RNA 序列的相互作用。

四、染色质免疫沉淀技术

染色质免疫沉淀技术(chromatin immunoprecipitation, ChIP)是一种用于研究细胞内基因组 DNA 的某一区域与特定蛋白质相互作用的技术。在凝胶迁移或电泳迁移率实验被运用于研究 DNA 与蛋白质的体外结合时,ChIP 可以验证在细胞内是否也存在这种结合,因此二者往往用来联合验证 DNA 与蛋白质的相互作用。

(张　徐)

第六章　感染性疾病的分子生物检验

感染是病原体与宿主之间相互作用的过程。病原体主要包括病毒、细菌、真菌、衣原体等，尽管可采用微生物学、生物化学、免疫学和血液学等方法对这些病原体进行检测，但这些方法受灵敏度和特异性的限制，且在明确病因、潜在感染、早期诊断及对基因分型等方面存在着较大缺陷，亟须寻找一种简单、快速、灵敏和特异的检测方法。分子生物学技术因所需样本量少、特异性强、灵敏度高与检测时间短等优点已被广泛应用于感染性疾病的检测。分子生物检验技术主要用于感染性疾病的早期诊断、病原体的种属鉴定、基因分型、耐药检测、治疗过程中的疗效评估及流行病学调查等。

第一节　病毒的分子生物检验

大约70%的人类感染性疾病是由病毒引起的。与其他病原微生物相比，病毒除引起急性感染外，更容易导致持续性感染。持续性感染是指在原发感染后病毒不能从宿主中被清除而继续留在机体中，因此有可能成为重要的传染源，如HBV、人类免疫缺陷病毒等。因此，对病毒感染的个体进行动态监测病毒载量、分析病毒感染类型、检测耐药基因及抗病毒疗效观测等有重要意义。

一、各型肝炎病毒的分子生物检验

（一）乙型肝炎病毒的分子生物检验

乙型肝炎病毒（hepatitis B virus，HBV）可以引起乙型肝炎，诱发肝病及多种器官损害。HBV与肝硬化及原发性肝癌的发生密切相关。HBV属嗜肝DNA病毒科的原型病毒，在电子显微镜下呈3种不同形态的颗粒：Dane颗粒、小球形颗粒、管型颗粒。Dane颗粒具有双层壳结构，外部成分为乙型肝炎表面抗原（hepatitis B surface antigen，HBsAg），其抗原性较为复杂，有一个属特异性的抗原决定簇"a"和至少两个亚型决定簇"d/y"和"w/r"。"a"决定簇又可分为a1、a2、a3；亚型决定簇"w/r"中的"w"决定簇又可分为w1、w2、w3、w4。此外，尚有少见的亚型决定簇"q""g""n""x""t"。其中，adw、adr和ayw为最常见的血清型。不同血清型的地区分布特点不同，我国以adr为主，adw次之，ayw常见于新疆、西藏、内蒙古等地区。

根据HBV基因序列的差异可将HBV划分为不同的基因型，至今共发现A、B、C、D、E、F、G、H共8种基因型。HBV传播途径主要包括血液和血制品传播、母婴传播、性传播及密切接触传播，其中血液和血制品传播为主要传播途径。乙型肝炎患者的潜伏期一般为50~150 d，平均为60~90 d。HBV DNA在肝细胞内以游离DNA和整合到宿主细胞染色体中两种方式存在。

1. **基因组结构**　　HBV是具有独立复制能力的双链DNA病毒，病毒颗粒内含有DNA聚合酶（图6-1）。HBV基因组又称HBV DNA，其基因组结构特殊，为不完全闭合的双链形式。负链（L）为全长基因，与病毒mRNA互补，而正链（S）是负链长度的20%~80%，5′端固定，3′端不固定。因为不同长度的正链与全长的负链匹配，因此只有部分HBV基因组长度为双链。负链有4个ORF，分别为S、C、P、X区，编码外模蛋白、核壳蛋

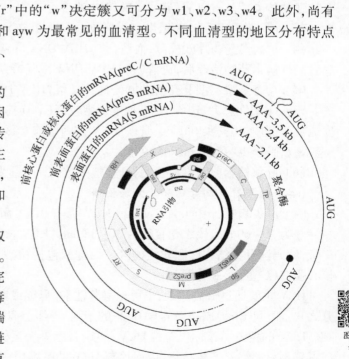

图6-1　HBV的基因组结构

图6-1
彩图

白、聚合酶和 X 蛋白。这 4 个 ORF 相加总长度为 4 734 bp,而 HBV DNA 负链全长 3 182 bp,所以各 ORF 相互重叠,反复利用长度有限的基因组。HBV 基因组具有以下 4 个鲜明的特点:① 不完全双链环状结构;② 利用重叠的 ORF 编码多个病毒蛋白质;③ 所有调控序列均位于蛋白质编码区内;④ 基因序列具有多变性。

2. 分子生物检验方法

(1) 分支 DNA(branched DNA, bDNA)技术:为一种核酸探针杂交标记的信号放大技术,利用人工合成的分支 DNA 可结合多个酶标物,从而放大病毒的信号进行检测。该技术不涉及核酸扩增反应、放大倍数确定、不利因素少的问题,因此稳定性和重复性高,结果准确,但放大倍数少,灵敏度低,检测范围窄,不适合低水平检测。目前,采用分支 DNA 技术检测 HBV 的检测限可达 2×10^5 拷贝/mL。该方法操作简单,只需要将待测病毒裂解释放出核酸,并将其变性为单链,即可进行检测,无须事先纯化,因此成为一种经典方法。

(2) 杂交捕获系统:该系统采用特异的 RNA 探针与靶分子 HBV DNA 杂交形成 RNA - DNA 杂交分子。多个 RNA - DNA 杂交分子被通用抗体捕获于微孔中,然后采用偶联有碱性磷酸酶的多克隆抗体检测杂交分子(该过程产生信号放大)。偶联的碱性磷酸酶采用发光底物 1,2 - 二噁二酮来检测。其信号可以放大 3 000 倍,检测限为 4.7×10^3 拷贝/mL。

(3) 荧光定量 PCR 法:PCR 检测的特异性和灵敏度依赖于引物的设计。PCR 引物常根据 S、C、P 和 X 区中基因的高度保守序列来设计。扩增时应严格设置阴性和阳性对照,确保实验结果的准确性。

由于荧光定量 PCR 法具有灵敏度高、检测范围更宽、检测时间短等优点,目前的试剂盒多采用这种方法。其中,*Taq*Man 探针检测 HBV DNA 的方法灵敏度最高,检测下限为 4.07×10^2 U/mL,比杂交捕获检测法灵敏度提高约 500 倍,而检测的线性范围为 $8.58 \times 10^2 \sim 8.41 \times 10^7$ U/mL。

3. HBV 分子生物检验的临床意义

(1) HBV 感染的早期诊断,尽管免疫学技术检测 HBsAg、抗 HBs、HBeAg、抗 HBe、抗 HBc 等免疫学指标的方法已被广泛应用于乙型肝炎快速检测,但免疫学检测的指标出现晚于 HBV DNA,无法反映病毒有无复制及复制程度、传染性强弱和预后等信息,而且灵敏度只能达到 0.1 μg/mL。另外,HBV 变异的发生也使免疫学指标的检测达不到满意的效果。PCR 技术可以检测到 1 fg 的 HBV DNA,有利于 HBV DNA 感染的早期诊断。

(2) 判断 HBV 感染者病毒复制水平,血清(浆)HBV DNA 含量高,反映病毒复制活跃。

(3) 判断 HBV 感染者的传染性,若血清(浆)HBV DNA 浓度 $>10^9$ 拷贝/mL,则其在日常生活的密切接触中有较强的传染性。若血清(浆)HBV DNA 浓度介于 $10^5 \sim 10^6$ 拷贝/mL,则其在日常生活接触中只有较小的传染性。若血清(浆)HBV DNA 浓度 $<10^5$ 拷贝/mL,则其在日常生活接触中几乎没有传染性。

(4) 抗病毒药物疗效检测,血清(浆)HBV DNA 含量是 HBV 感染抗病毒治疗是否有效的直接检测指标。当患者经抗病毒药物治疗后,血清(浆)HBV DNA 浓度持续下降,然后维持在低水平,说明治疗有效,反之则无效。

(5) 动态观察乙型肝炎活动情况,血清(浆)HBV DNA 浓度与 HBeAg 水平有一定相关性,但不呈正线性相关。HBeAg 阳性患者,HBV DNA 浓度通常较高($>10^5$ 拷贝/mL)。HBeAg 阴性但抗 HBe 阳性患者,HBV DNA 浓度通常较低($<10^5$ 拷贝/mL)。但是,HBV 基因组前 C 区发生突变时,会出现 HBeAg 阴性但 HBV DNA 浓度仍保持较高水平($>10^5$ 拷贝/mL)的现象。

(6) 肝移植术前与术后检测,肝移植失败的一个重要原因就是 HBV 感染复发。

(二) 丙型肝炎病毒的分子生物检验

丙型肝炎病毒(hepatitis C virus, HCV)属于 RNA 病毒,是输血后肝炎的主要致病因子。完整的病毒颗粒直径一般为 30~60 nm,核衣壳直径为 30~38 nm。HCV 含脂质外壳,具有囊膜和刺突结构。HCV 为单股正链 RNA 病毒;编码区分为结构区和非结构区。结构区包括核心区(C 区)和包膜区(E1、E2/NS1 区),分别编码病毒的核心蛋白(C 蛋白)和包膜蛋白。

HCV 主要通过输血感染,也可由静脉注射、母婴或家庭内接触而获得。血中 HCV 含量极低,仅为 HBV 的千分之一,而且仍未能成功培养含 HCV 的细胞,再加上病毒分离十分困难和 HCV 的变异性高,HCV 的诊断十分困难。HCV 的免疫学指标仅有抗 HCV 一项,且感染后至机体产生抗体平均要经过 4~8 周,"窗口期"较长,且部分患者感染后始终不产生抗体,因而诊断 HCV 的感染用一般的诊断技术效果不甚理想,此时分子生物检验便尤为重要。

1. 基因组结构　　HCV 基因组为正链 RNA,约由 9 500 个核苷酸组成,在 5′端和 3′端各有一段非编码区。5′非编码区是整个基因组中最为保守的区段,可作为 HCV 基因诊断的靶位点。编码区从 5′端依次分为核心蛋白(C)区、包膜蛋白(E)区、P7 蛋白区和非结构蛋白(NS)区。编码区占基因组全长的 95%,仅含有一个融合蛋白阅读框架,编码一个含 3 010~3 033 个氨基酸的多聚蛋白前体。该蛋白前体在蛋白酶作用下裂解成各种病毒蛋白。非结构蛋白区域包括 NS2、NS3、NS4 和 NS5,这些区域编码的蛋白主要与病毒的复制有关(图 6-2)。不同型别的 HCV 在 NS5B 区域的同源性较低,此可作为 HCV 分型依据。

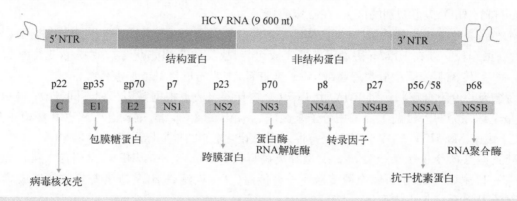

图 6-2　HCV 的基因组结构

HCV 的 RNA 聚合酶保真度较低,因此其基因型呈多样性。HCV 复制过程中的频繁出错可导致每年在同一个位点上出现 10~100 个核苷酸突变,从而引起同一患者体内出现多种 HCV 基因型。根据 HCV 序列的同源程度,可将其分为 6 个主要基因型(Ⅰ~Ⅵ),各型又由若干亚型组成。

2. 分子生物检验方法

(1) HCV RNA 检测

1) 逆转录 PCR:HCV 的 5′非编码区是整个基因组中最为保守的区段,引物和探针设计多选择此区域。由于 HCV RNA 在血清中含量很低,为提高检测的灵敏度和特异性,一般采用巢式聚合酶链反应(nested PCR)将标本经体外逆转录后二次扩增进行检测。但该法的检测限较低(50 U/mL),因此多用于 HCV 的定性检测。HCV RNA 的定量检测则采用荧光定量 PCR 法。该方法具有成本较低、快速且检测范围宽的优点,检测范围为 100~1×10^7拷贝/mL。目前该法已广泛用于我国临床实验室检测。

2) 分支 DNA 技术:该方法可以用于 HCV RNA 的定量,目前已有多种试剂盒。

3) 转录介导扩增(transcription-mediated amplification, TMA)系统:检测下限低至 5 U/mL 的 HCV RNA,该方法多用于 HCV 的定性检测。

(2) HCV 基因型的分子鉴定

1) 逆向杂交多列探针检测法(reverse hybridization-based line probe assay, INNO-LIPA):利用生物素标记的 HCV 5′非编码区扩增产物与 INNO-LIPA 试带上特异性的探针进行反向杂交,然后使用结合有碱性磷酸酶的亲和素通过底物酶促反应,在探针和 PCR 扩增产物特异性结合的区域出现肉眼可见的条带,由此判断病毒的遗传型。该方法结果准确,操作简便。

2) 荧光定量 PCR:该法使用一对能够发生荧光共振能量转移的探针,根据 T_m 的不同将 HCV 分为 1a/1b、2a/2b、3a 和 4 型,同时该方法还可进行突变分析。

3) 直接 DNA 测序:自动化测序技术可用于 HCV 遗传型的分析,将测序结果与参考序列进行比对,从而得到分型结果。

3. 临床意义　　与传统检测方法相比,HCV 分子生物检验的灵敏度和特异性高,在临床检测中应用广泛。HCV 分子生物检验主要应用于:① 早期诊断,HCV RNA 的分子生物检验可以大大缩短其感染"窗口期",可应用于早期诊断及血样筛查;② 监测治疗效果和评估病情;③ HCV 基因分型检测有助于预测病情、预测疗效、预防传播。

(三) 其他型肝炎病毒的分子生物检验

1. 甲型肝炎病毒的分子生物检验　　甲型肝炎病毒(hepatitis A virus, HAV)是引起人类甲型肝炎的病原体,主要经过粪—口途径传播,其潜伏期为 2~6 周,感染后可损伤患者的肝脏,引起血清转氨酶升高。HAV 属于微小 RNA 病毒科中的嗜肝 RNA 病毒属。其外界抵抗力较强,耐酸碱,在室温条件下可存活 1 周,在干燥粪便中 25℃条件下能存活 1 个月,60℃条件下 30 min 或 100℃条件下 1 min 才能完全灭活。

HAV 基因组为单股线性 RNA,主要由 5′端非编码区、编码区和 3′端非编码区组成。根据编码区核苷酸序列差异,可分为 Ⅰ、Ⅱ、Ⅲ、Ⅳ、Ⅴ、Ⅵ与Ⅶ共 7 个基因型,大多数 HAV 株为Ⅰ型,我国分离的毒株多为 Ⅰ A 型。目前主要采用分子杂交法、原位杂交法和荧光定量 PCR 法检测 HAV。其中,荧光定量 PCR 法既可定量检测血液中 HAV 水平,也可进行 HAV 7 个型别的区分,在临床应用最为广泛。

2. 丁型肝炎病毒的分子生物检验 丁型肝炎病毒(hepatitis D virus,HDV)是引起人类丁型肝炎的病原体。其完整的病毒颗粒必须在 HBsAg 协助下才能完成组装,故又称为缺陷病毒。其易感染人群是 HBsAg 携带者或乙型肝炎患者,传染源为丁型肝炎患者或 HDV 携带者,主要通过接触或血液传播。

HDV 基因组为共价闭合环状负链 RNA,由 1 679 个核苷酸组成。根据基因序列不同,HDV 被分为 8 个基因型,其中Ⅰ型呈全球性分布。目前主要采用分子杂交法、荧光定量 PCR 法、巢式逆转录 PCR 法检测 HDV - RNA,其临床意义在于快速诊断 HDV,HDV - RNA 是急性期丁型肝炎复制的早期标志,90%患者 HDV - RNA 阳性。

3. 戊型肝炎病毒的分子生物检验 戊型肝炎病毒(hepatitis E virus,HEV)是引起人类戊型肝炎的病原体,主要经过粪—口途径传播,也可经血液传播或垂直传播,其传染源是 HEV 患者与亚临床感染者。HEV 好发于青壮年,很少在儿童和老年人中发病。

HEV 是单股正链 RNA 无包膜病毒,属于杯状病毒科,基因组全长 7.5 kb,5′端由帽子结构和一个短的非编码区组成,3′端紧随一个非编码区和 poly(A)尾结构,中间的编码区含有 3 个 ORF,即 ORF1、ORF2 和 ORF3。ORF1 主要编码 HEV 复制有关的非结构蛋白,ORF2 和 ORF3 编码衣壳蛋白。目前,主要采用免疫化学发光法检测 HEV 抗体和荧光定量 PCR 法检测 HEV 核酸。

二、人类免疫缺陷病毒的分子生物检验

人类免疫缺陷病毒(human immunodeficiency virus, HIV)属于逆转录病毒科慢病毒属,是引起获得性免疫缺陷综合征(acquired immunodeficiency syndrome, AIDS)的病原体。HIV 主要通过侵犯和破坏辅助性 T 淋巴细胞(CD4+ T 淋巴细胞),使机体细胞免疫功能受损,最终并发各种严重的机会性感染和肿瘤。目前,已发现引起获得性免疫缺陷综合征的病毒主要有 HIV - 1 和 HIV - 2 两种,两者具有相似的病毒结构和传播途径。HIV - 1 的传播力和毒力较 HIV - 2 强。HIV 主要通过性接触传播。此外,输血、注射有污染的药剂及母婴传播都是重要途径。

1. 基因组结构 HIV 的基因组由两条正链 RNA 组成,两个单体通过 5′端的氢键结合形成二聚体。每个 RNA 的长度约为 9.7 kb,在 5′端有帽子结构(m7G5ppp5′GmpNp),3′端有 poly(A)尾。HIV 基因组从 5′端到 3′端有 *LTR* 基因、*gag* 基因、*pol* 基因、*env* 基因和 *LTR* 基因等。其中,*gag* 基因编码病毒的核心蛋白;*pol* 基因编码病毒复制所需要的酶类(逆转录酶、整合酶和蛋白酶);*env* 基因编码病毒包膜蛋白,这些是 HIV 免疫学诊断的主要检测抗原(图 6 - 3)。另外,HIV 基因组中还包括一些调节基因,如 *tat* 基因(调节反式激活因子)、*rev* 基因(病毒蛋白表达调节因子)、*nef* 基因(调节负因子),以及调控 HIV 复制、繁殖相关的 *vif* 基因(调节病毒感染因子)、*vpr* 基因(调节 R 蛋白)、*vpu* 基因(调节 U 蛋白)。HIV - 1 和 HIV - 2 主要区别在于包膜糖蛋白。

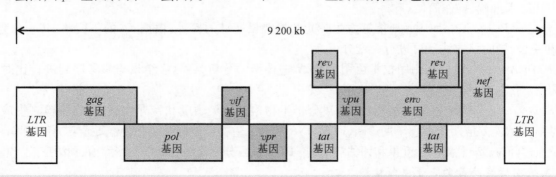

图 6 - 3 HIV 的基因组结构

HIV 是一种变异性很强的病毒,各基因的变异程度不同,其中 env 基因变异率最高。目前在全球流行的 HIV - 1 可分为 M、O 和 N 共 3 个亚型,其中 M 为主要亚型组,又可分为 A~K 共 11 个亚型,而且已发现多个亚型间的重组体。HIV - 2 现有 A~G 共 7 个亚型。HIV 抗原的变异性可能是病毒逃避宿主免疫反应的主要机制。

2. 分子生物检验方法

（1）HIV RNA 检测

1）PCR:PCR 扩增时需选择病毒基因组中高度保守的序列进行引物设计。HIV 感染细胞后会逆转录成 cDNA,整合到宿主细胞基因组中复制,因此可用感染细胞的 DNA 作为模板进行 PCR 扩增,从而进行诊断。

2）分支 DNA 技术:该方法可用于 HIV RNA 的定量检测,原理同 HBV DNA 检测。该方法无须特殊仪器和设备,重复性好,但灵敏度比 PCR 法低。

3）核酸序列扩增法(nuclear acid sequence-based amplification, NASBA):以 RNA 为模板,利用逆转录酶、RNA 酶 H、T7 RNA 聚合酶进行等温核酸扩增并可实时观测结果的检测方法。该方法检测 HIV 操作简单,无须特殊仪器,特异性好,扩增效率高。

（2）HIV 的基因分型:核酸测序技术、基因芯片技术、核酸杂交技术和异源双链泳动分析法等可以进行 HIV 的基因分型。直接测序分型是在血清学检测确认的基础上,分离 HIV 阳性患者外周血单个核淋巴细胞,从中提取核酸,特异性扩增 HIV 基因片段或全长,而后对产物进行序列测定,并最终利用专业软件程序完成亚型鉴定和种系分析。该方法特异性好、准确率高,目前临床应用较多,也是目前鉴定新发现亚型唯一准确的方法,其他分析法都是以直接测序为基准,因此该方法有“金标准”之称。基因芯片技术具有操作简单、自动化程度高、检测靶分子种类多、成本低、效率高等优点,有望广泛应用。异源双链泳动分析法则不能发现新亚型,因此参考亚型必须符合当地亚型的流行特点,否则会降低鉴定的可信度。

3. 临床意义　　HIV 感染的诊断主要依赖血清学和病毒的细胞培养分离。ELISA 初筛和免疫印迹试验确认血清中的 HIV 抗体或 HIV 抗原,常用的为 p24 抗原检测技术。p24 抗原是 HIV 的主要结构蛋白,缺失后会导致病毒无法组装,其氨基酸序列在 HIV 各毒株之间高度保守。当 HIV 抗体检测不能确定或处于窗口期或检测 HIV 阳性母亲的婴儿时,则需要采用分子生物检验技术。HIV 分子生物检验的意义主要有:① 疾病的早期辅助诊断,缩短窗口期,用于急性感染期患者,抗体检测不确定等情况的辅助诊断;② 辅助诊断 HIV 阳性母亲产下的婴儿是否感染 HIV;③ 预测疾病病程和监测抗病毒治疗的疗效和病毒水平。

三、人乳头瘤病毒的分子生物检验

人乳头瘤病毒(human papilloma virus, HPV)是一种嗜上皮性微小共价双链环状 DNA 病毒,具有高度的组织和宿主特异性及将正常细胞永生化的能力。其可致人类皮肤和黏膜异常增生,引起良性肿瘤和疣,如寻常疣、尖锐湿疣等;或致癌变,如阴道癌、子宫颈癌等,是一种常见的性传播性疾病。至今发现的 HPV 约有 200 多种,主要通过性传播。研究表明,HPV 某些亚型长期和反复感染是导致子宫颈癌的最主要因素。根据 HPV 与癌症发生的危险度将人类感染的 HPV 分为高危型和低危型两大类。高危型有 HPV16、HPV18、HPV31、HPV33、HPV35、HPV39、HPV45、HPV51、HPV52、HPV53、HPV56、HPV58、HPV59、HPV66、HPV68、HPV73、HPV82 等,可导致高级别子宫颈上皮内瘤样变(CIN Ⅱ、CIN Ⅲ)和子宫颈癌;低危型有 HPV6、HPV11、HPV40、HPV42、HPV43、HPV44、HPV54、HPV61、HPV70、HPV72、HPV81、cp6108 等,可致生殖道及肛周皮肤湿疣类病变和低级别子宫颈上皮内瘤样变(CIN Ⅰ),CIN Ⅰ 多呈一过性,可自然逆转。

1. 基因组结构　　HPV DNA 为一双链闭环 DNA 分子,约 8 000 bp,以共价闭合的超螺旋结构、开放的环状结构与线性分子 3 种形式存在。HPV 基因组可分为 3 个区域:早期区(E)、晚期区(L)和长控制区(LCR)。E 区基因长度为 4 500 bp,主要编码与病毒复制、转录、调控和细胞转化有关的蛋白。L 区基因长度为 2 500 bp,主要编码 2 个衣壳蛋白即主要衣壳蛋白 L1 和次要衣壳蛋白 L2,组成病毒的衣壳,且与病毒的增殖有关,该区 DNA 序列变异很大,是不同亚型分型的重要标准之一。LCR 区基因长度为 1 000 bp,该区含有 HPV 基因组 DNA 的复制起点和 HPV 基因表达所必需的调控元件,以调控病毒的转录与复制。

2. HPV 的分子生物检验　　目前临床上 HPV DNA 检测及基因分型多采用核酸分子杂交技术、PCR 技术、基因芯片技术、飞行时间质谱技术等,其中各式 PCR 技术应用最为广泛。PCR 技术基本原理是以 HPV 基因组

L1 区为靶区域,各个亚型特异性引物进行 PCR 扩增,根据是否有扩增产物判断 HPV 型别。主要有 PCR 杂交法和 PCR 荧光探针法。

3. 临床意义　　HPV 的分子生物检验多用于子宫颈疾病风险预测、疗效评估及术后跟踪、预防控制及疫苗开发等。

四、其他常见致病病毒的分子生物检验

(一)人巨细胞病毒的分子生物检验

人巨细胞病毒(human cytomegalovirus,HCMV)属于疱疹病毒科,是双链 DNA 病毒。人群普遍易感但无症状,在免疫缺陷及儿童中可引起严重疾病。人体感染 CMV 后可从唾液、泪液、尿液、乳汁、血液、精液及子宫颈分泌物处排毒,初次感染后,病毒常为潜伏感染,同时机体可持续排毒。一般认为妊娠早期感染可导致胚胎结构的异常,妊娠晚期感染会导致神经系统及智力的损伤。

1. 基因组结构　　HCMV 基因组全长约 240 kb,包含 208 个 ORF,由长独特序列(U_L)和短独特序列(U_S)两个片段组成,两个片段均被一对反向重复序列夹在中间,分别为 TR_L、IR_L、IR_S 和 TR_S。HCMV 翻译受自身及宿主细胞调控,并具时相性,分为 IE(即可早期)、E(早期)和 L(晚期)。

2. HCMV 的分子生物检验　　目前临床上主要采用 PCR 荧光探针法检测 HCMV 含量。基本原理为因位于 U_L 的 *IE* 基因启动子区域高度保守,据此序列特异性引物和荧光探针,配以 PCR 反应液、*Taq* DNA 聚合酶、dNTP 等成分,利用荧光定量 PCR 技术,定量检测 HCMV DNA。

3. 临床意义　　① 为 HCMV 感染的早期诊断和鉴别诊断提供依据;② 有助于 HCMV 感染者抗病毒治疗的疗效检测;③ 优生优育,妊娠期间感染 HCMV 易导致胎儿畸形;④ 器官移植、免疫缺陷患者与抗肿瘤治疗中 HCMV 感染的检测。

(二)Epstein-Barr 病毒的分子生物检验

Epstein-Barr 病毒(Epstein-Barr virus,EBV)(即 EB 病毒)是一种双链 DNA 病毒,属于疱疹病毒科,γ 疱疹病毒亚科。EBV 感染呈全球性分布,感染者终身携带病毒,根据 EBV 感染时间和 EBV 特异性抗体谱,可分为原发感染、既往感染和再激活 3 种类型。

1. 基因组结构　　EBV 基因是双链线性 DNA,长 172 kb。主要由位于基因组两端的末端重复序列(TR)、内重复序列(IR)、DL 和 DR 组成,约有 100 个基因,其中重要的有编码壳抗原(VCA)、早期抗原(EA)、核抗原(EBNA)的基因。

2. EBV 的分子生物检验

(1)核酸杂交法:主要是指原位杂交,具有定位准确和特异性强的特点,其既可以确定病毒存在情况,还可区别感染细胞种类,但因操作烦琐与耗时长等缺点,临床上已不常用。

(2)荧光探针法检测 EBV 含量:因具有操作简单、方便与准确等优势,已广泛应用于临床。基本原理为选择高度保守非编码基因区为扩增靶区域设计特异性引物和荧光探针,配以 PCR 反应液、*Taq* DNA 聚合酶、dNTP 等成分,利用荧光定量 PCR 技术,定量检测 EBV DNA。

3. 临床意义　　① EBV 感染的早期诊断,特别是对于 EBV 急性感染如单核细胞增多症;② 鼻咽癌的患病风险评估;③ 鼻咽癌治疗效果的检测。

(三)流感病毒的分子生物检验

流行性感冒病毒简称流感病毒,包括人流感病毒和动物流感病毒。人流感病毒根据其核蛋白的抗原性分为甲(A)、乙(B)、丙(C)3 型,其中甲型抗原易变异,多次引起世界性大流行,乙型致病性低,丙型只引起轻微的上呼吸道感染。流感病毒的遗传物质是 RNA。流感病毒的分子生物检验主要有 RNA 检测、耐药性基因检测、病毒基因分型等,可检查患者的咽拭子、下呼吸道分泌物及血浆等,从而对流感的早期快速诊断、流行病学及抗原变异研究都有十分重要的意义。

第二节　细菌的分子生物检验

细菌感染是引起人类感染性疾病另一大重要原因。目前对细菌感染性疾病的诊断与鉴别主要依赖于细菌

形态学检查、免疫学检查、质谱鉴定和生化试验。上述方法均需要病原体的分离培养纯化,步骤烦琐耗时,已无法满足临床快速鉴别诊断病原菌的需求。分子生物学技术可选择性体外扩增病原菌特异的 DNA 或 RNA 片段,从而实现对细菌感染性疾病的快速诊断。

一、结核分枝杆菌的分子生物检验

结核分枝杆菌(*Mycobacterium tuberculosis*, MTB)是肺结核慢性传染病的病原体,在全球范围内发病率不断上升,每年导致超过 300 万人死亡。结核分枝杆菌是一种生长极其缓慢的专性需氧菌,它的细胞壁脂质含量较高,约占干重的 60%,特别是有大量分枝菌酸包围在肽聚糖层的外面,可抵抗酸性染色。

目前结核分枝杆菌培养法被认为是结核病诊断的"金标准",特异性高,一般需时 4~8 周,不利于临床上的及时诊断和治疗。分子生物检验方法可为结核分枝杆菌的临床诊断提供一种更佳的诊断方式,具有灵敏、快速、准确和特异的特点,尤其适用于需要快速诊断以便及时隔离和需及时治疗的患者。

1. 分子基础 结核分枝杆菌基因组为环状双链 DNA,大小为 4.4 Mb,GC 含量高达 65.6%,共有 4 011 个基因。其中有 50 个基因编码稳定的 RNA,分别为 45 个编码 *tRNA* 基因,3 个编码 *rRNA* 基因和 2 个核稳定 *RNA* 基因,均由特异的 rRNA 操纵子产生相应的 RNA 分子。基因组中还有 16 个拷贝的 IS6110 插入序列和 6 个拷贝的 IS1081 插入序列。

2. 分子生物检验方法

(1) PCR:PCR 扩增所选靶序列主要有 65 kDa 抗原基因、MPB64 蛋白基因模板、16S rRNA 基因、MTB IS6110 插入序列、MTB IS986 插入序列、抗原蛋白编码基因和染色体 DNA 的重复序列等。扩增产物可用核酸杂交法进一步鉴定产物的特异性,但扩增产物需经电泳检测,易引起交叉污染出现假阳性。

(2) 荧光定量 PCR:克服了常规 PCR 易受污染的缺点,特别适用于难以培养与生长缓慢的结核分枝杆菌的检测。

(3) 核酸探针技术:先将结核分枝杆菌 rRNA 经过超声和高温处理后释放提取出来,再用特异性 DNA 探针和 rRNA 杂交形成 DNA-rRNA 复合体,最后检测标记的复合体。细菌 mRNA 半衰期很短,因此,结核分枝杆菌 mRNA 是活菌检测的理想分子生物标志物,常用的检测靶基因是编码结核分枝杆菌 α 抗原 85B(Ag85B)蛋白的 mRNA。

(4) 基因芯片技术:是一种高通量的 DNA 检测技术,在对结核分枝杆菌进行种属鉴定的同时还可检测结核分枝杆菌耐药基因突变。

(5) DNA 测序法:是目前检测基因突变最直接、最可靠的方法,不仅可用于突变的筛选,还能确定突变的部位与性质,是鉴定突变的"金标准"。

3. 临床意义 ① 分子生物检验方法可以提供更快、更可靠的结果,基因型检测可以直接对临床样本进行检测,降低结核分枝杆菌培养过程中增殖所造成的实验危险性。② 由于分子生物检验方法快速灵敏,克服了结核分枝杆菌培养需时间长、痰涂片检查阳性率低的缺点,有助于疾病的早期、快速诊断,提高了临床检测的阳性率和准确性。③ 在人群中开展结核分枝杆菌检测、分型和持续监测,可进行结核分枝杆菌感染的分子流行病学调查、疫情监控和抗结核治疗疗效的评价。④ 通过菌株分型、耐药性检测有利于临床制订相应的治疗方案。⑤ 分子生物检验直接对相关组织病原体进行检测,有助于肺外结核的诊断和治疗。⑥ 血标本结核分枝杆菌 DNA 检测可辅助诊断播散性结核和各脏器的结核病。

二、淋球菌的分子生物检验

淋球菌(*Neisseria gonorrheae*, NG)是淋病的病原菌,属于革兰阴性菌,主要寄居在人尿道黏膜。淋球菌主要通过性接触或接触污染的生活用具传播,男性可引起尿道炎、慢性前列腺炎、精囊炎与附睾炎等;女性可引起阴道炎、子宫颈炎与子宫内膜炎等。因淋病患者缺乏特异性临床表现,其确诊主要依靠实验室检查。目前,实验室诊断淋球菌感染的方法有:① 传统的涂片染色法,该法灵敏度低,在女性患者中的检出率仅 50% 左右;② 分离培养法,该法对标本和培养基营养要求高,耗时长,难以满足临床要求;③ 免疫学方法,无论是荧光法还是酶染法,分泌物标本中的非特异性反应及抗体方法间的稳定性和条件限制使其推广应用受限。而分子生物检验的方法灵敏、特异,可直接从临床标本中检出含量很低的病原菌,适于淋球菌的快速检测。

1. 分子基础 淋球菌基因组为环状 DNA,长达 2 154 Mb,其中 GC 含量占比为 52.68%,可编码约 5 000 个基因,编码区占总长度的 78%。杂交试验表明,淋球菌与脑膜炎球菌间具有 80% 的同源序列,但同本属其他细菌同源性较低,与其他属细菌的同源性更低,一般低于 5%。至今,淋球菌染色体上只鉴定出 70 余个位点。目前,对同药物抗性和灵敏性相关的位点了解较多,该基因簇约占整个基因组的 3%,主要是一群编码核糖体蛋白的位点,另外还包括一些编码外膜成分的位点。淋球菌中没有操纵子这种具有共同启动子的基因簇,每个基因有各自的启动序列,这和铜绿假单胞菌很相似。几乎所有淋球菌都含有一至数个质粒,其中 83% 菌株含分子量为 2.6 MDa 的质粒,2% 的菌株含分子量为 24.5 MDa 的质粒,13% 的菌株同时含有这两种质粒。两者均属内源性质粒,GC 含量和染色体相近。其中分子量为 2.6 MDa 的质粒至今未鉴定出任何功能,属于隐蔽性质粒。分子量为 24.5 MDa 的质粒和大肠埃希菌的 F 因子类似,能在不同菌株间介导自身及耐药质粒的转移。此外,已从少数菌株中分离出多种耐药性质粒。

2. 分子生物检验方法

(1) 常规 PCR:目前常以在所有淋球菌中普遍存在的编码外膜蛋白(MOMP)Ⅲ的结构基因为靶序列,也常以多拷贝的 16S rRNA 基因、CPPB 基因(同时存在于染色体 DNA 和隐蔽质粒上)为靶序列。其中,16S rRNA 基因序列因具有进化上的保守性,比较稳定,且在细胞内含量较高,特异性和灵敏性都较高,通常被选为扩增靶序列。

(2) 荧光定量 PCR:该技术是目前临床检测淋球菌的主要分子生物检验方法,荧光定量 PCR 检测淋球菌所使用的荧光探针可分为 TaqMan 探针、MGB 探针、双杂交探针、分子信标和双链 DNA 交联荧光染料(SYBR Green Ⅰ)探针等。该法灵敏性高,特异性强。

(3) 连接酶链式反应(ligase chain reaction, LCR):是一种 DNA 体外扩增和检测技术,主要用于点突变的研究和靶基因的扩增。该法检测淋球菌的靶基因主要有透明蛋白(opa)基因和 pilin 基因等。连接酶链式反应的灵敏性及特异性均较高,而且操作简便,适用于大规模的性病普查。

3. 临床意义 淋球菌分子生物检验的临床意义:① 对淋病的早期诊断与及时治疗、防止慢性感染有重要价值。尽管细菌培养是"金标准",但其操作烦琐且费时,而临床采用实时荧光定量 PCR 法可很好解决淋球菌感染快速诊断的问题,尤其适于泌尿生殖道感染的早期诊断及检测无症状携带者。而且,实时荧光定量 PCR 法还可用于分离培养菌株的进一步鉴定分析、抗生素治疗疗效检测、淋球菌分子流行病学研究及对疑似淋球菌感染的鉴别诊断。② 妊娠期感染淋球菌对母婴危害较大,淋球菌可通过胎盘感染胎儿,出现胎儿宫内发育迟缓、胎膜早破、流产、早产等。妊娠分娩时,淋球菌可通过产道致新生儿眼、耳、鼻、咽、胃等多部位胎膜受感染,出生后出现可致盲的淋菌性眼结膜炎、淋菌性关节炎、脑膜炎等。临床上很多孕妇虽感染了淋球菌,但无自觉症状,这样有可能在分娩时通过产道将淋球菌传染给孩子,所以一旦出现尿频、尿急、尿痛、脓性白带等症状或有疑虑时,应及时进行 PCR 检测,其对于淋球菌感染的早期诊断、及早治疗和提高人口质量意义重大。

三、霍乱弧菌的分子生物检验

霍乱弧菌(Vibrio cholerae)为革兰阴性、非侵袭性、定居于小肠并释放毒素的肠道致病菌。霍乱弧菌有不耐热的鞭毛(H)抗原和耐热的菌体(O)抗原。根据 O 抗原的不同,可将霍乱弧菌分为 3 个主要亚群:O1 群霍乱弧菌、O139 群霍乱弧菌和非 O1 群霍乱弧菌。O1 群与 O139 群霍乱弧菌可引起急性肠道传染病——霍乱。其传染性极强,患者通常表现为严重的腹泻和呕吐,死亡率较高。

1. 分子基础 霍乱弧菌基因组由两条环状染色体组成,其中染色体 1 较大,约 3.0 Mb,GC 含量占比为 46.9%;染色体 2 较小,约 1.1 Mb,GC 含量占比为 47.7%,总共有 3 885 个 ORF,792 个是非 Rho 依赖的终止子。生长和存活必需的基因主要位于染色体 1 上,但基因测序证实了一个约 125.3 kb 的大整合岛——基因捕获系统存在于染色体 2 上。该整合岛包含了霍乱弧菌重复序列(VCR)的所有拷贝和 216 个 ORF,这些 ORF 中大多数与其他序列没有同源性。在可识别的整合岛基因中:① 有 3 个基因可能与耐药有关,即编码氯霉素乙酰基转移酶、磷霉素抗性蛋白和谷胱甘肽转移酶的基因;② 有一些编码 DNA 代谢酶(MutT、转座酶和一种整合酶)的基因;③ 潜在毒力基因(可编码如血凝素和脂蛋白)。这 3 种基因编码与宿主嗜好蛋白相似的基因产物,在宿主与质粒的选择性过程中起作用。O139 群霍乱弧菌没有典型的 O1 群霍乱弧菌 O 抗原基因,而出现了 1 个约 3.5 kb

的新基因,其可编码与 O1 群霍乱弧菌不同的 O 抗原和荚膜多糖抗原。

2. 分子生物检验方法

(1) 荧光定量 PCR:肠毒素(CT)是霍乱弧菌的主要毒力因子,*CT* 基因操纵子常作为 PCR 扩增的靶序列,通常可直接检测粪便标本中的霍乱弧菌 DNA,每 100 万个细胞中可检出 1~3 个菌细胞。根据实时荧光定量 PCR 技术原理,设计一对特异的 PCR 引物和一个荧光标记探针,就可实现霍乱弧菌的快速诊断。此外,检测 CT *ctxA* 和 *tcpA* 基因可区分霍乱弧菌和非霍乱弧菌;再根据 *topA* 基因的不同 DNA 序列可区分古典生物型、El Tor 生物型、O139 群霍乱弧菌。

(2) RFLP 分析:核糖体 *RNA* 基因是高度保守的,在所有霍乱弧菌的基因组中有多个拷贝。霍乱弧菌的 16S RNA 和 23S RNA 或它们的 cDNA 适于标记,可作探针。用这类探针可以确定霍乱弧菌的菌属和菌株,能将表型无法分开的两种霍乱弧菌区分开来。操作步骤包括:① 内切酶消化霍乱弧菌 DNA;② 标记检测探针;③ 探针杂交;④ 结果分析,霍乱弧菌可被检出 27 种以上不同的酶切图谱,其片段长度为 1~28 kb。然而所有的霍乱弧菌菌株都有共同的长度为 4.1 kb 和 6.2 kb 两条谱带,而古典菌株的特异性片段长度为 1.7 kb、24 kb 和 28 kb 的片段。

3. 临床意义　　已发现 83 个霍乱弧菌血清型,以往国际检疫重点是 O1 群霍乱弧菌,但环境中分离的不少 O1 群霍乱弧菌并不产生 CT,也无产生 CT 的潜能,而一些非 O1 群霍乱弧菌却产生 CT,致使患者产生严重腹泻等霍乱症状。免疫学中的胶乳凝集试验和 ELISA 法可直接检测 CT 蛋白。其在临床应用上受到欢迎,但缺点是灵敏性不足,耗时较长。GM1 - ELISA 法需要 2~3 d,而分子生物学检测法灵敏、特异、简便、快速,当霍乱弧菌死亡不能培养时,只要核酸存在就仍能检出,适合于临床检测和流行病学调查。

四、其他细菌的分子生物检验

(一) O157 型大肠埃希菌的分子生物检验

肠出血性大肠埃希菌(enterohemor-rhagic *Escherichia coli*, EHEC) O157:H7 是近年来新发现的危害严重的肠道致病菌。自 1982 年美国首次发现因该病原菌引起的食物中毒以来,相继在英国、加拿大、日本等多个国家出现 O157:H7 型大肠埃希菌感染性腹泻疫情的暴发或流行。我国自 1997 年以来在部分地区也发生了 O157:H7 型大肠埃希菌感染性腹泻的流行。O157:H7 型大肠埃希菌占肠出血性大肠埃希菌的 80%,除个别特性外,O157:H7 型大肠埃希菌与其他大肠埃希菌的菌体形态、生理和生化特征基本相同。

1. 分子基础　　肠出血性大肠埃希菌 O157:H7 型 Sakai 株基因组全长 5.5 Mb,比大肠埃希菌 K - 12 的基因组长 859 kb,有 4.1 Mb 的保守骨架序列,剩下的 1.4 Mb 为 Sakai 株的特异性序列,绝大部分株特异性序列是水平转移的外源 DNA。Sakai 菌株能产生两种志贺毒素 Stx1 和 Stx2,并带有两个质粒 pO157 和 pOSAK1。Sakai 株基因组上共有 24 个前噬菌体和前噬菌体样序列,占株特异性序列的一半以上,提示噬菌体在 O157:H7 型的进化过程中起重要作用。基因组共有 5 301 个蛋白编码基因、7 个拷贝的 rRNA(16S RNA、23S RNA 和 5S RNA)、102 个 tRNA、1 个 mRNA 和 13 个小 RNA,编码蛋白的区域占全基因组的 88.1%,ORF 的平均长度为 904 bp。

在 Sakai 株中,保守的骨架序列通常与株特异性的序列相互间隔,形成马赛克状的结构。在 Sakai 株的基因组中还鉴定出大量的活动遗传因子,包括 20 种插入序列和 18 个前噬菌体或前噬菌体样残片。20 种插入序列中有 7 个种是新发现的。在 Sakai 株的基因组上发现菌毛生物合成的基因簇 14 处,4 处为 Sakai 株所特有。Sakai 株有 14 个基因编码黏附素或侵袭素样蛋白(包括 2 个已知的蛋白——LEE 位点上的 γ-intimin 和 Iha 黏附素)。在 Sakai 株中,编码志贺毒素 Stx1 和 Stx2 的基因在 2 个 λ 样噬菌体的区域,编码肠溶血素的基因在 pO157 质粒上。pO157 质粒还编码一个类 LCT 毒素(艰难梭菌的主要毒力因子)的蛋白。Sakai 株缺少 fec 操纵子和利用 2 -苯乙胺、黄嘌呤、葡萄糖盐和短链脂肪酸等物质的基因。

2. 分子生物检验方法　　目前用于 O157:H7 型大肠埃希菌的分子生物学检测方法主要是基于 PCR 的方法,包括常规 PCR、多重 PCR 及实时定量 PCR 等。用于 PCR 检测的靶基因主要有志贺毒素 *Stx1*(Shiga toxin1)基因、*Stx2*(Shiga toxin 2)基因、溶血素(*hlyAB*)基因、黏附因子 *eac* 基因、O157 抗原编码基因(*rfbE* 基因)及 H 抗原编码基因(*fliC* 基因)等。此外,也有报道采用基因芯片技术检测 O157:H7 型大肠埃希菌。目前,常用 PCR 方法检测 O157:H7 型大肠埃希菌,PCR 扩增所选靶序列主要有溶血素 *hlyAB* 基因、*eae* 基因、*STL* 基因等。

3. 临床意义

（1）有助于 O157：H7 型大肠埃希菌感染的快速诊断，过去主要依赖细菌分离培养检测 O157：H7 型大肠埃希菌，但因 O157：H7 型大肠埃希菌感染的潜伏期较长，而且感染后某一时期患者粪便中致病菌数量急剧减少，因此用细菌分离培养的方法常难以从患者粪便中检出 O157：H7 型大肠埃希菌。而 PCR 法简便快速、灵敏度高、特异性好，可用于 O157：H7 型大肠埃希菌的早期诊断。

（2）有助于 O157：H7 型大肠埃希菌感染的流行病学调查，适合大样本的快速诊断。

（二）幽门螺杆菌的分子生物检验

幽门螺杆菌（*Helicobacter pylori*，HP）是 Warren 和 Marshall 于 1983 年从慢性胃炎和消化性溃疡患者胃黏膜中分离出来的一种弯曲样杆菌，是慢性胃炎和消化性溃疡的主要原因，超过 80% 的患者不会出现临床症状。约 67% 的菌株会产生空泡毒素（Vac A）和细胞毒素相关蛋白 A（Cag A），产毒株致病性更强，与胃癌和胃溃疡发病密切相关。幽门螺杆菌具有完善的运动、限制和修饰功能，也有调节网络，具有一定的代谢和生物合成能力，能表达许多黏附素、脂蛋白和其他膜外蛋白，具有潜在复杂的宿主-病原体相互作用能力。与其他黏膜病原体一样，可通过基因重排及错配从而改变抗原性，达到适应性进化。

1. 分子基础　　幽门螺杆菌全基因序列已测出，其中尿素酶基因有 4 个 ORF，分别是 *ureA* 基因、*ureB* 基因、*ureC* 基因和 *ureD* 基因。*ureA* 基因和 *ureB* 基因编码的多肽与尿素酶结构的两个亚单位结构相当。幽门螺杆菌尿素酶极为丰富，约占菌体蛋白的 15%，活性相当于变形杆菌的 400 倍。尿素酶催化尿素水解形成"氨云"以保护细菌在高酸环境下生存。此外，*vacA* 基因和 *cagA* 基因分别编码 VacA 和 CagA。根据该两种基因表达，将幽门螺杆菌菌株分成两种主要类型：Ⅰ型含有 *cagA* 基因和 *vacA* 基因并表达两种蛋白，Ⅱ型不含 *cagA* 基因，不表达两种蛋白，尚有一些为中间表达型，即表达其中一种毒力因子，Ⅰ型与胃疾病关系密切。幽门螺杆菌是目前认识到的最具基因多样性的一种微生物，运用随机引物扩增的多态性指模技术分析发现，幽门螺杆菌基因组大小为 1.0~1.73 Mb，平均为 1.67 Mb，几乎所有菌株都产生不同条带。

2. 分子生物检验方法　　通常应用荧光定量 PCR 法扩增幽门螺杆菌特异基因，如尿素酶基因（*ureA* 基因、*ureC* 基因）、*cagA* 基因、*vacA* 基因与 16S rRNA 基因等，从而实现对幽门螺杆菌的快速检测。

3. 临床意义

（1）有助于诊断幽门螺杆菌感染：幽门螺杆菌检测依据活菌的存在，而幽门螺杆菌在变为球形或数量少、死亡时难以检出。PCR 灵敏度高、特异性好、快速、简便、价廉及自动化，因此成为幽门螺杆菌的常规检测手段，并在幽门螺杆菌药物疗效评价中应用前景广。

（2）抗菌药物的筛选和评价：根据患者服药后是否仍能检测到病原菌进行抗菌药物筛选。但幽门螺杆菌培养条件要求高，易变性，用常规法很难检测到服药后仍残留的少量幽门螺杆菌，从而易造成假阴性，进而忽视治疗而导致残留菌的再次感染。PCR 检测灵敏度高有助于少量幽门螺杆菌的检测，且 PCR 可能检测到非可培养、呈球形存在的幽门螺杆菌，为抗幽门螺杆菌药物筛选和评价提供了重要指标。

（3）用于幽门螺杆菌分子遗传学研究：PCR 检测可用于细菌的基因分离、克隆及特定基因的序列分析研究，如利用细菌通用引物和螺杆菌属特异性及幽门螺杆菌种特异引物配对扩增动物胃内螺旋样菌 DNA，以进行序列分析和细菌分类鉴定。

第三节　耐药性的分子生物检验

微生物可通过改变自身来应对抗生素给它们带来的损伤，从而适应不断变化的生存环境，并且微生物可通过很多机制对抗生素产生耐药性，其中最有效的方式是微生物之间基因相互交换，即基因水平传播。微生物可通过多种途径对抗病毒药物或抗生素产生耐药性，这些耐药机制可单独或与宿主病原微生物一起发挥效用。常见的一些耐药机制有：① 作用靶位点的丢失或者被修饰；② 药物的钝化或者降解；③ 外排泵作用；④ 细胞膜通透性的改变；⑤ 微生物代谢通路的改变；⑥ 靶位点的表达异常。耐药性的分子生物检验方法一般包括 3 个步骤：样品 DNA 的提取；根据耐药位点引物 PCR 扩增耐药性有关的基因片段；分析扩增产物进行耐药性判断。

一、病毒性疾病耐药性分析的分子生物检验

病毒性疾病不仅是临床常见病,也是社会广泛关注的疾病。长期使用抗病毒药物,病毒将出现或多或少的变异,导致耐药现象的出现。分子生物检验技术可以对肝炎病毒、HIV、流感病毒等的耐药和临床治疗效果进行快速监测。

（一）HBV 耐药性相关基因的分子生物检测

HBV 在复制过程中需要通过 RNA 中间体,而 DNA 聚合酶仅有逆转录酶活性,缺乏校对功能,无法修复核苷酸替代变异,因此 HBV 容易发生突变。HBV 基因组容易变异,可在慢性感染过程中为适应生存环境而自然发生,也可以在应用抗病毒药物治疗或接种疫苗后出现。目前已发现 HBV 序列的变异可发生在基因组的各个区域,可表现为单个碱基的突变、插入、缺失或移码突变等,但不同区段出现突变的频率及突变的类型并不相同。最常见的是在用拉米夫定抗病毒感染治疗中,HBV 的 DNA 聚合酶 YMDD（酪氨酸-甲硫氨酸-天门冬氨酸-天门冬氨酸）模体发生变异。

1. 耐药机制　　HBV 是一种双链 DNA 病毒,属于嗜肝 DNA 病毒科,缺乏校正的逆转录伴随着基因复制的全过程,同时,如果 HBV 基因突变位点恰好处于 HBV DNA 聚合酶的逆转录区域,则极有可能导致耐药性的产生。在使用相关抗病毒药物治疗之前,慢性乙型肝炎患者体内往往并不存在耐药株,均为野生株,但抗病毒药物对 HBV 的选择性作用,可逐渐导致患者体内药物敏感的野生株逐渐减少,耐药株获得生存继而成为优势病种株,最终引发 HBV 总体耐药性的产生。

2. 分子生物检验方法

（1）DNA 直接测序技术:在所有技术中,此技术为最经典的 HBV 耐药检测方法,与其他技术相比,其具有较高的灵敏度及较好的特异性,与此同时,该技术也存在一些不可忽视的弊端,如耗时久、价格高、技术偏落后、检出限高达 20%,且易出现漏检,近年来应用逐渐减少。

（2）焦磷酸测序技术:是在直接测序技术的基础上建立的,是一种借助 DNA 合成过程中释放的焦磷酸判断 HBV 耐药情况的二代测序技术。此技术无须电泳、荧光标记,且分析快速、灵敏度高,可实现自动化定量分析,且检出限低至 4%,但不足之处在于阅读长度仅 40 bp,覆盖范围有限,目前最新研究提供了超深度焦磷酸测序技术,其阅读长度延伸至 250 bp,但同时其成本也提高了,因而临床推广受限。

（3）AllGlo 探针实时荧光定量 PCR 技术:AllGlo 探针与其他探针相比,不仅具有其他探针的全部优点,还具有更高的荧光强度、检测灵敏度、特异性,广泛的可选荧光种类。但是需要注意的是,在保持高灵敏度的同时,其对靶序列保守性的要求极高,而临床中 HBV 的突变率较高,因而应用受限。

3. 临床意义　　HBV DNA 聚合酶缺乏校正功能,因此 HBV 是突变频率很高的 DNA 病毒,尤其目前在抗病毒药物治疗广泛应用的情况下,耐药突变株被药物筛选出来而成为优势株将成为临床治疗的难题。

长期应用拉米夫定可诱导 HBV 发生变异,产生耐药性,使血清中已经阴转的 HBV DNA 重新出现,甚至伴有疾病复发。如病毒发生变异则可考虑换用其他抗病毒药物,或与其他抗病毒药物联合应用,或改用中成药治疗。但是,是否需要换用其他抗病毒药物,首先要判断 HBV 的 DNA 聚合酶 YMDD 模体是否发生变异,再决定是否采用新的临床治疗方案。

（二）HIV 的耐药性检测

1. 分子基础　　HIV -1 是 RNA 病毒,具有高度的遗传变异。HIV 突变或核苷酸序列的改变可影响病毒的表型,从而引起临床治疗失败,尤其是使用蛋白酶抑制剂（protease inhibitor, PI）和核苷类反转录酶抑制剂（nucleotide reverse transcriptase inhibitor, NRTI）联合治疗的失败。耐药表型测定主要针对目前美国食品药品监督管理局（Food and Drug Administration, FDA）批准用于 HIV 抗病毒治疗的 3 类药物:蛋白酶抑制剂、逆转录酶抑制剂（reverse transcriptase inhibitor, RTI）和融合抑制剂。

2. 分子生物检验方法

（1）基因型检测:进行基因型检测后通过基因匹配获得其表型。方法主要有自动化测序、高密度 DNA 微阵列检测和逆向杂交多列探针检测,其中自动化测序应用最为广泛,可检测出逆转录酶和蛋白酶基因突变。

（2）HIV 耐药性监测

1）虚拟表型技术:首先用逆转录 PCR 对蛋白酶和逆转录病毒酶基因进行扩增,再把扩增产物转入一个经过修饰的 HIV-1 载体中,此载体用一个荧光素酶报告基因代替病毒的衣壳基因,然后根据荧光素酶表达的定量分析反映病毒复制情况。

2)抗病毒图形检测技术:该方法是将患者的 HIV-1 序列和载体 HIV-1 序列重组,体内病毒复制情况由一个报告基因反映,该技术的临界值与临床判断耐药的临界值不同,在不同药物中,拮抗剂的半抑制浓度(half maximal inhibitory, concentration, IC50)的变化与临床治疗成败的关系不同。

3. 临床意义 HIV 耐药性检测可用于在采用抗病毒治疗过程中病毒的复制情况的监测,反映临床治疗效果,有利于及时采取治疗措施,延缓和阻止病情发展。

二、细菌性疾病耐药性分析的分子生物检验

多年来,抗生素一直存在广泛使用及滥用的情况。有大量研究表明,抗生素使用量的增加引发了越来越多耐药菌株的出现,如抗甲氧西林金黄色葡萄球菌(methicillin resistant *Staphylococcus aureus*, MRSA)和万古霉素耐药肠球菌(vancomycin-resistant *Enterococcus*, VRE),对临床治疗产生了巨大的威胁。

(一)结核分枝杆菌的耐药性检测

1. 分子基础 利福平主要通过作用于结核分枝杆菌 DNA 依赖的 RNA 聚合酶亚基 β 亚单位(RNA polymerase B subunit, rpoB)从而导致结核分枝杆菌耐药。*rpoB* 基因属于单拷贝基因,序列高度保守,由 3 543 个碱基组成。在 *rpoB* 基因中的 81 个碱基区域内的各种突变及少量碱基插入或缺失可以抑制 mRNA 的转录,从而导致细胞死亡。

异烟肼(isoniazid, INH)耐药的产生与过氧化氢-过氧化物酶的编码基因 *KatG* 基因的缺失或突变有关,与 *InhA* 基因突变也有相关性。异烟肼的活化依赖结核分枝杆菌 *KatG* 基因编码的过氧化氢-过氧化物酶,*KatG* 基因 S315 位点的高突变率与异烟肼耐药密切相关。

乙胺丁醇作用于结核分枝杆菌阿拉伯糖基转移酶,是一种阿拉伯糖类似物,可抑制阿拉伯糖基聚合入阿拉伯半乳聚糖,影响细胞壁分枝菌酸-阿拉伯半乳聚糖-蛋白聚糖复合物形成,从而发挥抗结核分枝杆菌的作用。结核分枝杆菌对乙胺丁醇耐药主要与 *embB306*(M3061)基因位点突变有关。

氟喹诺酮类药物的作用靶位是细菌的 DNA 旋转酶,主要与 DNA 旋转酶的 A 亚单位和(或)B 亚单位基因突变有关,其可阻止 DNA 的复制,最终导致菌体死亡。氟喹诺酮类耐药的结核分枝杆菌中,突变大多发生在 *gyrA* 基因保守区 67~106 位的密码子区。*gyrA* 基因突变与药物浓度和结构有关,并且可导致中度或高度耐药,而 *gyrB* 基因突变可能因改变胞内药物的积蓄而表现为低度耐药。

链霉素和卡那霉素类药物主要是作用于结核分枝杆菌的核糖体,诱导遗传密码的错误结合,以抑制和干扰 mRNA 转译的开始,从而抑制蛋白质的合成。链霉素耐药是由其核糖体 S12 蛋白编码基因 *rpsl* 基因或 16S rRNA 编码基因 *rrs* 基因突变所致。

吡嗪酰胺作为一种烟酰胺类似物,通过被动扩散进入结核分枝杆菌细胞内,在结核分枝杆菌细胞内由吡嗪酰胺酶(PZase)将其转化为具有结核分枝杆菌活性形式的吡嗪酸。吡嗪酰胺酶由 *pncA* 基因编码,基因突变后吡嗪酰胺酶活性降低或丧失,此为结核分枝杆菌对吡嗪酰胺产生耐药的主要原因。

2. 分子生物检验方法 目前结核分枝杆菌耐药性检测的方法有以下几种。

(1)表型检测

1)常规药敏试验法:该法由于受结核分枝杆菌生长速度的影响而费时费力,不能满足临床需要,应用较少。

2)BACTEC TB-460 放射性液体培养基法:是目前最常用的结核分枝杆菌快速药敏试验方法,其原理为利用细菌生长需要代谢培养基中 CO_2 的特性,在培养基中加入含放射性 ^{14}C 的棕榈酸并将其作为碳源之一,检测产生的 $^{14}CO_2$ 量以判断生长情况从而知道其耐药性。该法虽比常规药敏试验法快,但仪器昂贵、易受杂菌污染,并有放射性污染。

3)MTT 法:又称 MTT 比色法,MTT 可以被活细胞线粒体脱氢酶还原成不溶性的紫色结晶,生成量与活细胞数量呈线性正比关系,而死细胞不具有还原 MTT 的功能。该结晶溶解后可以在分光光度计上检出。只要敏感和耐药混合菌株中有 1% 的耐药株就能检出。该法 3 h 内即可获得结果。

（2）基因检测

1）DNA 直接测序法：目前 DNA 测序是检测基因突变的最可靠的方法，可以用于筛选突变，同时能更进一步确定突变的性质及部位。但是，价格昂贵及程序烦琐限制了其推广应用。

2）聚合酶链反应-单链构象多态性（PCR single strand conformation polymorphism，PCR－SSCP）：变性处理后的单链碱基序列不同、构象不同，在非变性聚丙烯凝胶电泳中会显示不同带形，相比较直接测序法简单易行，但是不能检测出突变的性质和部位，受电泳相关外界因素影响较多。

3）双脱氧指纹图谱法：是以上两种方法的结合，该法与 PCR－SSCP 相辅相成，通过检测链末端长度变化及突变所致末端产物二级结构的改变，使检测基因突变的敏感性增加，特异性指纹清晰，易识读，优于 PCR－SSCP 分析。但不能排除两种不同突变会产生同一种指纹图谱的可能。

4）PCR－RFLP 分析法：通过 PCR 扩增含特定酶切位点的 DNA 片段，该片段经酶消化后电泳可显示两条较小的片段，若基因突变则酶切位点消失，电泳后仍显示一条扩增片段，通过放射自显影或染色即可检测。此法特异性较高，但只能分析已知序列特定位点的基因突变。除此之外，一些新型技术不断涌现，如 PCR/DUG 法、线性探针检测（line probe assay，LPA）法、RNA/RNA 错配分析法、分子灯塔法、基因芯片技术等。

3. 临床意义　结合分枝杆菌耐药的分子生物检验方法特异性高、灵敏度高且快速，在抗结核治疗过程中可进行定期筛选，从而评价抗结核药物的疗效。耐药检测有利于临床早期制订或调整相应的治疗方案，为临床治疗提供帮助。

（二）"超级细菌"的耐药性检测

1. 分子基础

（1）概念：广义的"超级细菌"包括抗甲氧西林金黄色葡萄球菌、万古霉素耐药肠球菌、耐万古霉素金黄色葡萄球菌（vancomycin resistant *Staphylococcus aureus*，VRSA）、多重耐药铜绿假单胞菌、泛耐药鲍曼不动杆菌和多重耐药的结核分枝杆菌等。

抗甲氧西林金黄色葡萄球菌含有 *mecA* 基因，从而可编码青霉素结合蛋白（PBP2a），该蛋白编码占优势时，β-内酰胺酶对其亲和力低，会使抗甲氧西林金黄色葡萄球菌对所有头孢类及其他 β-内酰胺酶类抗生素如阿莫西林/克拉维酸钾、替卡西林/克拉维酸钾、哌拉西林/他唑巴坦、氨曲南和亚胺培南等的敏感性降低，其临床治疗效果不好。近年来，多重耐药的肠球菌不断涌现，包括对青霉素/氨苄西林（ampicillin，Amp）、氨基糖苷类、万古霉素等耐药的肠球菌。对万古霉素的高耐药造成的重症感染如心内膜炎、脑膜炎、严重肺炎和败血症等的治疗均非常困难。

狭义的"超级细菌"则是携带新德里金属 β-内酰胺酶（New Delhi metallo-beta-lactamase-1，*NDM－1*）基因的多重耐药菌的统称。*NDM－1* 基因序列长 813 bp，编码两种含有 270 个氨基酸的新型广谱 β-内酰胺酶，其活性部位的金属离子可以灭活碳青霉烯类抗生素的活性部位，能使除氨曲南以外的所有 β 内酰胺类抗生素失活，几乎对所有抗生素具有耐药性，感染者病死率很高。

（2）基因结构特征研究发现，编码 NDM－1 酶的基因位于一个长度为 140 kb 的质粒上。该质粒是环状闭合的 DNA，可自主复制、传给子代，可在不同种类的细菌之间水平传播。携带 NDM－1 质粒的传递可使对抗生素敏感的细菌获得耐药性，从而增加了治疗难度。

2. 分子生物检验方法

（1）表型筛查：在药物敏感性测定中，以美罗培南或亚胺培南最低抑菌浓度（minimum inhibitory concentration，MIC）测定法对肠杆菌科细菌产酶情况进行初步筛查，若美罗培南 MIC≥2 mg/L 或亚胺培南对大肠埃希菌、克雷伯菌属、沙门菌属和肠杆菌菌属 MIC≥2 mg/L，则需要进行表型确认。

（2）表型确认——双纸片协同试验：采用亚胺培南（10 μg）、EDTA（1 500 μg）2 种纸片进行纸片扩散法（K－B 法），两纸片距离 10~15 mm，在含 EDTA 纸片处，亚胺培南抑菌圈扩大，即可判定新德里金属 β-内酰胺酶含产金属酶。用亚胺培南（美罗培南）/EDTA 复合纸片进行 K－B 法药敏试验，复合纸片比单药纸片的抑菌圈直径增大≥5 μm；亚胺培南和 EDTA（IPM－EDTA）协同试验测定 MIC，单药与复合制剂的 MIC 比值≥8，即可判定新德里金属 β-内酰胺酶含产金属酶。

（3）基因确证——检测"超级细菌"菌株是否携带 *bla*NDM－1 基因：多采用 PCR 扩增产物测序分析、LAMP 法、高通量微球悬浮芯片法、复合探针实时荧光定量 PCR 法、解旋酶基因恒温扩增（helicase-dependent amplification，HAD）法。

3. 临床意义　　监测细菌耐药状况,了解分析耐药趋势,进一步进行耐药机制的研究,有利于制订用药方案,指导临床合理使用抗生素,在避免产生耐药、克服耐药、研发新药方面都有重要意义。

第四节　其他病原体的分子生物检验

一、真菌的分子生物检验

真菌(fungus)普遍存在于环境中,一般来说不容易引起人类的感染。但是,现代医疗技术中的某些操作可能会带入真菌,从而在某些特定的族群、患者人群中常引起疾病及死亡,这些容易感染的人群包括器官移植、癌症、免疫功能不全、获得性免疫缺陷综合征、囊性纤维化、造血干细胞移植、长期使用抗生素等患者。按照感染部位的不同,真菌引起的感染可分为全身性感染(systemic infection)、皮下感染(subcutaneous infection)、表皮感染(cutaneous infection)和机会性感染(opportunistic infection),其中全身性感染、机会性感染最为严重。

对于临床实验室分离的致病性真菌的鉴定,目前仍主要依赖于传统的方法,其准确性、时效性值得关注。但是,基于微生物分子生物检验学平台进行的快速分子检测为临床实验室提供了更快、更好的方法。目前常见的真菌分子检测技术主要包括 PCR、DNA 测序、单链构象多态性、聚合酶链反应-限制性片段长度多形性(PCR-restriction fragment length polymorphism, PCR - RFILP)、多重聚合酶链反应(multiplex PCR)、实时聚合酶链反应(real-time PCR)、聚合酶链反应-酶联免疫吸附测定(PCR-enzyme-linked immunosorbent assay, PCR - ELISA)、真菌病原体芯片检测技术,以及基于蛋白质或者 PCR 扩增产物的 MALDI/TOF - MS。

目前,真菌鉴定仍以传统形态学为主,有些真菌培养需要较长时间。培养、形态学及生化反应是目前临床微生物实验室诊断真菌感染的标准模式,但传统方法存在灵敏度低、耗时长等问题,难以满足临床真菌病的诊断要求。应用分子生物学技术检测真菌具有简便、快速、灵敏度高和特异性好等优点,利于真菌感染性疾病的早期诊断。另外,基于真菌 DNA 序列差异建立的基因分型方法可克服表型分型鉴定的不足,并对菌株进行快速、高效、特异地分型鉴定。真菌耐药基因的检测可为临床用药提供依据。

二、螺旋体、衣原体与支原体的分子生物检验

(一) 螺旋体的分子生物检验

螺旋体(spirochaete)是一类细长、柔软、弯曲呈螺旋状、运动活泼的原核细胞型微生物。生物学地位介于细菌与原虫之间。它具有与细菌相似的细胞壁和原始核质;以二分裂方式繁殖;对抗生素敏感。与原虫相似之处是胞壁与胞膜间有轴丝,借助它的收缩与弯曲能使螺旋体自由活泼地运动。螺旋体在动物体内和自然界广泛存在,种类繁多,少数对人致病,其分类依据螺旋的数目、大小与规则程度、两螺旋间的距离,对人和动物致病者主要分布在 3 个属: ① 钩端螺旋体属(Leptospira),螺旋细密、规则,一端或两端弯曲呈钩状。② 密螺旋体属(Treponema),螺旋细密、规则,两端尖直。③ 疏螺旋体属(Borrelia),螺旋稀疏、不规则,呈波浪状。病原性螺旋体主要有钩端螺旋体、梅毒螺旋体、回归热螺旋体。下面主要介绍梅毒螺旋体。

梅毒螺旋体(Microspironema pallidum, MP)又称苍白密螺旋体(Treponema pallidum, TP),是人类梅毒的病原体。梅毒是性传播疾病中危害较为严重的一种,虽然采用青霉素等抗生素治疗梅毒十分有效,但梅毒至今仍是一个重要的全球卫生问题。

梅毒螺旋体菌体纤细,长 5~15 μm,宽 0.09~0.18 μm,运动活泼。梅毒螺旋体只感染人,主要通过性接触传播,孕妇感染梅毒后可通过胎盘或产道引起胎儿先天性感染,梅毒螺旋体感染后潜伏 2~3 周发病,可侵犯皮肤黏膜、内脏器官,可致心血管及中枢神经系统损害。梅毒一期、二期损伤部位含大量梅毒螺旋体,此时的传染性极强,三期梅毒病灶中梅毒螺旋体极少,传染性低。

1. 分子基础　　通过脉冲凝胶电泳发现,梅毒螺旋体的染色体为环状,长度约为 1 000 kb,为最小的原核基因组之一。梅毒螺旋体 Nichols 株基因组的测序采用随机鸟枪测序法完成。染色体全长 1 138 006 bp,GC 含量占 52.8%,共有 1 041 个 ORF,占整个基因组的 92.9%,每个 ORF 的平均长度为 1 023 bp,按 Riley 分类法,共有 577 个 ORF(占 55%)具有推测的生物学作用,177 个 ORF(17%)与其他种属细菌蛋白质同源,287 个 ORF

（28%）在数据库中找不到相似序列，因而被认为是新基因。梅毒螺旋体中所有推测蛋白质大小为 3 235 ~ 172 869 Da，平均为 37 771 Da，等电点为 3.9~12.3，平均等电点为 8.1，与其他细菌相似。

梅毒螺旋体中使用了全部 61 个三联密码子，在第 3 位密码子偏向使用 G 或 C。梅毒螺旋体中含有一套基本的负责转录和翻译的基因，其编码蛋白包括 1 个核心 RNA 聚合酶 α、β 和 β′亚单位，5 个 δ 因子，5 个与转录延长和终止有关的因子。梅毒螺旋体中有 44 种 tRNA 及 2 个 rRNA 操纵子。梅毒螺旋体具有多种转运蛋白，与梅毒螺旋体从环境中摄取多种营养成分相适应。梅毒螺旋体基因组中有 57 个 ORF（占全部 ORF 的 5%），它们编码 18 种转运蛋白，分别运输氨基酸、碳水化合物及阳离子。梅毒螺旋体基因组中存在参与糖酵解的所有酶的编码基因，包括能使葡萄糖及其他己糖磷酸化的己糖激酶。梅毒螺旋体中不含任何参与 TCA 循环和氧化磷酸化通路的蛋白质编码基因。

梅毒螺旋体基因组中的运动相关基因高度保守，这与梅毒螺旋体是侵袭性微生物，需要保持一定运动性相一致。梅毒螺旋体中有 36 个基因，编码与鞭毛结构和功能相关的蛋白质。梅毒螺旋体中大多数鞭毛基因位于 4 个操纵子中，每个操纵子含有 2~16 个基因。

2. 分子生物检验方法　可采用 PCR、荧光定量 PCR、PCR－RFLP 和核酸杂交等技术扩增梅毒螺旋体 DNA。扩增的靶序列有 tpp47、bmp、tpfl 和 tmpA 等基因。可用放射性核素或非放射性核素（如生物素、地高辛）标记探针后与待测标本的 DNA 或扩增后的 DNA 进行斑点杂交，用 PCR－RFLP 检测 23S rRNA 基因是否存在基因突变，从而可进行耐药性分析。

3. 临床意义　梅毒螺旋体不能在体外培养，过去主要靠暗视野显微镜镜检和血清学试验诊断。血清学试验对确定梅毒螺旋体感染和治疗很有意义，但对早期梅毒诊断不敏感，对先天性和神经性梅毒的诊断特异性差。而采用分子生物检验的方法可早期诊断梅毒感染的患者，尽早根治梅毒，防止扩大、蔓延及病情恶化；梅毒螺旋体的分子生物检验可用于了解先天性梅毒的发病机制，如用 PCR 法了解婴儿梅毒螺旋体血症是否持续存在，血清与脑脊液中梅毒螺旋体存在的关系；可通过检测新生儿脑脊液中梅毒螺旋体来诊断新生儿神经梅毒，还可进行梅毒螺旋体耐药基因检测和流行病学研究。

（二）衣原体的分子生物检验

衣原体（chlamydia）广泛寄生于人类、鸟类和哺乳动物，能引起人类疾病的主要有沙眼衣原体（Chlamydia trachomatis，CT）、肺炎衣原体（Chlamydia pneumoniae，CPN）及鹦鹉热衣原体（Chlamydia psittaci，CPS），下面以沙眼衣原体为例进行介绍。

1. 分子基础　沙眼衣原体基因组长度为 1.04 Mb，GC 含量占比为 41.3%，有 1 个 7 493 bp 的质粒。整个基因组有 894 个编码蛋白的基因，包括主要外膜蛋白（ompl）基因、质粒 DNA 基因、16S rRNA 基因和 23S rRNA 基因。其中 ompl 基因为单拷贝基因，约含 1 100 bp 的 ORF，可编码近 400 个氨基酸，其变异决定了外膜蛋白的抗原表位，是基因分型的依据；其编码的主要外膜蛋白占膜总蛋白的 60%，分子量约为 40 kDa，结构上有 4 个易变区（VD Ⅰ ~ VDⅣ），分布于 5 个恒定区（CD Ⅰ ~ CD Ⅴ）。

沙眼衣原体还含有 7~10 kb 的隐蔽性质粒，每个拷贝含 7 500 个碱基对，这些序列高度保守并包括 8 个 ORF；质粒 DNA 具有多个拷贝，即使在沙眼衣原体浓度较低的情况下仍能扩增，其灵敏度较针对 ompl 基因的 PCR 检测要高。

沙眼衣原体中含有多个拷贝的 rRNA 编码基因（rDNA）。rRNA 在沙眼衣原体中拷贝数很高，因此以 rDNA 为探针，以 16S rRNA 或 23S rRNA 为靶序列进行杂交和扩增进行沙眼衣原体分析，其灵敏度比质粒 DNA 的 PCR 检测更高。

2. 分子生物检验方法

（1）基因探针技术：该法根据碱基互补复性原理，用同位素、半抗原、荧光素或 Eu^{3+} 标记已知单核苷酸链，检测是否存在互补链。美国 Gen-Probe 公司已推出沙眼衣原体的光标基因探针试剂盒。美国疾病预防控制中心的评价为其与培养法相比特异性为 99.6%、灵敏度为 75.3%。从性能价格比来说，该法无实用价值。

（2）PCR：此法是在一对引物的介导下，耐热 DNA 聚合酶复制病原体 DNA 分子的无细胞分子克隆技术。目前用作 PCR 检测的靶基因有质粒 DNA 基因（仅限于沙眼衣原体）、16S rRNA 基因、主要外膜蛋白基因、富含半胱氨酸蛋白基因等。不同的靶基因 PCR 检测的灵敏度不同，对 16S rRNA 基因进行 PCR 扩增的检测灵敏度高于外膜蛋白基因的 PCR 扩增。临床标本经酚/氯仿提纯 DNA 的 PCR 检测,或临床标本经蛋白酶 K 和非离子去污剂(NP40、吐温-20)裂解后进行 PCR 扩增,再加基因探针杂交检测衣原体的灵敏度明显高于分离培养法。酚/氯仿提纯 DNA 和基因探针杂交由于步骤复杂,不被国内临床实验室接受。20 世纪 90 年代中期以来,国内多数医疗机构采用蛋白酶 K、非离子去污剂裂解临床标本直接进行 PCR 扩增,经电泳观察后出报告。由于方法简单,有些操作不够规范,检测结果有时与临床不符。最近,国内已有厂商推出临床标本经简单裂解 PCR 扩增后用荧光探针杂交检测的方法,其价值需进一步评价。

(3) 巢式聚合酶链反应(nested PCR,nPCR):又称巢式 PCR,采用 2 对引物二轮扩增靶基因,不仅大大提高了特异性,其灵敏度较传统的 PCR 方法高出 102~105 倍。临床标本仅需要蛋白酶 K 和非离子型去污剂裂解,经巢式 PCR 二轮扩增后电泳即可发出报告。实验一般在 5~8 h 完成。巢式 PCR 产物获得率高,如果对产物进一步分析(RFLP、DNA 测序),效果则较好。

(4) 连接酶链式反应:此项技术是采用 4 条寡核苷酸探针,在连接酶的作用下线性扩增靶基因的方法。连接酶链式反应由于单独使用灵敏度有限,一般与 PCR 结合使用。即先 PCR 扩增后再进行连接酶链式反应扩增。连接酶链式反应由于需要 4 条寡核苷酸探针(引物)且需要连接酶,故成本明显高于 PCR。转录介导扩增试验是依赖转录的扩增方法。

3. 临床意义 沙眼衣原体分子生物检验有助于沙眼衣原体感染的早期诊断与早期治疗,对于提高疾病的检出率,控制其传播和改善患者的生活质量意义重大;另外,母婴传播是沙眼衣原体的一种传播方式,孕妇生殖道感染沙眼衣原体后可能引起流产、宫内死胎及新生儿死亡,阴道分娩时 60%~70% 的新生儿有被感染的危险,可引起新生儿结膜炎、肺炎、中耳炎、女婴阴道炎等。因此,孕妇在疑似有生殖道沙眼衣原体感染的情况下,应进行沙眼衣原体 DNA 的 PCR 检测,尽早诊断和及时治疗,以避免严重后果的发生。此外,新生儿疑似沙眼衣原体感染时,亦可进行 PCR 检测,以提高疾病的检出率,对于明确诊断、尽早治疗和改善患者生活质量意义重大。

(三) 支原体的分子生物检验

支原体(mycoplasma)是一大类大小介于细菌和病毒之间的原核细胞型微生物。引起人类疾病的支原体主要有肺炎支原体、生殖器支原体和解脲支原体等。随着城市化的发展,人们群居机会增多,支原体感染的发病率逐年上升,从而严重危害着人类的健康,下面以肺炎支原体为例进行介绍。

肺炎支原体是引起人类原发性非典型肺炎的主要病菌。它主要侵袭人类呼吸系统,引起支原体肺炎,易感人群多为儿童和老年人,它的发病率占所有社区获得性肺炎的 10%~40%。它还可以引起其他系统的疾病,如脑膜炎、脑干炎和心肌炎等。

1. 分子基础 肺炎支原体基因组为单一双股环状 DNA,序列全长 816 394 bp,GC 含量占 40%,含有 688 个 ORF 和 42 个 RNA 编码基因。基因组编码的 688 个蛋白包括参与细菌能量代谢和物质转运的蛋白,细胞骨架蛋白,DNA 复制、转录和翻译所需的酶及细菌毒性因子等。肺炎支原体 16S rRNA 基因由保守序列和多变序列间隔排列组成,保守序列可作为属特异性标记,而多变序列则作为种特异性标记。应用于肺炎支原体 PCR 检测的靶基因包括 *Bernet* 未知基因、*P1* 基因、*tuf* 基因及 16S rRNA 基因。

2. 分子生物检验方法

(1) 常规 PCR:检测肺炎支原体常用的靶基因为 16S rRNA 基因、16~23S 的内间隔转录区(*ITS*)基因、23S rRNA基因的 5′端及 *Pl* 基因。

(2) 巢式 PCR:检测肺炎支原体的靶基因与常规 PCR 相同。设计 PCR 引物时在靶基因区设计 2 对引物即内侧引物和外侧引物。首先,用外侧引物进行第一次 PCR 扩增,然后取第一次 PCR 扩增产物为模板,以内侧引物进行第二次 PCR 扩增,这样不仅能够提高检测的灵敏度,还提高检测的特异性。有研究表明,巢式 PCR 的敏感度是常规 PCR 的 23 倍,扩增抑制物引起的假阴性率比常规 PCR 低 2 倍。

(3) 荧光定量 PCR:用于检测肺炎支原体的荧光定量逆转录 PCR 主要为探针法,常以肺炎支原体的 ATP 酶操纵子基因、Pl 黏附素基因、*RepMpl* 基因和 *CARDS* 基因为靶点设计引物和探针。多重荧光定量 PCR 是在同一体系中加入多种支原体特异性引物或其他病原体特异性引物,同时扩增多个产物,这样能够检测多种支原体或者其他病原体的感染。

（4）其他方法：实验室用于检测肺炎支原体的其他方法包括核酸杂交、PCR - ELISA、PCR - RFLP 和 PCR - SSCP 等。

3. 临床意义　实验室检测肺炎支原体的常规方法为分离培养和免疫学方法，但分离培养的阳性率很低；肺炎支原体抗原与其他支原体或病原体之间存在共同抗原，容易引起交叉反应，导致检测的假阳性率增加；相比之下，PCR 方法所需要的标本量低、检测快速、操作简单、特异性好和灵敏度高，能够早期快速检测肺炎支原体感染，同时还能够监测治疗效果和进行耐药基因分析，对肺炎支原体感染的诊断治疗有重要的临床意义。

三、寄生虫的分子生物检验

寄生虫（parasite）是具有致病性的低等真核生物，可作为病原体，也可作为媒介传播疾病。其一生的大多数时间居住在另外一种动物体内以获取维持其生存、发育或繁殖所需的营养等。

寄生虫可因寄生环境的影响而发生形态构造变化：① 跳蚤身体左右侧扁平，以便行走于皮毛之间。② 寄生于肠道的蠕虫多为长形，以适应窄长的肠腔。③ 某些寄生虫器官退化或消失，如寄生历史漫长的肠内绦虫，依靠其体壁吸收营养，其消化器官已退化。④ 某些寄生虫器官发达，如体内寄生线虫的生殖器官极为发达，几乎占原体腔的全部，如雌蛔虫的卵巢和子宫的长度为体长的 15~20 倍以增强产卵能力；有的吸血节肢动物的消化道长度大为增加，以利于大量吸血，如软蜱饱吸一次血可耐饥数年之久。⑤ 新器官的产生，如吸虫和绦虫由于定居和附着需要，演化产生了吸盘为固着器官。

肠道寄生蛔虫的体壁和原体腔液内存在对胰蛋白酶和糜蛋白酶有抑制作用的物质，在虫体角皮内的这些酶抑制物能保护虫体免受宿主小肠内蛋白酶的作用。许多消化道内的寄生虫能在低氧环境中以酵解的方式获取能量。雌蛔虫日产卵约 24 万个；牛带绦虫日产卵约 72 万个；日本血吸虫每个虫卵孵出毛蚴进入螺体内，经无性的蚴体增殖可产生数万条尾蚴；单细胞原虫的增殖能力更强。以上表明，寄生虫繁殖能力增强是保持虫种生存的条件，是对自然选择适应性的表现。

临床对于寄生虫感染性疾病的诊断主要依靠传统的镜检和血清学检查，但传统方法存在灵敏度低、耗时长等问题，难以满足临床寄生虫感染性疾病的诊断要求。分子检测技术可克服传统检测的不足，从而快速、高效、特异地对寄生虫感染性疾病进行诊断。目前常见的寄生虫感染性疾病分子检测技术主要包括 PCR、实时 PCR 与 DNA 测序法。

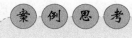

· 案例 ·

最近，小王感觉自己身体特别不好，1 个月内体重下降了 20 kg 左右，并伴有低热和腹泻，到某医院体检时发现 HIV 初筛阳性。心急如焚的他赶到疾病预防控制中心时，连走路和说话的力气都没有了。小王说由于自己印象中每次性生活都戴安全套，没有定期进行 HIV 检测，而如今的初筛结果让他又惊又怕。根据小王的情况，医生给他进行了 HIV 抗体、HIV 核酸和 CD_4^+T 淋巴细胞检测。1 周后结果证实，小王确实感染 HIV 了，而他的 CD_4^+T 淋巴细胞数量很少，身体很虚弱，随时可能并发难以治愈的感染。疾病预防控制中心紧急为他申请了免费抗病毒药物，目前小王已在服药。像小王这种情况，因为发现较晚，CD_4^+T 淋巴细胞又少，身体免疫系统要恢复到正常水平需要几年。

· 思考 ·

（1）HIV 的检测策略是什么？

（2）HIV 的实验室检测方法是什么？

（3）HIV 核酸检测的方法及原理是什么？

（4）HIV 核酸检测的适用范围是什么？

（5）HIV 核酸检测的意义是什么？

（李世宝）

第七章 单基因遗传病的分子生物检验

人类遗传病(简称遗传病)是由遗传物质改变导致的疾病或缺陷。我国每年新出生人口约 2 000 万,其中 6% 的人患有不同种类的遗传病,据此每年新增遗传病患儿 120 万左右。近年来,我国遗传病的发病率逐渐升高,遗传病的诊治越来越受到重视。随着分子生物学技术的发展,分子生物检验技术被广泛地应用于遗传病的诊断中。遗传病的分子生物检验是指通过分析患者的核酸(DNA 或 RNA)、蛋白质、染色体和某些代谢产物来揭示与该遗传病发生相关的致病基因、基因型、基因突变、染色体核型等,进行早期预防、早期诊断和早期治疗,达到减少或控制某些遗传病发病、减轻症状和改善预后的目的。按照遗传物质改变的不同,遗传病主要分为基因病、染色体病、线粒体基因病、体细胞遗传病四大类。基因病根据遗传方式不同又分为单基因遗传病和多基因遗传病。本章主要介绍单基因遗传病的分子生物检验。

第一节 单基因遗传病基因突变及分类

单基因遗传病又称单基因疾病(monogenic disease),是指单个基因突变所引起的遗传病。截至 2018 年 11 月 27 日,已确定的人类单基因遗传病达 16 006 种,可以导致人类单基因遗传病的基因异常已达 24 789 种。随着人类基因组计划的完成及后基因组时代的到来,必将会有更多的遗传病为人类所认识,单基因遗传病的种类和数量还会不断增加。

单基因遗传病的特点是病种较多、较为罕见、发病率低、临床表现复杂多样;因其遗传规律符合孟德尔定律,故又称孟德尔遗传病。

一、单基因遗传病发病的基因突变

引起单基因遗传病的常见基因突变有以下几种: ① 某个基因的外显子或内含子完全或部分缺失;② 基因的单碱基突变;③ 三核苷酸重复突变;④ 基因部分片段重复转录,导致基因产物大小改变;⑤ 插入突变,基因组其他部位的 DNA 片段插入目的 DNA 序列内。基因突变导致其编码的蛋白质产物在数量、结构、性质和功能上发生变化,从而引起一系列病理生理改变,遗传个体出现相应的疾病表型。值得注意的是,即使是同一个基因突变,由于突变性质、程度和种类的不同,其临床表现也可能出现较大的差异。

二、单基因遗传病的分类

根据突变基因所在的染色体和基因显、隐性质的不同,单基因遗传病可根据遗传方式分为以下 5 种:

1. 常染色体显性遗传病(autosomal dominant inheritance, AD) 致病基因位于常染色体上的一对等位基因中,只要有一个致病基因就可以表现出基本性状,男女患病机会相等。从家系图上看,遗传方式是垂直的,连续数代都有患者出现,男女皆受累,如先天性软骨发育不全、亨廷顿病等。

2. 常染色体隐性遗传病(autosomal recessive inheritance, AR) 致病基因位于常染色体上,携带一个隐性致病基因的杂合子不表现相应症状,只有在获得一对隐性基因的纯合子时才表现出症状。从家系图上看,遗传方式是水平的,患者均在同一代人中,且绝大多数病例是单发的,男女受累机会均等,如苯丙酮尿症、白化病等。

3. X 连锁显性遗传病(X-linked dominant inheritance, XD) 致病基因位于 X 染色体上,以显性遗传的方式向后代遗传。由于女性患者有两条 X 染色体,其获得显性致病基因的概率是男性的 2 倍,人群中女性患者比男性患者多 1 倍,前者病情常较轻。男性患者的女儿全部为患者,儿子全部正常,女性患者的子女中各有 50% 可能是该病的患者。因此,遗传家系图中女性患者多于男性患者,如葡萄糖-6-磷酸脱氢酶缺乏症、假性甲状腺功能减退症等。

4. X 连锁隐性遗传病(X-linked recessive inheritance, XR) 致病基因位于 X 染色体上,伴随 X 染色体向

后代传递。从家系图上看,女性控制 X 连锁隐性遗传性状的基因只有在纯合子时才表现出相应性状,只携带一个隐性致病基因时,为表型正常的致病基因携带者;男性只有一条 X 染色体,只要 X 染色体上有一个隐性致病基因就会发病,故家系图中男性患者居多,如甲型血友病、红绿色盲等。

5. Y 连锁遗传病(Y-linked inheritance,YL)　　致病基因位于 Y 染色体上,伴随 Y 染色体向男性后代传递,因此,只有男性才表现出相应性状,如外耳道多毛症。

第二节　单基因遗传病的分子生物检验

与一般疾病的诊断思路一样,单基因遗传病的诊断同样依赖于临床症状和实验室诊断。根据症状来判断病因并诊断,属表型诊断。单基因遗传病的分子生物检验通常以 DNA 为材料评估基因的存在和缺陷,基因表达量评估则以基因转录或翻译产物 RNA 或蛋白质为对象,反映个体的生理和病理状态。遗传病表型复杂多样,且有时表型改变不明显或出现较晚,从而易造成无法确诊或延误诊断。分子生物检验是当前诊断遗传病的最精确的方法。针对单基因遗传病突变类型的不同,应采取不同的检验方法(表 7-1)。

表 7-1　单基因遗传病的分子生物检验方法

基 因 异 常	检 测 方 法	探针、引物或限制性核酸内切酶
基因缺失	基因组 DNA 印迹 PCR	缺失基因的探针 引物包含缺失或在缺失部位内
点突变	RFLP ASO 杂交 PCR 产物多态性分析(PCR-SSCP、DGGE)	突变导致其切点消失或获得的限制性核酸内切酶 正常或异常的 ASO 引物包括突变部位
基因异常类型未知	基因内或两侧序列多态性连锁分析(可变数目串联重复、RFLP、单核苷酸多态性)	基因内或两侧序列探针或引物
基因未知	疾病连锁多态性分析(可变数目串联重复、RFLP、单核苷酸多态性)	与疾病连锁的多态位点探针或引物

注:RFLP 为限制性片段长度多态性,ASO 为基因特异性寡核酸,DGGE 为变性梯度凝胶电泳。

一、直接诊断策略

单基因遗传病分子生物检验的直接策略就是通过各种分子生物学技术直接检测导致遗传病的各种基因突变,如基因的缺失、插入、倍增或是点突变等遗传缺陷。因此直接诊断的前提是被测基因已经克隆,其核酸序列和结构已明确。直接诊断是指直接揭示遗传缺陷,因此比较可靠。直接诊断策略主要涉及以下几个方面。

1. 点突变的诊断　　点突变即 DNA 分子中的一个碱基被另一个碱基替换,其后果取决于替换的性质和位置。如果致病基因的某种突变型与疾病的发生发展有直接的因果关系,检测 DNA 分子中基因点突变来进行诊断是最理想的途径。对基因背景清楚或部分清楚的点突变,可以采取直接检测基因点突变的方法,如等位基因特异的寡核苷酸(allele specific oligonucleotide,ASO)杂交、PCR-ELISA、等位基因特异性扩增(allele specific amplification,ASA)、PCR-RFLP、基因芯片技术等进行诊断。例如,β-珠蛋白生成障碍性贫血,可以使用 ASO、PCR-RFLP 联合基因芯片对其进行诊断。

对于一些基因背景未知的点突变,可以采用单链构象多态性、变性梯度凝胶电泳(denaturing gradient gel electrophoresis,DGGE)、异源双链分析(heteroduplex analysis,HA)、DNA 序列测定、蛋白截短测试(protein truncation test,PT)等方法,如约翰斯·霍普金斯大学医学院的研究人员设计了 47 对 PCR 引物,分段扩增血友病 A 因子Ⅷ基因片段,进行变性梯度凝胶电泳分析,发现多态性片段后再进行 DNA 序列分析,几乎查清了所有临床轻中度患者的点突变。

2. 片段性突变的诊断　　片段性突变是指 DNA 分子中较大范围的碱基发生突变,如碱基的缺失、插入、扩增和重组。对于少数核苷酸缺失或插入,可以采用检测点突变的方法,而对于大的片段突变,则使用 Southern 印迹杂交和多重 PCR 技术。在实际运用中,多重 PCR 技术已经用于 Duchenne 肌营养不良的检测,在 Duchenne 肌营养不良基因突变热点区设计 18 对引物,进行多重 PCR 可以检出 98% 的 Duchenne 肌营养不良基因的片段性缺失。

3. 动态突变检测　　动态突变则指突变 DNA 在向子代传递过程中可进一步发生改变,这种变化往往是重复序列拷贝数的增加。近年有研究发现,某些单基因遗传病是由基因中的核苷酸重复序列拷贝数扩展所致,且这种拷贝数的扩增随着世代的传递呈现累加效应,较为典型的例子是脆性 X 染色体综合征。正常人脆性 X 智力低下基因($FMR-1$)的 5′非翻译区(CGG)$_n$重复拷贝数为 6~50,正常男性传递者和女性携带者拷贝数增至 50~200。女性携带者的 CGG 区不稳定,在向后代传递过程中拷贝数逐代递增,以致后代男性患者中 CGG 拷贝数可达到 200~1 000。这种拷贝数的扩增可用 Southern 印迹杂交、PCR 等方法检测。

二、基因多态性连锁分析

目前,大多数遗传病的致病基因尚未被定位和阐明,因此无法进行直接诊断,还有一些基因长达数百到数千碱基,突变种类多且分布广泛,这种情况下突变检测便十分复杂和困难。此时要用间接诊断策略进行诊断,即采用多态性连锁分析的方法,寻找具有基因缺陷的染色体、相关基因的等位基因型和单倍体型等,并判定被检者是否有这条存在基因缺陷的染色体、相关基因的等位基因型和单倍体型等。

间接诊断的实质是在家系中进行连锁分析和关联分析,它不仅有利于寻找与疾病相关的 DNA 遗传缺陷,还有助于通过分析多态性遗传标记的分布频率来估计被检者患病的可能性。因此,遗传标记的选择是进行间接诊断的基础,所用标记越多,标记的杂合性越强,信息量就越丰富,找到疾病基因的可能性就越大,漏诊、误诊的概率也就越小。

用于间接诊断的遗传标记主要有 RFLP、可变数目串联重复、STR 和单核苷酸多态性。尤其是单核苷酸多态性作为第三代遗传标记,在人类基因组中的数目可达 300 万个,可以提供的信息量很大。单核苷酸多态性另一个突出优点是可以用芯片技术而无须使用常规电泳技术对其进行检测,因此具有广阔的应用前景。

三、基因突变的定量诊断

多年来,基因组序列大范围的重复和缺失已经被认为是致病性突变,如 α-珠蛋白生成障碍性贫血、Duchenne 肌营养不良及家族性乳腺癌、遗传性非息肉性结肠癌。根据 2018 年 11 月人类基因突变数据库数据,基因缺失和重复占已发现突变的 13.6%,由于许多突变检测方法不检测缺失突变,这些数据有可能被低估了。基因定量典型的方法是和标准参考物进行比较,如绝对定量 PCR 法;其他方法如接合片段或微卫星遗传研究及最近的长片段保真 PCR、FISH、多重扩增探针杂交(multiplex amplifiable probe hybridization, MAPH)、比较基因组杂交(comparative genomic hybridization, CGH)及微阵列-CGH 也已经得到广泛应用。

四、分子生物检验标本

用于分子生物检验的 DNA 可从人体组织的有核细胞中提取分离,如外周血有核细胞、口腔黏膜和毛囊细胞等。分子生物检验一般需要采集先证者及其父母的 DNA;携带者基因分析时,需采集与患者、携带者有血缘关系的亲属样品。

五、分子生物检验中必须关注的几个问题

人类各种单基因遗传病的表型均是由基因决定的,但基因和表型的关系却十分复杂。表型相同的个体可能具有相同或不同的基因型,表型不同的个体也可能有相同的基因型。这是由于一种基因在不同环境因素影响下,经过不同的发育途径可能形成几种表型。因此,进行分子生物检验时必须十分谨慎,应对以下的问题予以关注。

1. 遗传异质性(genetic heterogeneity)　　是指由同一或不同基因座位的不同突变所致的非常类似的表型。由于遗传异质性的存在,在临床上所看到的同一类疾病可以由不同的遗传物质基础所致。存在遗传异质性的疾病在遗传方式、发病年龄、病程进展、严重程度、受累部位、预后及复发风险等方面都可能出现差异。

大多数单基因遗传病都有遗传异质性。例如,进行性肌营养不良是一组原发于肌肉组织的遗传病,其临床

症状相似,均表现为进行性加重的肌肉萎缩与无力,但遗传方式不尽相同。又如,Duchenne 肌营养不良和 Becker 型肌营养不良均为 X 连锁隐性遗传,而肢带型、面-肩-肱型和远端型肌营养不良则为常染色体显性遗传。对于这类遗传病,进行基因分析时首先必须明确其相关的致病基因。

2. 基因突变的多样性 基因突变包括缺失、插入、替换和动态突变等,应根据这些具体情况及突变是否已知而采用不同的分子生物检验方法。

3. 临床诊断是分子生物检验的基础 分子生物检验不是万能的,进行分子生物检验前一定要注意临床诊断的准确性。如果临床诊断不准确,分子生物检验的结论就有可能是错误的。更重要的是,大多数遗传病的基因突变类型及分布未知,不能进行分子生物检验,只能依靠多态性标志物进行家系连锁分析,确定疾病相关基因并进行分子生物检验。

4. 分子生物检验方法的选择 除前已述及的已知和未知的突变应该采用不同的分子生物检验方法外,还应该根据分子生物检验的目的慎重选择分子生物检验的方法。例如,将分子生物检验用于产前诊断时,应选择高特异性和高灵敏度的方法,可同时应用两种以上原理不同的方法进行检测,以尽量降低误诊率。

第三节 镰状细胞贫血的分子生物检验

镰状细胞贫血(sickle cell anemia, SCA)是常染色体隐性遗传病,是血红蛋白基因突变导致镰状血红蛋白(HbS)取代了正常血红蛋白(HbA)而引起的。镰状细胞贫血是发现最早、患病人数多的一种血红蛋白病。该病 1910 年由 Herrick 首先报道,我国首次报道于 1987 年。世界范围内以热带非洲黑色人种的发病率最高,高达 40%,西非地区的发病率为 20%~25%,美国黑色人种的发病率为 9%。

一、镰状细胞贫血的遗传学发病机制

HbS 的产生源于 HbA 的 β 链第 6 位谷氨酸被缬氨酸所取代,即由于珠蛋白基因第 6 位密码子 GAG 变为 GTG,即由单个碱基 A→T 点突变所致。首先,HbS 在缺氧条件下,其溶解度降低,在细胞内聚合后,可致红细胞凝缩变形,扭曲成镰刀状,失去正常红细胞原有的变形性和柔韧性,镰变的红细胞因受血管挤压破坏和单核巨噬系统吞噬而发生溶血,临床贫血特征明显;其次,镰变的红细胞弹性差,无法通过微循环,易堵塞毛细血管而引起局部缺氧和炎症反应从而导致相应部位产生疼痛,多发生于肌肉、骨、四肢关节、胸腹部,尤其以关节和胸腹部为常见;再次,各种原因引起的内脏缺氧使更多的红细胞镰变,从而导致多发性肺、肾、肝、脑的栓塞等严重并发症,尚可影响神经系统的发育而出现智力低下(图 7-1)。

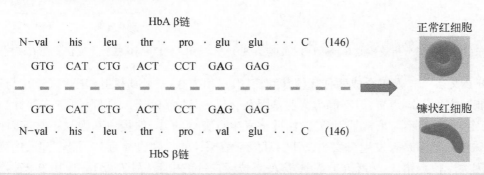

图 7-1 镰状细胞贫血病因解析

二、镰状细胞贫血的基因分型

镰状细胞贫血可分为 3 型:① 纯合子(SS)型,完全无 HbA,病情严重,往往幼年时就会死亡,只有 14% 的患者可以活到成年。② 杂合子(AS)型,HbA 与 HbS 相混,杂合子型镰状细胞基因携带者临床表现多样,一般无异常表现,其血液中 HbA 约占 65%,HbS 约占 35%,仅在低氧情况下出现镰状红细胞,重症者可反复出现危象发

作。③ 双重杂合子型基因和血红蛋白 C 或 β-珠蛋白生成障碍性贫血基因同时存在,形成双杂合子,但临床症状轻微。

三、镰状细胞贫血的分子生物检验

镰状细胞贫血的分子生物检验针对发生突变的 β-珠蛋白基因开展,采用直接诊断策略,直接判定突变类型,区分出杂合子或纯合子,也可发现新的突变类型,可用于镰状细胞贫血的早期诊断和产前诊断。常用方法如下:

1. 限制性核酸内切酶谱分析法　镰状细胞贫血 β-珠蛋白基因上一个碱基出现替换(图 7-1),造成限制性核酸内切酶 MstI 的一个识别位点的丢失。因此,可用限制性核酸内切酶谱分析进行分子生物检验。首先设计引物进行 PCR 扩增,扩增片段中必须包括 β-珠蛋白基因的第 5、6、7 密码子,扩增产物经 MstII 限制性核酸内切酶酶切,最后通过对酶切片段直接电泳分析或进行 Southern 印迹杂交分析后做出诊断。MstII 限制性核酸内切酶识别序列为 CCTNAGG(N 可是任意核苷酸),β-珠蛋白基因的第 5、6 密码子和第 7 密码子的第一个核苷酸序列是该限制性核酸内切酶的识别位点,在镰变细胞中该酶切位点消失(图 7-2)。该法所用的 DNA 样品量少,灵敏度高,能诊断出纯合子与杂合子,适于临床检验。需注意的是限制性核酸内切酶酶切要彻底,否则可能将纯合子误诊为杂合子。

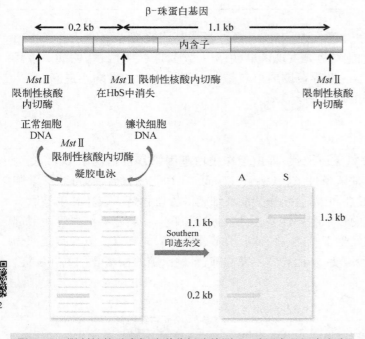

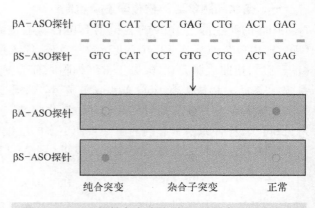

图 7-2　限制性核酸内切酶谱分析法检测 β-珠蛋白基因点突变　　图 7-3　ASO 探针杂交法检测 β-珠蛋白基因点突变

2. ASO 探针杂交法　人工合成两种寡核苷酸探针,一种为 βA-ASO 探针(正常探针),与正常 β-珠蛋白基因序列一致,能与之稳定地杂交,但不能与突变基因杂交;另一种为 βS-ASO 探针(突变探针),与突变基因序列一致并与之稳定杂交,但不与正常基因杂交,由此将发生点突变的 β-珠蛋白基因与正常基因区分开来,从而获知受检者 β-珠蛋白基因是否发生突变。设计的寡核苷酸探针的长度通常为 19 个核苷酸,序列为围绕镰状细胞 β-珠蛋白基因突变位点第 3~9 密码子范围,突变点位于探针的中部(图 7-3)。应用 β-珠蛋白基因制备寡核苷酸探针,通过 DNA 印迹法检测可做出诊断。

第四节　亨廷顿病的分子生物检验

亨廷顿病(Huntington disease, HD)又称亨廷顿舞蹈症,是一种典型的常染色体显性遗传性神经退行性疾病,该病常于 30~45 岁时缓慢起病,外显率较高。主要病因是患者亨廷顿病基因发生变异,产生了变异的蛋白质,异常蛋白粘连、聚集,最终导致神经细胞的死亡,从而影响神经细胞的功能。患者一般在中年发病,表现为舞蹈样动作,随着病情进展逐渐丧失说话、行动、思考和吞咽的能力,病情会持续发展 10~20 年,并最终导致患者死亡。该病全世界的患病率为(5~10)/10 万,可影响所有人种。

一、亨廷顿病致病基因的结构与定位

1993 年亨廷顿病协作研究组采用外显子扩增和 cDNA 克隆技术分离鉴定了亨廷顿病相关基因即 *IT15* 基因。该基因位于染色体 4p16.3,由 67 个外显子构成,编码产生一个分子量约为 350 kDa、被称为 Huntingtin 的蛋白质。在 *IT15* 基因外显子 1 的起始密码子 ATG 下游 17 个密码子处有一段多态性的三核苷酸(又称三联体)CAG 的重复序列,它随 *IT15* 基因一同转录翻译产生一段寡聚谷氨酰胺连于 Huntingtin 蛋白的 N 端。

二、亨廷顿病致病基因的变化特征

1993 年,Gusella 等报道 *IT15* 基因突变在于 DNA 上有一个长的、不稳定的三核苷酸(CAG)的重复序列。正常染色体的三核苷酸重复是以孟德尔方式短而稳定地遗传,重复长度为 9~34 次。而亨廷顿病患者大于 36 次,最多超过 120 次。在疾病状态下,亨廷顿病基因 5′端$(CAG)_n$重复的多少与发病的早晚、疾病的严重程度成正比。

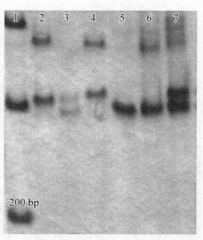

三、亨廷顿病的分子生物检验

通过对亨廷顿病基因 CAG 重复序列的直接分析进行亨廷顿病的诊断及预测。由于 CAG 重复次数增加是亨廷顿病患者的唯一变化,分子生物检验主要检测 CAG 重复次数。常规 PCR 产物进行聚丙烯酰胺凝胶电泳能够检测出重复次数较少的小片段,已知重复次数的样本可以用作对照以确定待测样本的重复次数,图 7-4 显示的是亨廷顿病患者的 PCR 扩增产物经聚丙烯酰胺凝胶电泳分析图。对于重复次数很大的样本可以采用 Southern 印迹杂交分析。

图 7-4 聚丙烯酰胺凝胶电泳分析亨廷顿病患者 CAG 重复序列的 PCR 扩增产物

泳道 1:DNA 分子量标准参照物;泳道 2、4、6:亨廷顿病患者;泳道 3、5、7:正常对照

第五节　进行性肌营养不良的分子生物检验

进行性肌营养不良(progressive muscular dystrophy, PMD)是一组原发于肌肉组织,与基因密切相关的肌肉组织进行性变性的 X 连锁隐性遗传病。其主要包括 Duchenne 肌营养不良(Duchenne muscular dystrophy, DMD)(DMD 型)、Becker 肌营养不良(Becker muscular dystrophy, BMD)(BMD 型)、肢带型肌营养不良(Erb 型)、面-肩-肱型肌营养不良(Landouzy, Dejerin 型)、远端型肌营养不良(Gower 型)、眼肌型肌营养不良(Kiloh, Nevin 型)、眼咽肌型和先天性肌营养不良等。这里仅对 Duchenne 肌营养不良和 Becker 肌营养不良做介绍。

Duchenne 肌营养不良和 Becker 肌营养不良是最常见的进行性肌营养不良性肌肉疾病,为 X 连锁隐性遗传病,主要累及男性如染色体异常(如转位),女性也可发病。Duchenne 肌营养不良和 Becker 肌营养不良是 Xp 上的抗营养不良(*Dystrophin*)基因突变而引起的一组肌肉疾病。Duchenne 肌营养不良的 *Dystrophin* 基因表现为显著丢失甚至缺失,临床症状较重;Becker 肌营养不良的 *Dystrophin* 基因仍能够指导合成 Dystrophin 蛋白,只是其结构发生了改变,所以 Becker 肌营养不良的严重程度不及 Duchenne 肌营养不良。因此,进行性肌营养不良依据临床表现不同,可大致分为重型(Duchenne 肌营养不良)、中间型(intermediate type)和轻型(Becker 肌营养不良)。

一、*Dystrophin* 基因的结构与定位

Dystrophin 基因定位于 X 染色体短臂 2 区 1 带（Xp21），长达 2 400 kb，有 79 个外显子，约占整个基因组的 0.1%，占 X 染色体的 2%。其大致结构为 5′端位于 DXS 142 位点内，3′端从 DL66.6 的缺失断裂点一直向染色体远端延伸。

二、*Dystrophin* 基因的突变特征

Dystrophin 基因突变率较高，截至 2004 年，共发现突变位点 597 个。另外，*Dystrophin* 基因突变的形式多样，约 1/3 的突变为新生突变，突变形式中以缺失较常见，约占 65%；点突变、微小缺失或常规诊断方法检测不出的微小重复突变约占 30%，其余来自重复突变。大部分 Duchenne 肌营养不良和 Becker 肌营养不良的突变位于 *Dystrophin* 基因的非编码区，以错义突变产生终止密码子导致 Dystrophin 蛋白截短最为常见。发生缺失突变和重复突变的热点有两个：*Dystrophin* 基因 5′端和中央区，分别涉及外显子 3~19（30%）和外显子 44~53（70%）。

三、Duchenne 肌营养不良/Becker 肌营养不良的分子生物检验方法

1. 基因缺失的检测　　检测 Duchenne 肌营养不良/Becker 肌营养不良的基因缺失的常用方法包括 Southern 印迹杂交、多重 PCR、限制性核酸内切酶分析、脉冲场凝胶电泳、FISH 等。应用 cDNA 探针检测该基因，可在所有患者中检测到 60% 以上的 DNA 片段缺失及 5% 的重复突变。近年来，多重连接依赖式探针扩增技术（multiplex ligation-dependent probe amplification，MLPA）和微阵列-CGH 开始被应用。图 7-5 显示多重 PCR 分析 *Dystrophin* 基因的缺失。

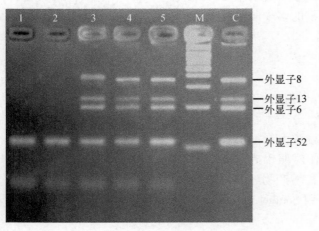

外显子8
外显子13
外显子6
外显子52

图 7-5　多重 PCR 分析 Duchenne 肌营养不良患者的 *Dystrophin* 基因缺失

泳道 M：DNA 分子量标准参照物；泳道 C：正常对照；泳道 1、2：Duchenne 肌营养不良患者；泳道 3、4、5：正常对照

2. 基因点突变的检测　　点突变包括同义突变、错义突变、无义突变及移码突变，检测方法有多种，如变性高效液相色谱分析、单链构象多态性分析、异源双链分析、化学错配裂解法（chemical mismatch cleavage，CMC）、巢式 RT-PCR、截短蛋白试验和直接测序等。巢式 RT-PCR 和异源双链多态性分析相结合可以减少筛查次数，更具临床推广价值。

3. 基因检测应注意的问题　　尽管 Duchenne 肌营养不良基因携带者的检测有很多方法，但一些技术尚难在一般实验室普及，难以用于临床，给携带者的诊断带来了困难。此外，一些技术如变性高效液相色谱分析、SCP 等在使用过程中应注意设置对照，做好质量控制。

第六节　脆性 X 综合征的分子生物检验

脆性 X 综合征（fragile X syndrome，FraX）属于 X 连锁显性遗传病，发病率仅次于唐氏综合征，是遗传性智力障碍最常见的一种形式，也是家族性智力低下最常见的原因之一，所有男性智力低下患者中有 10%~20% 的患者是由本病引起的。本病在一般男性群体中的发生率为 1/2 000~1/1 000，男、女患病的比为 2:1。

一、*FMR-1* 基因的结构与定位

1991 年，在脆性 X 综合征患者中克隆出 *FMR-1* 基因，该基因缺陷使 FMR-1 蛋白生成减少或缺乏，从而导致脆性 X 综合征。正常 *FMR-1* 基因位于 Xq27.3，在基因组中跨越 38 kb，由 17 个外显子和 16 个内含子组成（图 7-6）。

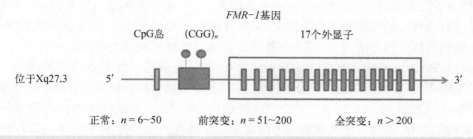

$FMR-1$基因

CpG岛　(CGG)$_n$　　　17个外显子

位于Xq27.3　5'

正常：$n=6\sim50$　　前突变：$n=51\sim200$　　全突变：$n>200$

图 7-6　$FMR-1$ 基因结构示意图

二、脆性 X 综合征的基因突变特征

1. **$FMR-1$ 基因 5'端（CGG）$_n$重复序列异常扩增**　　$FMR-1$ 基因高度保守，5'端外显子上的非翻译区有一（CGG）$_n$串联重复序列的多态性结构区，正常人群 $FMR-1$ 基因（CGG）$_n$重复次数为 6~50。前突变（CGG）$_n$重复数为 51~200 且 CpG 岛无异常甲基化，当（CGG）$_n$重复数超过 200 时为全突变且常伴有 CpG 岛异常甲基化，使 FMR-1 mRNA 翻译抑制，从而引起临床症状。目前认为，CpG 岛有无异常甲基化较（CGG）$_n$重复数对表型可能更具决定性作用。

2. **$FMR-1$ 基因 5'端 CpG 岛的异常甲基化**　　全突变是（CGG）$_n$重复达 200 次以上时，在 $FMR-1$ 基因 5'端的 CpG 岛出现异常甲基化，CpG 岛的异常甲基化可能会导致 FMR-1 转录抑制或减弱，使 FMR-1 蛋白表达受阻。

3. **$FMR-1$ 基因的缺失和点突变**　　95%以上的脆性 X 综合征患者发病的分子遗传学基础是 $FMR-1$ 基因（CGG）$_n$结构扩展的动态突变，约 5%则是由 $FMR-1$ 基因的错义突变和缺失型突变影响了 FMR-1 蛋白的正常结构导致的，极少数病例起因于 $FMR-1$ 基因全部或部分缺失，其中个别病例缺失可延至 $FMR-2$ 基因。

三、脆性 X 综合征的分子生物检验

1. **Southern 印迹杂交**　　本法可了解（CGG）$_n$重复数及 CpG 岛甲基化程度，可确认全突变与前突变，可同时检测（CGG）$_n$的拷贝数和甲基化状态，适用于患者及携带者的诊断及家族内突变情况调查。图 7-7 显示的是典型脆性 X 综合征患者 Southern 印迹杂交分析结果。我们首先提取患者基因组 DNA，继而使用限制性核酸内切酶 *EcoR* I 和 *Nru* I 消化基因组 DNA，再通过琼脂糖凝胶电泳分离转移到尼龙膜上，与 DIG 标记的特异性 FMR-1 探针杂交。

2. **PCR**　　用 PCR 直接扩增（CGG）$_n$重复序列，根据扩增片段长度进行分子生物检验。使用该方法时应注意，嵌合体型患者有较小的（CGG）$_n$片段，也有 PCR 扩增产物，可导致假阳性。

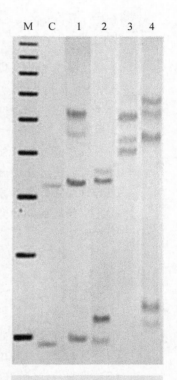

图 7-7　典型脆性 X 综合征患者的 Southern 印迹杂交分析结果

泳道 M：DNA 分子量标准参照物；泳道 C：正常女性对照；泳道 1：全突变女性患者；泳道 2：全突变男性患者；泳道 3：全突变男性患者；泳道 4：嵌合体型突变男性患者

第七节　产前诊断的分子生物检验

出生缺陷是影响人口素质的重大问题，中国每年有 100 余万新生儿有出生缺陷，很多单基因遗传病尚无可靠、有效的治疗方法，产前筛查诊断是降低发病率的主要途径。产前诊断（prenatal diagnosis）是在遗传咨询的基础上，通过遗传学检测和影像学检查，对高风险胎儿进行鉴别诊断，对患胎采用选择性流产，从而降低出生缺陷率，有助于提高优生质量和人口素质。单基因遗传病是产前诊断的主要适应病种，特别是针对 X 连锁遗传病，如假性肥大性肌营养不良、脆性 X 综合征等，通过产前诊断可明确胎儿选择，有效降低遗传病患儿的出生率。

　　根据取材和检查手段的不同,产前诊断方法一般分两大类,即创伤性和非创伤性方法。前者主要包括羊膜腔穿刺、绒毛取样、脐血取样、胎儿镜及胚胎活检等;后者有超声波检查、母体外周血血清标志物和胎儿细胞检测等。目前,产前诊断仍以创伤性方法为主,以羊膜腔穿刺和绒毛取样两种最为常用。此两种方法取材时可能有一些风险,如0.1%~0.9%的风险可导致早产或胎儿宫内死亡,引起胎儿一过性心动过缓,取脐血后脐带胎盘渗血,羊膜腔穿刺后感染等,需要高度关注。产前诊断是生化遗传学、细胞遗传学、分子遗传学和临床实践结合的产物,临床应用受到一定限制,主要原因在于单个细胞的遗传诊断困难,诊断的准确性受到多种制约,需要生殖医学与遗传学技术的结合等,而分子生物检验技术的发展与优势使产前诊断有所拓展,基因水平的诊断也有利于提高检测的灵敏度、特异性。

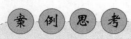

　　·案例1·

　　某非洲籍患者,女,13岁。发热、全身及关节疼痛,以胸背部、髋关节、大腿、膝关节疼痛为甚,尤以左下肢疼痛明显,不能走路;巩膜黄染、结膜苍白。血象:红细胞$2.59×10^9$/L,血红蛋白82 g/L,网织红细胞比例25%,血红蛋白电泳HbS占70%。高度怀疑为遗传病。

　　·思考·

　　(1)该患者最有可能患哪种单基因遗传病?

　　(2)请列出可能的常规检测项目。

　　(3)请列出可能的分子生物检验及方法。

　　(4)请预测该病的患病风险。

　　·案例2·

　　某患者,女,14岁。因智力发育迟缓就诊;第一胎、第一产、足月顺产;动作及语言发育较同龄儿落后明显,现生活仍不能自理。体检:身高158 cm,肥胖,粗陋面容,前额突出,大耳郭,鼻翼大,腭弓高,蹼状颈,四肢活动无异常。家族史:其父母非近亲婚配,表型正常;其弟为中度智力低下。

　　·思考·

　　(1)该患者最有可能的单基因遗传病诊断是什么?

　　(2)该病最可能的遗传方式是什么?

　　(3)为明确诊断,应该做些什么检测?

（王旭东　丁伟峰）

第八章 肿瘤的分子生物检验

肿瘤是人类主要致死疾病,随着分子生物学的发展,特别是人类基因组计划的顺利实施、人类基因组序列的剖析、相关基因功能的识别,对肿瘤的发生、发展及转归机制也有了更深入的了解。肿瘤的分子生物检验就是利用分子生物学技术,从 DNA 和 RNA 水平检测肿瘤相关基因的结构和功能改变,建立肿瘤诊断方法。通过肿瘤的分子生物检验不仅可以使人类能更早地发现、诊断肿瘤,还可预测人群或个体发生肿瘤的风险(肿瘤易感性),并了解肿瘤的恶性特征、对特定治疗手段的反应(疗效预测)、转移复发的可能与早期发现等,进行肿瘤诊断、分类、判断预后及指导治疗,同时也赋予传统意义上的肿瘤实验诊断以新的内涵。

第一节 肿瘤分子生物标志物

肿瘤分子生物标志物主要包括肿瘤相关基因(tumor associated gene)如癌基因、抑癌基因、肿瘤转移相关基因,肿瘤细胞表观遗传异常如 DNA 甲基化、miRNA 表达异常、肿瘤相关的单核苷酸多态性等。肿瘤的发生、发展正是由于这些标志物的结构、功能改变和表达异常所致。肿瘤分子生物标志物的检测为肿瘤的早期诊断及抗肿瘤治疗提供了新的靶点。

一、癌基因

癌基因(oncogene)是指人体或其他动物细胞内及致癌病毒固有的基因(又称转化基因),其激活后可促使正常细胞癌变、侵袭及转移。存在于致癌病毒(逆转录病毒)中的癌基因称为病毒癌基因(virus oncogene,v-onc),存在于细胞中的癌基因称细胞癌基因(cellular oncogene,c-onc)或原癌基因(proto-oncogene)。

(一)病毒癌基因

病毒癌基因存在于病毒基因组中(大多是逆转录病毒),能使靶细胞发生恶性转化。它不编码病毒结构成分,并非病毒生长繁殖所必需的,但是当受到外界的影响而被激活时可诱导肿瘤的发生。早在 20 世纪初,美国洛克菲勒研究所 Rous 医生将鸡肉瘤组织匀浆后的无细胞滤液皮下注射于正常鸡,发现可以引起肿瘤。不过直到 20 世纪 50 年代才发现原来致瘤的因素是病毒,并以 Rous 医生的名字命名该病毒,为罗氏肉瘤病毒(Rous sarcoma virus,RSV)。1975 年,Bishop 从 RSV 中分离到第一个病毒癌基因 src。以后又陆续从一些逆转录病毒中发现了其他的病毒癌基因,如猴肉瘤病毒中的 v-sis 基因、骨髓细胞瘤病毒癌基因 v-myc 等。

(二)细胞癌基因

病毒癌基因并不是病毒固有的基因,而是动物细胞正常基因的一个复本,如正常鸡胚成纤维细胞中就存在与 src 基因同源的序列。当病毒在宿主细胞内复制时,由于 DNA 重组而将宿主细胞基因中带有病毒癌基因的序列重组到病毒的基因组内,因此细胞癌基因是病毒癌基因的原型,又称为原癌基因。

病毒癌基因对病毒本身无关紧要,却可使宿主细胞转化,引起肿瘤,而细胞癌基因对细胞的生长、分化和功能活动却是至关紧要的。细胞癌基因编码的产物是一些调节细胞生长与分化的因子。生理条件下,这些基因的表达受到内外环境各种生长信号的严格控制,并不会导致细胞异常增殖,只有当它们异常表达或其表达产物异常时才会导致细胞的恶性转化。目前发现的细胞癌基因已有 200 多种,都是一些有十分重要功能的"管家基因",而且是高度保守的,如癌基因 myc 的表达与淋巴瘤、骨肉瘤的衰老、分化和凋亡密切相关(图 8-1)。

二、抑癌基因

抑癌基因(tumor suppressor genes)也称肿瘤抑制基因,是一类存在于正常细胞内可抑制细胞生长并具有潜在抑癌作用的基因。抑癌基因在控制细胞生长、增殖及分化过程中起着十分重要的负调节作用,它与原癌基因相互制约,维持正负调节信号的相对稳定。当这类基因突变、缺失或失活时可引起细胞恶性转化而导致肿瘤。

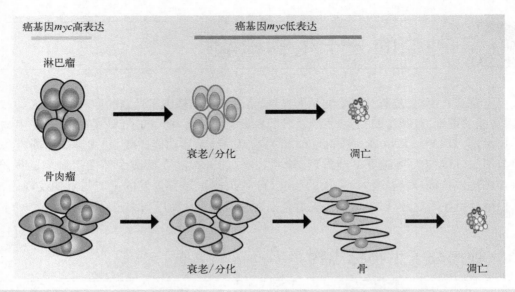

图 8-1 癌基因 *myc* 高表达促进淋巴瘤和骨髓瘤的进展

抑癌基因的产物可抑制细胞增殖,促进细胞分化,抑制细胞迁移,这些产物主要有转录调节因子、负调控转录因子、细胞周期蛋白依赖性激酶抑制因子(cyclin-dependent kinase inhibitor, CKI)等。

三、细胞周期调节基因

细胞的增殖是通过细胞周期来实现的。细胞周期(cell cycle)是指细胞从一次分裂完成开始到下一次分裂结束所经历的全过程,分为分裂期(M 期)和分裂间期两个阶段,分裂间期有包括 DNA 合成前期(G_1 期)、DNA 合成期(S 期)和 DNA 合成后期(G_2 期)。细胞周期受到多种蛋白因子严格、精密的调控,一旦这些调控基因或蛋白发生异常,就可能使细胞周期失控,从而引起癌变。

细胞周期调控系统主要由细胞周期蛋白(cyclin)、细胞周期蛋白依赖性激酶(cyclin-dependent kinase, CDK)和细胞周期蛋白依赖性激酶抑制因子三大类家族组成。细胞周期蛋白对细胞周期蛋白依赖性激酶具有正性调控作用,而细胞周期蛋白依赖性激酶则对细胞周期蛋白依赖性激酶起负性调控作用,三者共同调控细胞周期。

四、细胞凋亡相关基因

细胞凋亡是指为维持内环境稳定,由基因控制的细胞自主、有序地死亡,是一切生物胚胎发育和人类生长过程中细胞清除的正常途径,在肿瘤发生中起着重要作用。细胞凋亡受到多种基因的严格控制,如 *Bcl-2* 基因家族、*caspase* 基因家族、癌基因 *c-myc*、抑癌基因 *p53* 等。这些基因主要可分为两大类:促细胞凋亡基因和抑制细胞凋亡基因,它们共同控制细胞的凋亡过程。

五、肿瘤转移相关基因

肿瘤转移是一个极为复杂的过程,分子生物学机制的研究表明,有些基因能促进肿瘤的转移过程,称为肿瘤转移促进基因(metastasis-enhancing gene);还有些基因能够抑制肿瘤的转移过程,称为肿瘤转移抑制基因(metastasis-suppressing gene)。

肿瘤转移促进基因主要包括基质金属蛋白酶类(matrix metalloproteinase, MMP),如Ⅳ型胶原酶、基质金属蛋白酶-2(MMP-2)、黏附因子 CD44 及癌基因如 *ras*、*sis*、*met* 等。*ras* 基因家族是较早发现的与肿瘤转移相关的癌基因,该基因编码的蛋白分子量为 21 kDa,是膜结合型的 GTP/GDP 蛋白。Ras 蛋白的效应蛋白是Ⅳ型胶原酶、组织蛋白酶及与细胞运动相关的细胞因子。Ras 蛋白抑制肿瘤细胞凋亡,促进肿瘤增殖;使肿瘤血管内皮生长因子(vascular endothelial growth factor, VEGF)表达增加,促进肿瘤组织血管形成;调节肿瘤细胞上黏附分子的表达量,促进肿瘤细胞间或细胞-基质的黏附;提高基质蛋白水解酶活性,促进基质中的纤维蛋白降解;诱导肿瘤细胞逃避免疫监视,最终导致肿瘤细胞的浸润和转移。

肿瘤转移抑制基因主要有 nm23(non-metastasis 23)基因、E-钙黏素(E-cadherin)基因、抑癌基因 p53、白细胞介素-12(IL-12)基因等。其中最受关注的是 nm23 基因。nm23 基因编码产物分子量约为 17 kDa,其家族中 nm23-H1 基因和 nm23-H2 基因有抑制肿瘤转移的功能。nm23 基因在低转移性肿瘤的表达水平显著高于高转移性肿瘤的表达水平,如发生淋巴结转移的卵巢癌细胞 nm23-H1 基因的转录水平显著低于正常卵巢组织及良性肿瘤;nm23-H2基因 mRNA 水平在浸润性垂体瘤细胞中显著下降等。

六、肿瘤血管生长相关基因

肿瘤的生长、转移与新生血管的形成密切相关,肿瘤细胞浸润的同时伴有血管形成,宿主的血管长入肿瘤组织中,提供充足的营养成分,以满足肿瘤细胞旺盛分裂增殖的需要。血管新生是血管生成刺激因子和抑制因子协调作用的结果。血管生成刺激因子主要有血管内皮生长因子、成纤维细胞生长因子(fibroblast growth factor,FGF)、血管生成素、血小板来源的内皮细胞生长因子、转化生长因子-β(transforming growth factor-β,TGF-β)、肿瘤坏死因子(tumor necrosis factor-α,TNF-α)等。其中,血管内皮生长因子在血管的生成中起着重要的作用,血管内皮生长因子为单一基因编码的同源二聚体糖蛋白,能促进内皮细胞增殖、提高血管通透性及促进内皮细胞表达酶原活化因子和血浆酶原活化因子抑制因子-1、间质胶原酶及凝血酶,使血浆纤维蛋白外渗,并通过诱导间质细胞产生而促进体内新生血管生成。血管生成抑制因子主要有内皮抑制素、血管抑制素、血小板因子-4、干扰素-α、白介素-13、白介素-4 等。内皮抑制素具有强烈的抑制新生血管形成的能力,是目前已知最强的内源性血管形成抑制因子,在肿瘤血管形成调控中发挥重要作用。

七、肿瘤相关的表观遗传学异常

越来越多的研究表明,除基因组变异之外,还有另外一种不依赖 DNA 序列改变的方式,即表观遗传变异,其对癌症的发生发展也起到了重要的作用。表观遗传学修饰包括 DNA 甲基化、肿瘤相关 miRNA 异常、肿瘤相关 lncRNA 异常等。

(一)DNA 甲基化

甲基化是最常见的表观遗传修饰之一,高甲基化多与基因沉默有关,而去甲基化与基因活化有关。目前认为,一系列的肿瘤相关基因如癌基因、原癌基因、抑癌基因及肿瘤转移相关基因等的转录均在不同程度上与 DNA 甲基化有关。

抑癌基因启动子区含有未被甲基化的 CpG 岛,癌细胞中 DNA 甲基转移酶活性升高,肿瘤抑制基因呈 CpG 岛过度甲基化状态而导致转录失活。大量研究认为,DNA 甲基化发生在肿瘤的早期,促进肿瘤的发生和发展,因此,细胞的 DNA 甲基化可作为癌症早期诊断的重要依据。p16 基因是目前甲基化研究较集中的肿瘤抑制基因,研究证明,多种肿瘤如小细胞肺癌、乳腺癌、前列腺癌、结肠癌等均存在 p16 基因 CpG 岛的高甲基化。抑癌基因的甲基化还具有一定的肿瘤特异性,有研究发现,BRCA1 基因只在乳腺癌和卵巢癌中甲基化,p73 基因甲基化和 p15 基因甲基化仅见于血液系统恶性肿瘤,而 SEPT9 基因是结直肠癌特异的甲基化诊断标志物等。

促肿瘤相关基因低甲基化是肿瘤的另一个重要特征。有研究发现,肿瘤细胞原癌基因表达增强,如 c-myc 基因、c-fos 基因及 c-N-ras 基因几乎在所有肿瘤中都表达,异常高表达的基因表现为 5′CpG 位点呈低甲基化状态,且此变化多发生于肿瘤早期。其他一些促肿瘤相关基因如 maspin 基因、mage 基因、uPA 基因等的低甲基化激活也在肿瘤的发生发展中起重要作用;还有一些特定基因如 FGFR(肉瘤)基因、PRAME(白血病)基因、CD30(霍奇金淋巴瘤)基因、NAT1(乳腺癌)基因、IGF2(结肠直肠癌)基因、gamma-globin(乳腺癌和直肠腺癌)基因、MN/CA9(肾细胞癌)基因启动子低甲基化引起的过表达与相应肿瘤的发生发展密切相关。

(二)肿瘤相关 miRNA 异常

miRNA 可以通过对靶标 mRNA 的直接剪切或结合而抑制基因转录。有研究表明,miRNA 表达水平改变是人类肿瘤普遍现象之一,miRNA 可能利用其与靶基因之间的网络调控机制发挥了类似原癌基因和抑癌基因的作用,它们通过影响细胞内其他分子的表达水平或功能状态,从而达到促进或抑制肿瘤发生、发展、转移的作用。

具有癌基因功能的 miRNA 有 miR－155、miR－17－92、miR－21、miR－372、miR－373 等，它们的靶基因往往是肿瘤抑制因子基因。例如，miR－21 可以通过抑制 *PTEN* 基因的表达而促进肝癌细胞的增殖和侵袭；miR－155在淋巴瘤和实体肿瘤中表达水平显著提高，其表达水平可作为实体肿瘤的诊断和预后的标志。具有抑癌基因特性的 miRNA 有 let－7、miR－15/miR－16、miR－34、miR－203 等。let－7 可与原癌基因如 *c-myc* 基因、*ras* 基因、*hmga 2* 基因、*bcl－1* 基因的 3′非翻译区结合，抑制这些基因的表达；在肺癌、乳腺癌、卵巢癌等多种肿瘤中表达let－7 的基因显著下调。miR－15a/miR－16 的靶基因是 *bcl－2* 基因，约68%的慢性淋巴细胞白血病患者、60%的前列腺癌患者表达 miR－15a/miR－16－1 的基因缺失或下调。miRNA 不仅在肿瘤组织或细胞中表达，也在血清、血浆及其他体液中表达，血清 miRNA 由癌细胞所释放而进入血液循环，血清 miRNA 还具有较高的稳定性。不同类型的肿瘤 miRNA 表达谱不一样，还与肿瘤的分期及预后相关。例如，血清 miR－141 的表达水平与结肠癌Ⅳ期密切相关，其作为肿瘤标志物有 90.9%的灵敏度和 77.1%的特异性，能够鉴别出结肠癌Ⅳ期和其他分期的肿瘤。因此 miRNA 可作为一种新型基因水平肿瘤标志物，为恶性肿瘤的早期诊断和治疗提供新的策略。

（三）肿瘤相关 lncRNA 异常

lncRNA 是一类大于 200 bp、不具有蛋白质编码功能的 RNA 分子。lncRNA 在多种类型的肿瘤中异常表达，在肿瘤发生、发展中起着致癌或抑癌作用，是与肿瘤发生相关的一类重要因素。lncRNA 异常表达参与了肿瘤发生的过程，它们既可扮演致癌角色又可充当抑癌基因来发挥作用。lncRNA 可以通过调节基因表达从而影响细胞凋亡、信号通路，在肿瘤的发生、浸润、转移中起重要作用，它们有望成为肿瘤诊断与预后判断的分子生物标志物。目前，在乳腺癌、结直肠癌、胃癌、肝癌、肺癌和前列腺癌等肿瘤中，已经发现了许多与上述肿瘤密切相关的lncRNA，这些 lncRNA 为相关肿瘤的分子生物检验提供了基础。

第二节　肿瘤分子生物检验的临床应用

分子生物检验不仅能在肿瘤早期即做出确切的诊断，也能确定个体对肿瘤的易感性并且对肿瘤的分期、分型、靶向治疗、疗效监测和预后做出判断。分子生物检验凭借技术优势和巨大潜能，极大地推动了在更深的层次上揭示肿瘤的本质，并且指导临床诊断和治疗的工作。这里主要介绍目前分子生物检验在肺癌、乳腺癌、结直肠癌、白血病、前列腺癌中的临床应用。

一、乳腺癌

（一）乳腺癌的分子遗传特征

乳腺癌作为女性最常见的恶性肿瘤之一，是发生在乳腺上皮组织的恶性肿瘤，发病率正呈逐年上升的趋势，位居女性恶性肿瘤死亡率的首位。乳腺癌患者中有 5%~10%的病例有明显的遗传倾向，其中约 80%的患者可检测出乳腺癌易感基因的结构或功能异常。1990 年 Hall 等首先发现了家族性乳腺癌与 17 号染色体的长臂上的一个位点相关。1994 年、1995 年先后发现了与乳腺癌高度相关的乳腺癌易感基因 *BRCA1* 基因和 *BRCA2* 基因。目前发现，与乳腺癌的发生发展紧密联系的基因有 *c-erbB－2/HER2* 基因、*BRAC1* 基因、*BRAC2* 基因、*TP53* 基因、*c-erbB－2* 基因、*c-myc* 基因、*iASPP* 基因、*ATM* 基因、*MDM－2* 基因及 *PTEN* 基因等。5%~10%的乳腺癌患者涉及至少 1 种遗传易感基因的改变。

（二）乳腺癌的分子生物检验

以 *c-erbB－2/HER2* 基因为例，*HER2* 基因在乳腺癌的早期表达比较高，因此可作为乳腺癌早期诊断的参考依据。临床上 *c-erbB－2/HER2* 基因高表达的乳腺癌患者往往生存率低，肿瘤恶性程度高、进展迅速、容易转移、化疗的缓解期短、对三苯氧胺和细胞毒性化疗药耐药，以及对大剂量的蒽环类、紫杉类药物的疗效较好。*HER2* 基因已经成为指导乳腺癌个体化治疗的重要标志物，在治疗方案制订及预测治疗效果等方面有重要的诊断价值。

1. 检测标本　　中性福尔马林溶液固定的乳腺癌手术切除标本，粗针穿刺活检标本和麦默通活检标本。

2. 检测方法　　*HER2* 基因表达的检测可以采用 FISH、免疫组织化学染色。FISH 是公认的用于检测乳腺

癌 *HER2* 基因表达的"金标准",但此操作过程繁杂、费用昂贵、设备要求高,不利于在各级基层医疗机构推广使用;免疫组织化学染色相较于 FISH 而言价格低廉、设备要求低,适用于基层医疗机构检测乳腺癌 *HER2* 基因表达情况。目前实验室首先采用免疫组织化学染色进行检测,如果检测结果为 2+或阴性时,则进行 FISH 检测。

3. 结果解释　　FISH 通过荧光标记的 DNA 探针与细胞核内的 DNA 靶序列杂交(图 8-2)。在荧光显微镜下观察并分析细胞核内杂交于 DNA 靶序列的探针信号,以获得细胞核内染色体(或染色体片段)上基因状态的信息。目前进行 *HER2* 基因状态检测的探针多为同时含有 *HER2* 基因和该基因所在的第 17 号染色体着丝粒(CEP17)序列的双探针。当 HER2/CEP17 值≥2.0 时,判读为 *HER2* 基因阳性;HER2/CEP17 值<2.0 且平均 HER2 拷贝数/细胞≥6.0 时,判读为 *HER2* 基因阳性;HER2/CEP17 值<2.0 且平均 HER2 拷贝数/细胞<4.0 时,判读为 *HER2* 基因阴性。HER2/CEP17 值<2.0 且 HER2 平均拷贝数≥4.0 且<6.0 时,病例需要根据免疫组化结果,免疫组化低于(3+)判读为 *HER2* 基因阴性,免疫组化(3+)判读为 *HER2* 基因阳性。

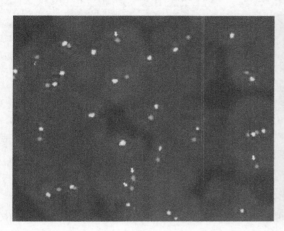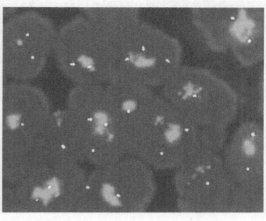

图 8-2
彩图

图 8-2　FISH 检测乳腺癌组织 *HER2* 基因和 *CEP17* 基因表达

HER2/CEP17<2.0(左),HER2/CEP17≥2.0(右),红色荧光为 *HER2* 基因杂交信号,绿色荧光为 *CEP17* 基因杂交信号

4. 临床意义

(1)指导预后评价:*HER2* 基因 mRNA 过表达的乳腺癌浸润性强,患者生存期短且预后差。且肿瘤负荷更大,淋巴结转移的概率更高,组织学分级更差,肿瘤的增殖指数更高,复发风险更高。

(2)内分泌药物疗效预测:*HER2* 基因扩增的乳腺癌患者应用他莫昔芬治疗的死亡风险明显增高,这类乳腺癌患者可能不适合选择他莫昔芬作为内分泌治疗,而且 *HER2* 基因扩增的乳腺癌患者对 CMF 化疗方案(环磷酰胺、氨甲蝶呤和氟尿嘧啶)的反应性降低,宜采用高剂量的蒽环类药物方案。

(3)靶向药物疗效预测:曲妥珠单抗是抗 HER2 的人源化抗体药物,通过阻止表皮生长因子在 HER2 上的附着,从而阻断癌细胞的生长。曲妥珠单抗被广泛应用于各期 *HER2* 基因阳性乳腺癌的治疗,能显著提高患者长期生存率。而对于 *HER2* 基因低扩增或者是不扩增的乳腺癌患者,使用曲妥珠单克隆抗体治疗疗效不佳。

二、前列腺癌

(一)前列腺癌的分子遗传特征

前列腺癌是男性的常见的恶性肿瘤之一,位于常见恶性肿瘤的第五位。流行病学的统计结果表明,前列腺癌有一定的家族遗传倾向,约有 9%的前列腺癌和遗传密切相关。在 50 岁以下的前列腺患者中 43%的患者与遗传因素有关。对于具有明确相关家族史、已知家族成员携带胚系致病基因突变的上述风险级别患者和高风险、极高风险、局部进展及转移性前列腺癌患者,可进行 DNA 损伤修复相关基因(特别是 *BRCA2* 基因、*BRCA1* 基因、*ATM* 基因、*MSH2* 基因、*MSH6* 基因、*GEN1* 基因、*FANCA* 基因、*CHEK2* 基因)的胚系变异检测。

(二)前列腺癌的分子生物检验

BRCA1 基因和 *BRCA2* 基因可发生多形式、多位点基因突变。*BRCA1* 基因、*BRCA2* 基因突变与前列腺癌的

早期发生、侵袭性、转移及治疗后复发相关。*BRCA1* 基因胚系突变的男性出现前列腺癌的风险增加 3.8 倍,而 *BRCA2* 基因突变则会使前列腺癌的风险增加达 8.6 倍。

1. 检测标本　　前列腺癌患者的血液、唾液、口腔拭子、肿瘤组织(如新鲜肿瘤组织、石蜡包埋组织切片等)或循环肿瘤 DNA。

2. 检测方法　　对于特定 *BRCA1* 基因、*BRCA2* 基因突变检测,可以采用二代测序、基因芯片或等位基因特异性聚合酶链反应(allele specific PCR, AS‐PCR),但进行大片段缺失分析或全长基因检测时,则采用 PCR 直接测序等。

3. 结果解释　　临床部分前列腺癌常见 *BRCA1* 基因、*BRCA2* 基因的致病性突变(表 8‐1)。

表 8‐1　临床部分前列腺癌常见 *BRCA1* 基因、*BRCA2* 基因的致病性突变

基因名称	染色体位置	转录物号	外显子	致病性突变	
				核苷酸改变	氨基酸改变
BRCA2 基因	13q13.1	NM_000059.3	20	c.8521T>C	p.Phe2841Leu
	13q13.1	NM_000059.3	5	c.440A>G	p.Gln147Arg
	13q13.1	NM_000059.3	2	c.67G>A	p.Asp23Asn
	13q13.1	NM_000059.3	27	c.10255dupT	p.Ter3419fs
	13q13.1	NM_000059.3	27	c.10202C>T	p.Thr3401Met
BRCA1 基因	17q21.31	NM_007300.3	10	c.3148A>C	p.Ser1050Arg
	17q21.31	NM_007300.3	10	c.3287A>G	p.Gln1096Arg

4. 临床意义

(1) *BRCA1* 基因、*BRCA2* 基因胚系突变患者的前列腺癌发病率显著增加:早期 *BRCA1* 基因、*BRCA2* 基因突变的检测对于前列腺癌的家族性预防十分关键,*BRCA1* 基因、*BRCA2* 基因突变是显性遗传,可导致前列腺癌风险显著增加。

(2) *BRCA1* 基因、*BRCA2* 基因胚系突变的前列腺癌患者容易复发转移:与没有突变的对照人群相比,*BRCA1* 基因、*BRCA2* 胚系突变的患者易于出现淋巴结转移和远处转移。*BRCA1* 基因、*BRCA2* 基因检测对前列腺癌根治性治疗后的辅助治疗、靶向治疗都具有重要意义。

(3) *BRCA1* 基因、*BRCA2* 基因胚系和体系突变的转移性前列腺癌对于特定药物的疗效更好:*BRCA1* 基因、*BRCA2* 基因突变患者采用 PARP 抑制剂治疗的反应率更高,毒副作用与传统的化疗药物相比降低。

三、结直肠癌

(一) 结直肠癌的分子遗传特征

结直肠癌是世界上最常见的三大恶性肿瘤之一,发病率呈稳定的增长趋势,我国近年来发生率也逐年增加。结直肠癌是至今遗传背景最强、研究最深入的一类恶性肿瘤,仅约 5% 的结直肠癌的发生是典型的单基因病,绝大多数结直肠癌的发生、发展是一个多步骤、多阶段、多基因共同参与的过程,是外在环境和机体内在的遗传因素相互作用的结果。遗传性结直肠癌相关的基因和分子标志有 *ras* 基因(*K‐ras* 和 *N‐ras*)、*BRAF* 基因、错配修复功能和微卫星不稳定性(MSI)等。随着靶向治疗和免疫治疗在结直肠癌治疗中的不断进步,评估分子生物标志物的检测结果对结直肠癌疗效预测、预后判断和治疗非常重要。

(二) 结直肠癌的分子生物检验

ras 基因中 *K‐ras* 基因的突变状态是决定结直肠癌靶向治疗是否有效的关键性指标。我国结直肠癌的 *K‐ras* 基因突变率为 43.8%,*K‐ras* 基因在结直肠癌发生、发展过程中起重要作用,*K‐ras* 基因的第 12、13 位密码子突变提示预后不良,而第 13 位密码子突变的患者更易复发。

1. 检测标本　　常见的标本类型包括肠镜活检标本和手术切除标本,有胸腔积液和腹水的病例可以获取脱落细胞样本。所有标本进行基因突变检测前均需要先进行常规病理检查和诊断,必须经病理诊断医师确定,保证有足够的肿瘤细胞用于检测。

2. 检测方法 测序包括 Sanger 测序、二代测序等。PCR 为基础的检测方法,包括荧光定量 PCR 法、数字 PCR 法、高效液相色谱分析法等。

3. 结果解释 *ras* 基因突变分析包括 *K-ras* 和 *N-ras* 中 2 号外显子的 12、13 密码子,3 号外显子的 58、61 密码子及 4 号外显子的 117 和 146 密码子(表 8-2)。

表 8-2 临床部分常见结直肠癌 *ras* 基因的致病性突变

基因名称	染色体位置	转录物号	外显子	致病性突变	
				核苷酸改变	氨基酸改变
N-ras 基因	1p13.2	NM_002524.4	3	c.182A>G	p.Gln61Arg
	1p13.2	NM_002524.4	4	c.371C>T	p.Thr124Ile
	1p13.2	NM_002524.4	2	c.35G>A	p.Gly12Asp
	1p13.2	NM_002524.4	2	c.37G>C	p.Gly13Arg
K-ras 基因	12p12.1	NM_004985.4	3	c.173C>T	p.Thr58Ile
	12p12.1	NM_004985.4	4	c.351A>T	p.Lys117Asn

4. 临床意义

(1)结直肠癌个体化治疗:耐药基因、药效基因谱的发现及肿瘤信号通路研究的深入为结直肠癌治疗方案的选择和个体化的治疗提供了重要的线索及新的空间。使用 EGFR 抑制剂(如西妥昔单抗和帕尼单抗)治疗结直肠癌患者时,需要检测肿瘤组织 *K-ras* 基因状态,若 *K-ras* 基因无突变则应考虑检测 *BRAF* 基因状态。

(2)结直肠癌患者的预后判断检测:目前,作为预后判断的主要依据仍然是肿瘤的临床病理分期(TNM 分期)。近年来,随着分子生物学的发展,一些分子生物标志物(如 *K-ras* 基因、*MSI* 基因等)的检测参与了对结直肠癌预后的预测。

四、肺癌

(一)肺癌的分子遗传特征

肺癌是目前全世界发病率最高的恶性肿瘤之一,在男性癌症患者中位居首位。非小细胞肺癌是肺癌的主要类型,约占总数的 85%。非小细胞肺癌患者经常被诊断处于癌症晚期阶段,导致其 5 年生存率非常低。肺癌发病的最初阶段涉及许多肺癌相关基因及其表达的改变。此外,随着研究的不断深入,肺癌遗传易感性也越来越受到人们的重视。目前发现,与肺癌的发生发展、转移及预后紧密相关的分子生物标志物有原癌基因 *EGFR*、棘皮动物微管相关蛋白样 4-间变性淋巴瘤激酶(*EML4-ALK*)融合基因、K-ras、甲状腺转录因子-1、癌胚抗原、神经元特异性烯醇化酶等。

(二)肺癌的分子生物检验

EGFR 基因在大多数非小细胞肺癌中过表达且是重要的治疗靶标。目前已知大部分的非小细胞肺癌均存在 *EGFR* 基因过表达,其中鳞癌的表达率为 85%,腺癌和大细胞癌的表达率为 65%,而小细胞癌的表达率较小。

1. 检测标本 经甲醛固定、石蜡包埋的非小细胞肺癌肿瘤组织。推荐检测的标本类型为治疗前的原发癌肿瘤组织而非转移的肿瘤组织。目前也有实验室采用经支气管刷检的细胞、经支气管和淋巴结穿刺针吸取的细胞或痰、血性胸腔积液、脑脊液及外周血等。

2. 检测方法 采用 PCR 扩增后直接 DNA 测序、FISH、免疫组织化学等,也可以使用更为灵敏的检测方法如 AS-PCR、扩增非变异突变系统(amplification refractory mutation system, ARMS)、突变体富集聚合酶链反应(mutant-enriched PCR)、高分辨熔解曲线分析等进行检测。

3. 结果解释 临床常见非小细胞肺癌患者部分 *EGFR* 基因的致病性突变见表 8-3。

表 8-3　临床常见非小细胞肺癌患者部分 *EGFR* 基因的致病性突变

基因名称	染色体位置	转录本号	外显子	致病性突变	
				核苷酸改变	氨基酸改变
EGFR 基因	7p11.2	NM_005228.3	20	c.2389T>A	p.Cys797Ser
EGFR 基因	7p11.2	NM_005228.3	19	c.2237_2254delAATTAAGAGAAGCAACAT	p.Glu746Ser752delinsAla
EGFR 基因	7p11.2	NM_005228.3	20	c.2369C>T	p.Thr790Met
EGFR 基因	7p11.2	NM_005228.3	21	c.2575G>A	p.Ala859Thr

4. 临床意义

（1）个体化治疗：非小细胞肺癌治疗的主要靶向药物包括小分子 EGFR 酪氨酸激酶抑制剂,临床实践显示 EGFR 酪氨酸激酶抑制剂的疗效存在着很大的个体差异,如 *EGFR* 基因 18~21 号外显子突变的纯合子或杂合子患者使用吉非替尼可取得较好的疗效,可显著延长患者生存期。当检测出 *EGFR* 基因 T790M 位点发生突变之后,吉非替尼的疗效不佳,此时可选用奥希替尼进行有效治疗。

（2）预后判断：*EGFR* 基因高度扩增导致 EGFR 蛋白高表达,40%~80%的非小细胞肺癌患者 EGFR 蛋白过表达,此与肿瘤侵袭性和预后不良有关。

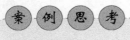

·案例·

患者,陆某,男,63 岁。因咳嗽伴痰中带血 1 周入院。CT 检查显示:右肺上叶占位,肺癌可能。后行手术切除治疗。术后病理报告显示:肿块大小 4 cm×5 cm,中分化腺癌。手术 4 周后化疗。化疗方案为顺铂和紫杉醇联合用药。4 个疗程完成化疗,随访。嘱定期复查。1 年后,陆某 CT 复查,发现胸腔积液,脑左侧基底节异常强化灶,考虑转移可能性大。抽取胸腔积液,胸腔积液病理细胞学显示见异型细胞,倾向腺癌。同时行胸腔积液 *EGFR* 基因突变检测,发现 19 外显子突变。立即给予吉非替尼靶向治疗。治疗 1 个月后复查,脑部强化灶缩小,胸腔积液减少。治疗 10 个月后 CT 复查显示:脑部异常强化灶消失,胸腔积液消失。陆某出院后,整理病例资料时发现 1 份基因检测报告(图 8-3,表 8-4)。

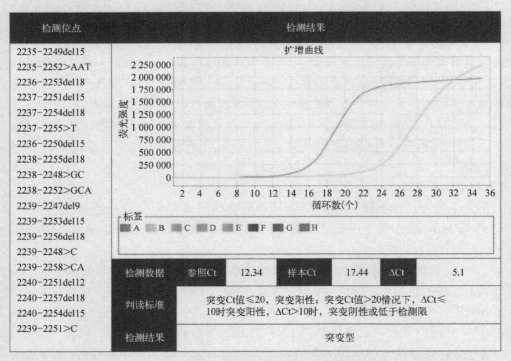

图 8-3
彩图

图 8-3　第 19 号外显子缺失突变检测

表 8-4　陆某基因检测报告

基因 (突变频率)	检 测 结 果	提示(仅供参考)
EGFR 基因 (5%)	外显子 19.c.2240_2257del18, p.L747_p753>S	此突变增加肺癌细胞对 EGFR-TKI 的敏感性 厄洛替尼、吉非替尼和埃克替尼:为一代 EGFR-TKI,可逆的 EGFR 抑制剂。FDA 或 CFDA 批准用于治疗非小细胞肺癌;疾病缓解率为 60%~90% EGFR 致癌突变主要位于第 18、19、20 和 21 号外显子;其中 21 号外显子 L858R 突变和 19 号外显子的缺失突变最常见
ALK 基因	野生型(未突变)	此次检测为野生型,对 ALK 抑制剂(克唑替尼等)治疗不敏感 ALK 能与 EML4 等基因融合引起活性增加而致癌性,克唑替尼、色瑞替尼和 Alectinib 都批准用于 ALK-EML4 基因融合患者。上述靶向药治疗后的相应疾病缓解率为 50%~61%、44%~55% 和 38%~44%(非小细胞肺癌)。此外,ALK 基因特定位点突变会导致患者对克唑替尼敏耐药,主要有 G1202R、L1196M 和 S1206Y 等位点
MET 基因	野生型(未突变)	此次检测为野生型,对 MET 抑制剂(克唑替尼等)治疗不敏感 MET 基因扩增和 14 号外显子的跳跃都能引起 MET 基因表达过度激活。克唑替尼是 2011 年由 FDA 批准的治疗肺癌药物

注: 检测结果只对本样品负责,仅供临床参考,不作为临床诊疗的唯一依据。
　　EGFR 为表皮生长因子受体,EGFR-TKI 为 EGFR 酪氨酸激酶抑制剂,ALK 为间变性淋巴瘤激酶,MET 为间质上皮化转变因子。

・思考・

(1) 肺癌的发生发展与我们所学的细胞与分子生物学哪些理论与知识点有关?

(2) 利用所学的细胞与分子生物学知识分析化疗方案中顺铂与紫杉醇治疗肺癌的机制。

(3) 利用所学的细胞与分子生物学知识分析陆某肿瘤复发的原因。

(4) 你了解 EGFR 基因吗? 19 号外显子的突变有什么意义?

(5) 试分析吉非替尼靶向治疗的靶点及信号通路。

(6) 为什么要做基因检测? 如何取材?

(7) 试述实时 PCR 与测序的实验原理。

(8) 你能读懂陆某的基因检测报告吗?

(陈欣虹)

第九章 分子生物检验的其他临床应用

临床分子生物检验技术在人类基因相关疾病诊断中具有重要作用,可用于阐明疾病发病机制及进行疾病疗效评估。此外,其在临床医学的器官移植、法医学的个体识别及亲子鉴定中也发挥着越来越重要的作用。

第一节 分子生物检验在移植配型中的应用

移植是指将个体的正常细胞、组织或器官用手术或其他方法去置换自体或异体的发生功能缺损的细胞、组织或器官,以维持或重建机体的正常生理功能,是器官功能衰竭终末期治疗的有效手段之一。目前,临床医学中应用比较广泛的是肝、肾、角膜及皮肤等器官移植,还包括骨髓移植和造血干细胞移植等。

移植后,外来移植物会被受者免疫系统作为一种"异体成分"识别并发起免疫反应,从而导致移植物的破坏和清除,称为移植排斥。在移植排斥中诱发排斥反应,导致供受体间表现出组织不相容现象的抗原,称为组织相容性抗原。组织相容性抗原包括多种抗原系统,其中将能引起快速而强烈的排斥反应者称为主要组织相容性抗原。编码主要组织相容性抗原的基因是位于染色体特定区域的连锁基因群,称为主要组织相容性复合体。20世纪50年代,Dausset确定了人类的主要组织相容性复合体基因产物,即人类白细胞抗原(human leukocyte antigen,HLA)。HLA与移植排斥反应密切相关,器官移植前进行HLA配型是寻找合适供体移植物的重要依据,可最大限度地减少移植排斥。

一、HLA 的分子生物学特征

HLA分布于人体所有有核细胞的表面,编码HLA的基因群位于人6号染色体短臂,称为 *HLA* 基因复合体。*HLA* 基因复合体具有多基因性及多态性的特征,体现出复杂的多样性,且 *HLA* 基因具备某些与其他真核基因系统不同的遗传特征,从而使得HLA在移植配型及法医学研究中具有重要的作用。

(一)多基因性

HLA 基因复合体可分为HLA-Ⅰ、HLA-Ⅱ和HLA-Ⅲ 3个基因区(图9-1)。HLA-Ⅲ编码补体,HLA-Ⅰ、HLA-Ⅱ分别编码HLA-Ⅰ和HLA-Ⅱ类抗原。

HLA-Ⅰ类抗原遍布人体各种有核细胞的表面,由两条多肽链组成,决定抗原特异性的 α-重链由HLA-Ⅰ类基因中的HLA-A、HLA-B、HLA-C基因位点编码;β-轻链即 β_2-微球蛋白,其编码15号染色体上的非 *HLA* 基因。

HLA-Ⅱ类抗原由HLA-Ⅱ类基因的HLA-D区编码,包含 *HLA-DR*、*HLA-DP* 和 *HLA-DQ* 共3个基因,这3个基因均由A位点和B位点共同构成,A位点编码 α-重链,B位点编码 β-轻链,β-轻链决定了抗原多态性。

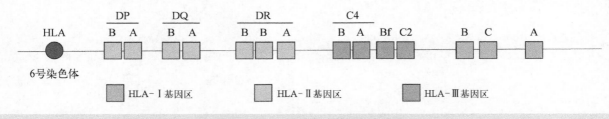

图9-1 *HLA* 基因复合体结构示意图

图9-1
彩图

器官移植术后,移植物中来自供体的淋巴细胞及树突状细胞均含有丰富的HLA-Ⅰ及HLA-Ⅱ类抗原,随着移植物血液循环的重建,供体的HLA-Ⅰ、HLA-Ⅱ类抗原会暴露于受体的免疫系统,如果供、受体HLA配型不符,即可引发移植排斥反应。

（二）多态性

HLA 基因复合体是人体最复杂的基因复合体，具有高度的多态性。这种多态性来源于 HLA 的众多复等位基因。HLA 基因复合体的每一基因座都有很多的复等位基因。例如，HLA - A 基因座上有 151 个复等位基因；HLA - B 基因座的复等位基因多达 302 个。此外，HLA 基因复合体中每一对等位基因均为共显性，这又进一步增加了 HLA 的多态性。

（三）单元型遗传

在 HLA 基因复合体中，紧密连锁的 HLA 等位基因很少发生交叉互换，称为 HLA 单元型。在遗传过程中，HLA 单元型作为一个遗传单位整体由亲代传递给子代。在同胞间比较 HLA 单元型，只会出现如下 3 种情况：① 两个 HLA 单元型完全相同，概率为 25%；② 两个 HLA 单元型完全不同，概率为 25%；③ 仅 1 个 HLA 单元型相同，概率为 50%。而子代与亲代间必然也只能有一个单元型相同。目前所知，HLA 存在 1 300 余个不同的单元型，对应约 $17×10^7$ 个基因型。故除同卵双生子外，其他人不可能具有完全相同的 HLA 型别，从而 HLA 可视作个体身份证。这一遗传特点在器官移植及法医学的亲子鉴定中得以应用。

二、HLA 分型技术与移植配型

HLA 的多基因性、多态性及单元型遗传等特征导致了 HLA 高度多样的遗传背景，但也对临床上器官移植中选择合适组织型别的移植物造成很大的困难。因此，发展行之有效的 HLA 分型技术至关重要。传统的 HLA 分型技术包括血清学分型和细胞学分型两类。血清学分型由 Terasaki 等提出，其原理是 HLA - A、HLA - B、HLA - C、HLA - DR 分子具有免疫原性，可刺激机体并使之产生特异性抗体。淋巴细胞表面具有大量的 HLA - A、HLA - B、HLA - C 及 HLA - DR 抗原，在补体存在的条件下，其与特异性抗体结合会导致淋巴细胞的破坏，破碎的淋巴细胞可经伊红染色观察。用该法可检测 HLA - I 类抗原的 161 种特异性，但准确度较差，HLA - A、HLA - B 位点分型错误率约为 4% 和 9%，而 HLA - DR 分型错误率高达 25% 甚至以上。细胞学分型原理为将两种表面抗原不相同的淋巴细胞共培养，由于不同抗原相互刺激，淋巴细胞将向母细胞转化。若表面抗原相同则这两种细胞就会保持不变，这一方法又称为混合淋巴细胞培养（mixed lymphocyte cultivate，MLC）。但对于某些表达量低的 HLA 基因，MLC 结果会出现假阴性，同时此法也受淋巴细胞纯度及活力的限制，实验周期较长，故此法已基本不采用。

自 20 世纪 80 年代以来，随着器官移植和造血干细胞移植的日益发展及分子生物检验技术的不断精进，传统 HLA 分型方法已无法满足临床需要。HLA 个体差异的本质是 HLA 基因的多态性，故分析 HLA 基因型是 HLA 型别分析的最根本、最准确、最主要的方法。HLA 的基因分型方法众多，各具特点。目前较为常用的方法包括以下几种。

（一）RFLP 分析

RFLP 分析于 1988 年成功用于 HLA - DR 和 HLA - DQ 的分型，是最早应用于 HLA 分型的分子生物学方法。此后该技术广泛应用于研究 HLA - DQA1、HLA - DQB1、HLA - DPB1、HLA - DRB1、HLA - B44 亚型及 HLA - C 的分型中。但限制性核酸内切酶酶切不完全、酶切片段长度相近及小片段难以区分等因素致使实验结果混淆，从而大大增加了 PCR - RFLP 的分析难度。此外，这种方法的关键在于在分析序列内部找到合适的限制性核酸内切酶的酶切位点，但我们不可能找到所有 HLA 位点对应的限制性核酸内切酶。故此种方法只能对某些特定的 HLA 位点进行分析，且检测时间长、结果影响因素较多，这些均限制了其在 HLA 分型中的应用。但可以肯定的是，在检测罕见等位基因及未知序列方面，该技术具有独特的优势。

（二）PCR - SSOP 技术

寡核苷酸探针杂交法（sequence specific oligonucleotide probes，SSOP）与 PCR 技术结合已发展为新一代的 HLA 分型技术，即 PCR - SSOP 技术。1986 年，此技术被 Saiki 首次应用于 HLA - DQA1 的分型，其后又相继应用于 HLA - DRB1、HLA - DQB1、HLA - DPA1 及 HLA - DPB1 的分型。根据固定在杂交膜上的是 PCR 产物还是探针可将其分为正向 SSOP 和反向 SSOP。正向 SSOP 是将 HLA 基因 PCR 产物固定，通过杂交结果判断该片段与探针是否具有同源序列。不同的 HLA 等位基因需要不同的探针，且不同的探针的杂交和洗脱条件不同，因此正向 SSOP 的操作烦琐、影响因素较多，不能作为常规方法使用。1993 年，Buyse 等报道了一种反向 SSOP 技术，即将一套预先设计的探针固定在杂交膜上,再与 PCR 产物杂交,这种方法只需要进行一次杂交即可检测所有的 *HLA* 等位基因,且不同基因位点的杂交和洗脱均在同一条件下进行,大大提高了 HLA 的分型效率,从而被大多数实验室接受。

PCR - SSOP 技术具有高灵敏度、高特异性、高分辨率的特点,能检测出仅有 1~2 个核苷酸差异的序列,且重复性好、样本量少。正向 SSOP 需要 24 h,反向 SSOP 仅需要 5 h。目前由挪威 DynaI 公司研制并已投入市场的全自动基因分析检测仪可采用反向 SSOP 判定 HLA 的型别。该检测仪能同时完成 48 个反应。PCR - SSOP 技术特别适用于大批量检测,在脐血库及骨髓库的 HLA 分型中通常作为首选方法。

PCR - SSOP 技术除了可在常见的杂交膜上反应外,还可将反向 SSOP 与 ELISA 的夹心杂交技术相结合,即 PCR - MPH(microplate hybridization),PCR 产物与包被于微量反应孔中的探针在适宜条件下杂交,经底物与酶标检测物质显色后即可判断 HLA 的基因型别。此法特异性好、灵敏度高且交叉污染的机会少,可利用酶标仪直接读取结果,消除了人为误差,现已应用于新的 *HLA* 等位基因的检测。

（三）PCR - SSCP 技术

单链构象多态性(single-strand conformational polymorphism, SSCP)检测是一种基于单链 DNA 构象差异来检测 DNA 点突变或多态性的方法,通常与 PCR 技术联用,即 PCR - SSCP 技术。PCR - SSCP 技术可检测任何部位已知或未知的点突变,其至仅 1 个碱基的差异也可以被识别出来。目前,其已经成功用于 HLA - A、HLA - DQB1、HLA - DRB1、HLA - DPB1、HLA - DPA1 及 HLA - DQ4 亚型的基因分型。经 PCR - SSCP 分析,电泳结果条带不一致者表明 HLA 型别不匹配。

PCR - SSCP 技术具有简便、快捷、灵敏等诸多优点,且不需要特殊的仪器,实验成本较低。但它只能作为突变检测方法,若要确定点突变的位置和内容,则要通过 DNA 测序。当某些特定位置的点突变对单链 DNA 的空间构象没有影响或影响较小时,电泳可能无法分辨从而造成漏检。

（四）测序技术

测序技术包括传统的 DNA 序列测定(sequence based typing, SBT)技术及 PCR 产物直接测序技术。测序技术可以直接对 HLA 抗原各亚型的等位基因碱基序列进行测定,是目前最直接、最可靠且最准确的 HLA 分型方法。如今,DNA 测序技术自动化、普及化程度不断提高,从而使得测序技术在临床 HLA 分型中得到越来越广阔的应用。但骨髓、器官及干细胞的移植前配型很少需要如此精确的基因检测技术,其在等位基因的多态性、未知基因的性质及定位的研究中应用较多。

（五）PCR - SSP 技术

PCR - SSP 技术即序列特异性引物(sequence specific primer, SSP)PCR 技术。1992 年,Olerup 和 Zetterquist 首次将其应用于 HLA - DRB1 的基因分型中。目前应用的 HLA 分型方法中,快速简便的应首推 PCR - SSP 技术,其尤其适用于肾移植配型及临床急诊。其原理是根据 HLA 多态基因中已知的 DNA 序列,设计一系列序列特异性引物,每个型别均具有一对特异性引物,然后进行 PCR,通过琼脂糖凝胶电泳分析 PCR 产物,根据是否有 PCR 产物及产物分子量大小来判断 HLA 的基因型。纯合子将产生一条特异性扩增带,杂合子产生两条特异性扩增带。PCR - SSP 技术是一种准确而可靠的 HLA 分型技术,且可解决血清学方法对腹腔血 HLA 分型的困难,提高 HLA 分型的准确性。

但此种方法需要设计大量的引物,且 PCR 污染易造成假阳性结果。PCR - SSP 技术只能检测已知的基因多态性序列,但如果样本中存在未知的等位基因,就会出现误判。但由于其操作快速简便、设备简单、结果直观,且可精确到单碱基的差异,具有其他技术无法比拟的优势,从而成为临床 HLA 分型的常规方法。

（六）流式细胞术

近 10 年来,流式细胞术(flow cytometry, FCM)已成为临床实验室的重要技术之一,其在临床血液学、临床免疫学及肿瘤学等研究中得以广泛应用,同时在移植医学中也发挥了重要的作用。流式细胞术可定性也可定量,且准确、快速、特异、灵敏,同其他分型技术比较,其优势是可在几秒内同时检测上千个细胞,因而适用于批量检测。流式细胞术无假阳性和假阴性结果的出现,因此具有广阔的应用前景。

流式细胞术的检测对象多为新鲜细胞,One Lambda 公司开发出的序列微珠综合分析实验系统(Lambda array beads multi-analytic system, LABMASTM),实验原理同反向 PCR - SSOP 技术,由诸多个混合于同一悬浮液中的彩色微球组成,微球体表面包被了 SSOP 特异性探针,先进行非特异性 PCR 扩增,扩增产物经变性解链后与包被了特异性探针的微珠结合,冲洗后加彩色荧光素染色并使用专用流式细胞仪检测,即可分析微珠表面的 SSOP 探针与 DNA 样品间的杂交情况,进而获得 HLA 分型结果。此实验系统的 1 个反应体系中含有 100 个不同的探针,检测快速、结果客观,且直接利用 DNA 作为模板,不需要新鲜标本,可根据要求随时进行检测或进行回顾性研究。基于以上优点,该技术更适用于骨髓库及脐血库的大量配型。

（七）基因芯片技术

基因芯片技术是 20 世纪 90 年代发展起来的一项新兴生物技术,它除可进行正常的 DNA 位点检测外,还可在基因水平检测某些遗传病和发现基因突变位点,而无须培养细胞。将荧光标记的 *HLA* 基因 PCR 产物加到芯片上,根据杂交信号即可获得 HLA 的多态性信息。基因芯片可满足临床大规模样本检测的需求,又符合 HLA 多种等位基因的分型要求。虽然基因芯片技术仍处于起步阶段,在 HLA 配型的研究应用方面尚未成熟,但可以预测,基因芯片技术将来必将成为一种高效、理想的 HLA 配型手段,具有广阔的发展前景。

（八）其他分析技术

1. 虚拟 DNA 分析　　1998 年,奥地利学者 Helmberg 发明了一种新的 HLA 分型技术,即虚拟 DNA 分析（virtual DNA analysis, VDA）。同年,德国 DNA 交换中心应用该技术进行了 *HLA* 基因分型。VDA 可将各实验室 PCR‑SSOP 技术、PCR‑SSP 技术及 SBT 技术的分型结果综合并参照最新公布的 *HLA* 等位基因序列进行虚拟分析,从而节省了人力、物力和财力。其保存形式为碱基排列顺序,需要时可根据最新 *HLA* 等位基因重新分析并验证原始结果,进而获得更高的准确度,因此 VDA 特别适用于骨髓库的 HLA 分型。

2. 氨基酸残基配型标准分型技术　　目前国际上通用的 HLA 配型标准是六抗原无错配标准,在 HLA 分子的 346 个氨基酸残基中,有部分关键氨基酸残基对移植排斥与移植存活率具有重要影响。当供受者关键氨基酸残基相同时,即使受者接受了 HLA 配型不符的供体,产生的移植后免疫反应仍然是低反应或无反应,从而亦可使移植物长期存活。氨基酸残基配型标准分型技术最先被应用于肾移植领域,极大地提高了供受者的匹配概率、显著降低了移植术后排斥的发生率。随着对免疫机制的深入研究,氨基酸残基配型标准分型技术得以进一步完善,并推广到骨髓移植、心脏移植等器官移植领域。

除此以外,指纹技术、差异显示聚合酶链反应（differential display PCR, DD‑PCR）、扩增片段长度多态性（amplified restriction fragment polymorphism, AFLP）、扩增非变异突变系统等技术也可用于 HLA 分型。每种 HLA 分型方法各有优势,不同实验室应根据自身的实验条件及实验目的选择合适的方法。部分实验室结合两种或两种以上的方法进行 HLA 分型,如 PCR‑SSOP 与 PCR‑SSCP 相结合、PCR‑SSP 与 PCR‑RFLP 相结合等,以提高结果准确度。

三、HLA 分型技术的临床应用

供受者间的 HLA 型别很大程度上决定了同种异体移植的成败,其中关联最为密切的为骨髓移植（bone morrow transplantation, BMT）。BMT 移植物中包含大量免疫细胞,若 HLA 配型不符则会发生较为严重的移植物抗宿主反应（graft versus host reaction, GVHR）,即使服用免疫抑制剂也难以控制,故骨髓移植对 HLA 的配型要求很高。一般先在兄弟姐妹中寻找供者,HLA‑A、HLA‑B、HLA‑DR 等六抗原无错配者为首选,其次考虑父母/子女或近亲,最后是无血缘关系的志愿者。有研究表明,BMT 中亲属供者若有一个 HLA 位点不合,GVHR 的发生率则会上升,但移植物总存活率与 HLA 全部符合的同胞无显著差异。而亲属供者若有两个及两个以上 HLA 位点不合,则 GVHR 和移植物排斥率均明显上升。临床中骨髓移植的患者大部分没有 HLA 相合的家属,故建立骨髓供者库,寻找适合的移植供体是常用的行之有效的方法。

肾移植的急性移植排斥反应一直是临床难以解决的问题,良好的 HLA 配型可提升移植肾的存活率。肾移植中,HLA‑Ⅰ类抗原主要与长期存活有关,HLA‑Ⅱ类抗原同时影响长期及短期存活;而在尸体肾移植中,主要考虑的是 HLA‑DR。有研究表明,HLA‑A 的基因配合度在减少移植肾急性排斥的效应上不如 HLA‑B 和 HLA‑DR。进一步的研究提示,在急性排斥反应发生率及次数上,HLA‑DR 抗原的基因配合度比 HLA‑B 抗原更为重要。HLA 基因配合度越高,移植后肾功能恢复的概率也越高。而在其他实体器官移植中如肝移植、心脏移植、胰脏移植等,优先考虑的是 ABO 血型的配型。

近年来,随着临床器官移植随访数据的不断积累,HLA 配型对器官移植的意义得以公认。除了移植配型,HLA 分型在 HLA 基因异常表达与疾病关系的研究(如 HLA - B27 与强直性脊柱炎)、HLA 与法医学鉴定、HLA 与输血反应等方面也有广泛的应用。

第二节　分子生物检验在法医物证学中的应用

法医物证学是法医学的重要分支,是应用生物学、现代医学等学科的理论与技术,通过对人类遗传标记的检测与分析,解决在司法实践中与生物检材相关问题的法医学鉴定的一门学科。主要内容为性别鉴定、种族及种属认定、个体识别及亲子鉴定等,其研究手段多样,检测结果可为司法及刑侦部门提供科学有效的破案依据。

法医物证学的检验标本广泛,包括血液、毛发、骨骼、牙齿、排泄物、各种组织及分泌物等,其生物检材通常为微量的斑痕及干燥组织,检材也常伴有腐败、降解及污染等,检材存放时间不一,有的可长达几十年、几百年甚至上千年,这就需要灵敏、准确的检测方法。本节将就法医物证学中的个体识别及亲子鉴定的相关内容做简要阐述。

一、个体识别

个体识别又称个人同一认定,即就活体或尸体识别该个体是谁,或与某个体是否为同一个人,它是刑侦破案或抚恤赔偿的重要环节。

(一)个体识别的传统方法

个体识别检测的指标是遗传标记,遗传标记物通常是在遗传学分析上可用作标记的物质。广义的遗传标记包括形态学标记、免疫学标记、细胞学标记、生物化学标记及分子遗传标记。法医物证鉴定中的遗传标记是具有高度多态性的标记系统,其多态性程度越高,个体识别效能越强。

早期的法医物证学采用具有多态性的蛋白质作为遗传标记,以达到个体识别的目的。经典的遗传标记为 ABO 血型系统,ABO 血型系统于 1902 年首次用于个体识别。此后,法医物证学取得了快速进展,血清型及酶型等 20 余种检测指标均用于法医学鉴定。然而,生物检材中蛋白的活性及稳定性受到诸多因素的影响,且蛋白系统分辨率低,可供配型的多态蛋白并非在个体所有类型的细胞中都存在。同时,蛋白会发生一些生理或病理变异。例如,受大肠埃希菌感染后,A 型、O 型血的人的 B 抗原检测可呈阳性,这些缺陷使蛋白遗传标记在法医物证学中的应用受到了限制。此外,对于强奸案中混合斑的分离没有可靠的检测方法,对于被拐儿童的亲子鉴定缺乏有效的检测手段等。而 DNA 遗传标记则可以避免上述缺陷,20 世纪 80 年代,分子生物检验技术得以快速发展和全面应用,从而促进了我国法医物证学的飞速发展甚至使其达到了质的飞跃。DNA 遗传标记检测迅速成为法医物证学的主导方向。

(二)DNA 遗传标记的发展

DNA 遗传标记经历了 RFLP 标记、STR 序列多态性标记及单核苷酸多态性标记 3 个阶段。

在 HLA 分型中我们已经介绍了 RFLP 的原理及局限性,作为第一代遗传标记,RFLP 标记已逐渐被 STR 序列多态性标记和单核苷酸多态性取代。

第二代 DNA 指纹以 STR 序列多态性为基础,STR 序列广泛存在于哺乳类动物的基因组中,核心序列经串联重复形成 STR 序列。同一核心序列在不同人中重复次数可能不同,此即 STR 序列多态性。而基因组中 STR 位点众多,故 STR 序列多态性检测足以进行个体区分,这就是 STR 分型。单核苷酸多态性是由单个核苷酸变异所引起的多态性,占已知所有多态性的 90%以上。单核苷酸多态性在人类基因组中分布广泛,平均 500~1 000 个碱基对就有 1 个碱基对为第三代遗传标记。

(三)DNA 遗传标记在个体识别中的应用

1. RFLP 标记与 DNA 指纹　　1984 年,Jeffreys 首次应用 RFLP 多态性分析获得了世界上第一张 DNA 指纹图谱。其过程为将分离获得的两种人源小卫星 DNA 作为基因探针,在低严谨条件下与人基因组 DNA 的酶切产物进行 Southern 印迹杂交,得到数十条不同长度片段组成的杂交图谱。这张图谱形似商品的条形码,不同个体的杂交图谱的条带数量及条带位置均不同,具有高度的个体特异性,其与指纹一样可进行个体识别,故称为

DNA 指纹。1985 年,DNA 指纹首次应用于一起移民案的法医物证学鉴定。1986 年,DNA 指纹在一起刑事案件中协助警方排除了一起强奸案的罪犯(图 9－2)。1989 年,该技术被美国国会正式批准可作为法庭物证手段。但 RFLP 技术操作复杂,对标本中 DNA 的含量和完整性的要求较高,难于推广。

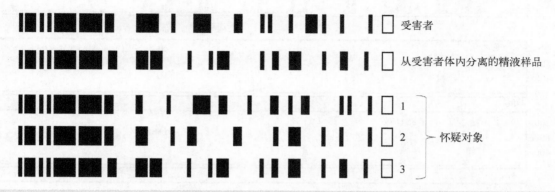

图 9－2　DNA 指纹分析用于个体识别

　　DNA 指纹使法医物证学发展到分子水平,将以往的种类认定发展到个体同一性认定,在案件侦破中发挥了重要的作用。

　　2. STR 标记　　STR 是基因组中的短串联重复序列,目前,STR 标记是法医 DNA 分型常用的遗传标记,STR 位点的重复次数具有个体特异性,故运用 STR 分型可将 2 份以上的生物检材进行同一性认证。

　　人类基因组中每 6～10 kb 就有一个 STR 基因座,其总数达几十万,不同人的单个基因座的 STR 很可能相同,其个体识别能力有限;如果分析 9 个 STR 位点,其个体识别率可达数百万甚至数千万分之一,即在数百万甚至数千万人中不会有任何两个人(除了同卵双生子)的检测结果是完全相同的;若采用 16 个 STR 位点,其个体识别率可达百亿分之一。目前全球总人口约为 74 亿,因此足以进行精确的个体识别。例如,美国 FBI 创建的用于个体识别的 CODIS 数据库包含 13 个 STR 基因座。而现在使用的 STR 个体识别试剂盒一般检测 16 个 STR 位点(增加了 D2S1338、D19S433 及性别识别位点 AMEL)。人类 X 染色体上有 20 个 STR 位点。

　　16 个 STR 位点的检测方法为 PCR－STR 复合扩增法,即 PCR－STR 分型技术。PCR－STR 分型技术的原理为 STR 位点两侧一般为较为保守的单拷贝序列,根据 16 个 STR 两端的保守序列分别进行引物设计,并在每对引物的 5′端标记荧光染料。以基因组 DNA 为模板,用 16 对引物进行多重 PCR 扩增,可获得 16 种带有不同荧光的 *STR* 基因扩增产物。PCR 产物经遗传学分析仪中的毛细管电泳分离,电泳中同时加入两种内参:等位基因 *Ladder* 和分子量内标,经软件(如 GeneMapper 软件)分析,获得 STR 分型的结果图(图 9－3)。图中纵坐标代表荧光强度,根据等位基因 *Ladder* 可确定每对荧光峰对应的 *STR* 等位基因的基因型,如 D3S1358、D8S1179 等;每种 *STR* 等位基因显示两个荧光发射峰,峰值代表荧光强度,荧光强度与 PCR 产物量成正比并取决于不同 PCR 反应的扩增效率;横坐标为分子量,根据软件分析出的 STR 基因型及分子量可以确定每种 *STR* 基因的重复次数。

　　PCR－STR 分型技术现已广泛应用于法医物证学分析,具有高多态性及高灵敏度的优势,可用于微量、陈旧及腐败生物检材的法医物证学鉴定。在犯罪现场发现的罪犯 DNA 与嫌疑人的 DNA 经 PCR－STR 分型比对,若所有 STR 位点的重复次数均一致,即可认定为同一人并作为定罪依据。

　　除常染色体的 PCR－STR 分型技术外,性染色体(X 或 Y 染色体)PCR－STR 分型在法医鉴定中也有重要的应用。Y－STR 是 Y 染色体上的 STR 序列,不同于常染色体在受精卵形成中的随机配对,Y 染色体为男性持有,仅由父亲传给儿子,且 Y－STR 样本间差异比常染色体 STR 要小很多。同一父系家族的直系父子或旁系兄弟间,Y－STR 通常变化极小,其变异率远低于非同系男性之间,故 Y－STR 可将侦破范围大幅缩小至嫌疑人的父系家族。故兄弟认亲可检测 Y－STR,而姐妹认亲则可检测 X－STR。1988～2002 年发生的震惊全国的甘肃白银系列强奸杀人案,案发后多年,案件迟迟没有取得实质性突破。2016 年 3 月,侦查人员终于将真凶高某逮捕归案。帮助公安机关缉捕真凶的关键技术即为 Y－STR。犯罪嫌疑人堂兄因盗窃犯罪留下了 DNA,经 Y－STR 分析,其与白银案犯罪现场获得的 Y－STR 比对结果显示为同一父系家族。

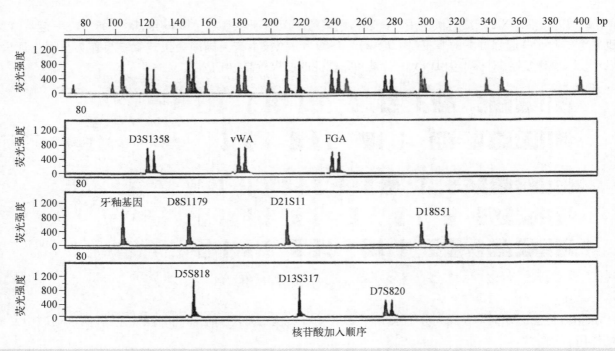

图9-3
彩图

图9-3 STR自动分型结果图

3. 单核苷酸多态性标记 单核苷酸多态性是第三代遗传标记,是在基因组水平上由单个核苷酸变异导致的DNA序列多态性,是最常见的人类可遗传变异之一。与STR相比,单核苷酸多态性在基因组中分布更广,其总数预计可达300万以上,数量分布远多于前两代遗传标记。理论上,单核苷酸多态性的等位多态性有4个(A、G、C、T),但单核苷酸多态性是由单个碱基的颠换或转换引起的,故实际上单核苷酸多态性多为二等位多态性。虽然单核苷酸多态性的多态性程度远不如小卫星或微卫星DNA,但由于单核苷酸多态性数量众多、分布紧密,故单核苷酸多态性的整体多态性要大得多。且单核苷酸多态性为二等位多态性,可通过"+/-"的简单形式进行表型分析,适于自动化、规模化的快速检测,亦可用于法医物证学鉴定。目前用于单核苷酸多态性分析的方法多以PCR为基础,并常与电泳、质谱、荧光及ELISA等方法组合。

4. 线粒体DNA分型 以上介绍的RFLP、STR及单核苷酸多态性分型通常检测细胞核DNA。但在法医物证学鉴定中,经常要对指甲、毛发等细胞核已退化的检材进行DNA分型鉴定,这时便可分析线粒体DNA。线粒体DNA在真核细胞胞质中普遍存在,其遗传独立于核基因组,为母系遗传,线粒体DNA的突变多集中于D环(displacement loop, D-loop)的高变区,其突变速度是细胞核DNA的5~10倍,无母系关系的个体间线粒体DNA高变区序列差异显著,其可用于确认家庭关系及个体来源。1918年,Romanov家族的沙皇Nicholas二世及其家人被击毙后,尸体被泼洒硫酸,残骸一直未找到。时隔73年后,在一座浅墓穴内发现疑似的9具骸骨,但由于其颅面部被严重破坏及细胞核DNA已降解,常规技术无法检验。直至1994年,应用线粒体DNA的单核苷酸多态性分型技术分析沙皇后代的线粒体DNA,成功认定了9具骸骨中包括了沙皇、皇后及其3个孩子的骨骼,从而使线粒体DNA获得了极大关注。目前,线粒体DNA分型主要用于细胞核DNA已降解或提取量不足的生物检材的检测。

二、亲子鉴定
应用生物学及医学知识检测判断不同的个体间是否有亲缘关系称为亲子鉴定。

(一)亲子鉴定的遗传学基础
人类的遗传特征可分为:① 单纯遗传特征,由等位基因控制,与环境因素无关,如血型和DNA多态性;② 复杂遗传特征,由基因与环境因素共同作用,如容貌、体形及皮肤纹理等。单纯遗传特征遵循孟德尔遗传定律,亲子鉴定依据的主要是单纯遗传特征,其检测对象为可用于个体识别的遗传标记。

单纯遗传特征符合以下孟德尔遗传规律:① 子代的遗传标记,若一半来自母亲,则另一半必定来自父亲;② 父亲或母亲同源染色体上的一对遗传标记,其中之一必定遗传给孩子,即子代不可能具有父母均无的基因。

鉴定结果若符合这些规律,则不能排除亲子关系;若不符合,则可排除亲子关系(变异情况除外)。目前,亲子鉴定已广泛应用于确定亲缘关系、尸源确定、拐卖儿童案件、移民案件及遗产继承等领域。

(二)亲子鉴定的遗传标记

可用于亲子鉴定的遗传标记需要满足遗传方式明确、遗传标记终身不变、基因突变率低及稳定遗传的要求。1921 年,血型作为遗传标记被首次用于亲子鉴定,但依靠血型判断亲子关系一般只能得到排除性结论。1984 年,DNA 指纹技术的问世是亲子鉴定的一个重要历史转折点。1985 年,DNA 指纹首次应用于一例移民案件鉴定,一名出生于英国的男孩移民加纳后重返英国,通过其与英国母亲的 DNA 指纹比对确认了母子关系,移民局承认了鉴定结果。随后,人们发现了新一代的遗传标记——STR。1991 年,Jeffreys 对一具被埋藏了 9 年的骨骸进行 STR 分型与疑似亲属比对并确认了其身份,这是世界上第一例以骨骼做亲子鉴定的案例。1995 年,一些发达国家开始建立 DNA 数据库以用于个体识别及亲子鉴定,通过比对死者与疑似家属的 STR 分型结果来确定尸源及寻找失踪者。

亲子鉴定及个体识别使用的遗传标记均为 STR,可以说,亲子鉴定是特殊类型的个体识别。其原理与个体识别中的 PCR-STR 分型技术相同。近年来,各国广泛应用 PCR-STR 分型技术建立 DNA 指纹数据库,进而用于刑侦案件的个体识别、失踪人员及被拐卖儿童的寻找。目前用于亲子鉴定的检测试剂盒一般是在 CODIS 数据库的基础上加入 D2S1338、D2S441、D6S1043、D10S1248、D12S391、PentaE、PentaD 位点及性别鉴定位点 AMEL,使 STR 检测位点达到 21 个。而第三代遗传标记单核苷酸多态性也逐渐用于亲子鉴定的研究。例如,同卵双生子的 PCR-STR 分型数据是相同的,故区分同卵双生子可采用单核苷酸多态性的方法以测定更多的基因位点。

(三)亲子鉴定的结果分析

亲子鉴定检测的是 STR 基因,STR 基因是基因组中的复等位基因,其遗传符合孟德尔遗传定律。在大多情况下,母子关系是确定的,需要鉴定的是孩子与假设父亲之间是否有亲缘关系,其步骤为:① 对比母亲和孩子的基因型,可确定孩子的基因哪些来自母亲,那么其余必定来自父亲,来自父亲的基因称为生父基因。② 对比假设父亲的基因型,若孩子不具有生父基因,则此假设父亲与孩子无血缘关系,即可排除父权。例如,D8S1179 基因,假设母亲的重复次数为 11/13,孩子为 11/15,则孩子的 D8S1179-11 基因来自母亲,那么孩子的 D8S1179-15 基因必定来自父亲。若父亲基因中没有 D8S1179-15 基因,原则上即可以否定父权,但也可能存在基因突变的情况;若父亲基因中有 D8S1179-15 基因,根据单一 STR 位点也无法确定亲子关系,需要结合其他 20 个 STR 位点综合分析。表 9-1、表 9-2 分别是某亲子鉴定机构给委托者鉴定的结果,我们来分析一下亲子关系是否成立。

表 9-1　胎儿的亲子鉴定结果图

检测位点	母	母的胎儿	假设父亲
AMEL	XX	XN	XY
D3S1358	15, 15	15, 16	15, 16
D1S1656	11, 17	15, 17	14, 15
D6S1043	11, 19	11, 11	11, 13
D13S317	10, 10	10, 11	8, 11
PentaE	15, 15	11, 15	11, 18
D16S539	12, 12	11, 12	11, 13
D18S51	16, 17	16, 22	14, 22
D2S1338	23, 23	23, 23	23, 24
CSF1P0	11, 12	11, 12	12, 12

表 9-2　女儿的亲子鉴定结果

检测位点	假设父亲	女　儿	假设母亲
D3S1358	15, 16	16, 17	15, 17
D13S317	11, 12	10, 11	11

检 测 位 点	假 设 父 亲	女 儿	假 设 母 亲
D7S820	10, 12	9, 11	8, 12
D16S539	9, 11	11	11
PentaE	12, 20	12, 13	10, 17
D2S441	10	11	10
TPOX	8, 11	8	8, 9
D5S818	12	11	10, 12
D12S391	19, 20	17, 18	18, 20
FGA	21	22, 23	19, 22

表 9-1 亲子关系成立,表 9-2 中假设父亲与女儿之间有 5 个位点不符合遗传规律,假设母亲与女儿之间有 4 个位点不符合遗传规律,所以可以排除亲子关系。

亲子鉴定检测的 21 个 STR 位点,一般需要 3 个位点不符合生父基因才能排除父权。若孩子的生父基因与假设父亲基因完全符合,则不能排除其是生父的可能,但要确定亲子关系,还需要计算父权概率。父权概率指被控父亲与孩子的血缘关系不能否定时,其为生父的可能性。软件会根据基因频率计算出父权指数(paternity index,PI),进而计算出父权相对机会(relative chance of paternity,RCP),RCP 即可代表父权概率,公式为

$$RCP = \frac{PI}{PI + 1} \times 100\%$$

按照国内外惯例,RCP 达到 99.73% 以上即可肯定假设父亲为孩子的生父,并确定亲子关系。

(周丽萍)

第十章 临床分子生物检验的质量控制

1953 年,Watson 和 Crick 在 *Nature* 杂志上发表的文章提出了著名的 DNA 双螺旋模型,此为生物学发展的里程碑,从而为生物学特别是分子生物学的快速发展奠定了基础。实时荧光定量 PCR、核酸序列扩增法、基因芯片、基因测序等分子生物学技术已用于感染性疾病的病原体检测、药物代谢基因检测、生殖遗传病诊断和肿瘤靶向药物相关基因检测等领域,成为疾病诊断、治疗检测和预后判断的强有力工具。可靠的质量保证是分子生物学技术应用于临床的基础与前提条件,因此有必要进行临床分子生物学检测的全程质量控制,其主要包括对分子生物学实验室的硬件、软件进行质量控制。软件方面包括实验室的环境与人员(实验室分区规划设计、实验室认可与验收、实验室人员资质)、检验前质量控制、检验中质量控制、检验后质量控制、室内质量控制与质控品、室间质量评价和实验室主要污染源与防污染措施等。

第一节 临床分子生物学实验室的环境与人员

临床分子生物学实验室检验对象为各种核酸与蛋白质,要求检测方法具有极高的检测灵敏度,因此扩增产物的残留与标本间的交叉污染极易导致假阳性结果的出现。同时,耗材或试剂质量不过关,仪器设备维护校准不及时等会造成假阴性结果。检测人员的操作规范及理论知识也给检验结果带来不确定性,因此必须建立完善的全程质量控制体系,以保证分子生物学实验室的检验质量。

一、临床分子生物学实验室的分区规划设计

为规范临床分子生物学实验室管理,保证实验室检验质量,卫生部于 2010 年颁发了《医疗机构临床基因扩增检验实验室管理办法》(卫办医政发〔2010〕194 号),根据文件规定,一个合格的分子生物学实验室以方便工作为原则应进行实验分区、各区独立、注意风向、因地制宜。实验室分区主要包括试剂准备区、标本制备区、扩增区与产物检测区等,可根据空间与工作内容进行调整,但各区应有明确的功能说明,各区的仪器设备与物品应专用,并有明显防止混用的标记。

二、临床分子生物学实验室认可与验收

为保证不同实验检验结果的一致性与不同实验室检验结果互认,避免重复检测,降低成本,通过协议或法律依据对实验室能够进行的项目检测与满足质量要求的正式承认称为认可。《临床基因扩增检验实验室管理暂行办法》(卫医发〔2002〕10 号)强制性要求临床分子生物学实验室在建设完成后需要经国家或省临检中心验收并取得认可,然后才可进行临床检测服务。通过严格认可的实验室才能确保检测质量。

三、临床分子生物学实验室人员资质

临床分子生物学实验室检验均为微量物质检验,操作人员应具有分子生物学与临床检验专业的相关知识,并参加上岗培训及取得合格证书,未经培训、达不到上岗要求的操作人员不得从事分子生物学检测工作。随着分子生物学技术的不断更新,检测人员在工作过程中,应定期参与针对性的新知识、新技术培训与学习,做到知理论、能检测。

第二节 检验前质量控制

检验前质量控制是保证检测质量的先决条件,也是全程质量控制中最易出现问题且最难以控制的环节,是

目前影响质量的最大因素。检验前质量控制内容包括仪器设备维护校准、耗材质检、试剂质检、标本采集、标本运送与保存等。

一、仪器设备管理与定期校准和维护

分子生物学实验室常用设备包括振荡器、加样器、离心机、生物安全柜、金属浴、PCR 扩增仪等,所有设备均应建立设备档案。档案内容至少包括仪器名称、编号、型号、生产厂家、启用日期、存放地点、维护和校准记录、说明书和仪器负责人等。每台仪器设备应进行日常保养、定期维护和校准,使其处于良好的工作状态,保证检测结果准确可靠。仪器校准包括仪器性能校准(产品校准)和检测系统校准(功能校准)。仪器性能校准一般由仪器工程师在仪器出厂、安装调试后及使用后定期进行。检测系统校准由检验人员按检测标本的方式对校准品进行检测分析,以检查并证实仪器检测系统的检验结果在允许范围内。每次校准都要做好记录:校准日期、校准内容、校准结果、校准有效期,并保存由校准者签字确认的校准证书。

有下列任一情况发生时应进行仪器校准:① 仪器摆放位置发生改变;② 仪器进行了预防性维护和更换了重要部件;③ 实验室环境发生重大变化;④ 质控结果出现异常趋势或发生偏移,采取一般性纠正措施后未恢复。

二、试剂盒的质量检验

合格的试剂盒在生产后均应已通过了厂家的质检,但试剂盒的不当运输方式与运输温度均可影响试剂盒的质量,因此实验室在收到试剂盒后也应进行实验室内部质检。试剂盒的质检包括两个方面:一是对内外包装的质检;二是对检测性能的简单质检。

(一)内外包装的质检

内包装的质检主要是看试剂瓶是否破损、瓶盖是否旋紧、试剂种类是否齐全、是否有使用说明书及真空包装是否破损等;外包装的质检内容包括厂家名称、检测项目、批准文号、试剂批号及有效期。

(二)检测性能的简单质检

用血清盘全面评价试剂盒检测性能。血清盘包括一定数量(20 份)和比例的阴、阳性标本(比例最好为1:1),以及 3~5 份系列稀释的阳性标本。根据血清盘的检测结果,计算试剂盒检测特定病原体的灵敏度、特异性和符合率(表 10-1)。系列稀释阳性标本的检测结果用于判断试剂盒的检测下限。

表 10-1 试剂盒检测性能评价

		血 清 盘 结 果		合 计
		阳 性	阴 性	
试剂盒检测结果	阳性	a	b	$a+b$
	阴性	c	d	$c+d$
合 计		$a+c$	$b+d$	$a+b+c+d$

灵敏度、特异性和符合率的计算公式如下:

$$灵敏度(\%) = \frac{a}{a+c} \times 100\%$$

$$特异性(\%) = \frac{d}{b+d} \times 100\%$$

$$符合率(\%) = \frac{a+d}{a+b+c+d} \times 100\%$$

三、耗材的质量检验

离心管、吸头和扩增管等耗材是分子生物检验不可缺少的实验材料,耗材密封性、抑制物含量等可直接影响检验结果。不同品牌、不同批号的耗材质量参差不齐,因此有必要进行耗材质检以保证实验质量。

（一）离心管的质检

1. 抑制物质检　　随机抽取 6~10 支待检离心管参与整个实验流程,检测已知高、中、低浓度的 HBV DNA 标本,每一浓度设置双管检测。同时,以已知无抑制物和无 DNA 酶及 RNA 酶的离心管为对照。在保证试剂和其他耗材质量可靠的前提下,如果待检离心管检测结果较对照或预期结果明显偏低 1~2 数量级或为阴性,那么提示有抑制物存在。

2. 密封性质检　　随机抽取 6~10 支待检离心管,每管精确地加入一定量的水,分析天平称重并记录重量。然后按核酸提取程序煮沸或加温孵育,并再次利用分析天平称重及记录结果,从而判断离心管在使用中的密封性。若重量出现明显降低则提示密封性不好。

（二）扩增管的质检

扩增管抑制物质检可参照离心管的质检:取待检扩增管扩增已知高、中、低浓度的 HBV DNA 标本,设置双管检测。同时以已知无抑制物扩增管为对照。在保证试剂和其他耗材质量可靠的前提下,若待检离心管检测结果较对照或预期结果明显偏低 1~2 数量级或为阴性,则提示有抑制物存在。

（三）滤芯吸头的质检

1. 抑制物质检　　用待检滤芯吸头来回吸取一份已知的强阳性标本 10 次,将最后 1 次吸取液加至扩增反应管中进行扩增检测。强阳性标本扩增检测结果应为强阳性,出现阳性弱(降低 1~2 数量级)或阴性结果则说明吸头可能含有抑制物。

2. 密封性质检　　利用上述抑制物质检方法吸取阳性标本后,换一新待检吸头同样连续吸取 10 份已知阴性标本至反应管中,重复上述过程 3~5 次,然后将所有的扩增反应管进行扩增检测。所有阴性标本扩增结果应为阴性,出现阳性则表明吸头密封性不好。简单的密封性检测方法还可用含 1%~2% 甘油及色素(如甲基橙、红墨水和蓝墨水等)的水溶液,将加样器吸取体积调至超过吸头最大体积的 10%~20%(如 100 μL 滤芯吸头,可调吸取体积为 110~20 μL),然后套上吸头吸取上述水溶液,若有色液体出现在滤芯上面则说明滤芯密封性不好。

四、临床标本采集

（一）采集时间与采集部位

对特定的临床标本,病原体含量在疾病的发展过程中可发生变化,可能仅在感染或疾病发生发展过程中的某时间段,病原体含量才达到 PCR 检出水平;患者在感染初期及大量抗体形成时病毒含量低,而在抗体形成前期及疾病临床症状严重时病毒含量高;并且当抗体出现后,不同患者的病原体浓度可能不一样。因此过早或过晚采集临床样本均可造成假阴性结果。

在采集标本前一般需要对采集部位进行清洁消毒,去除污染微生物或杂物,避免抑制核酸扩增,但过度清洁可能会去除或破坏待测微生物。某些类型标本若采集不当则可造成结果差异较大。例如,采集子宫颈脱落细胞的正确方式为用棉拭子擦去子宫颈口的分泌物,换另一棉拭子取子宫颈环状上皮与柱状上皮转化处子宫颈脱落细胞。采集男性尿道标本(采集标本前 2 h 禁小便)的正确方式为用细小棉拭子伸入尿道 2~4 cm,捻动拭子采集上皮细胞,将棉拭子置入无菌玻璃管,密闭送检。采集男、女性疣体标本的正确方式为直接切下疣体组织放进无菌玻璃管内,或用一次性注射器把疣体刺破后,再用棉拭子反复擦拭病灶处脱落细胞并置入无菌玻璃管,密闭送检。

（二）标本类型与采集量

血液标本可用于 HBV、HCV、HIV 和 CMV 等病毒载量检测与个体基因型检测。痰液标本一般用于结核分枝杆菌检测。泌尿生殖道标本一般用于生殖道感染病原体如梅毒螺旋体、淋球菌、沙眼衣原体和解脲支原体的检测。为尽可能检测出微量病原体,应采集尽量多的可能含有病原体的标本,但应注意标本量大的同时,无关 DNA 和抑制物的增多会干扰待测病原体的检测,同时造成靶基因的相对稀释,从而影响检测的灵敏度。

（三）采集质量的评价

血液标本的溶血、脂浊对检测结果影响程度与所用检测试剂相关。分泌物标本可用所含细胞类型与数量来评价标本的采集质量。痰液标本可用白细胞数量来评价痰液采集质量。评价的方法包括肉眼观察法、借助显微镜观察法和分析其他检测指标法等。例如,采集子宫颈分泌物进行 HPV 检测时,应借助显微镜观察标本中单位体积的上皮细胞数量来评价采集质量。

五、临床标本运送与保存

（一）标本运送

任何标本采集后，应利用一次性无菌、无核酸酶及其他扩增抑制物的运输容器，及时送到实验室进行检测。靶核酸为 DNA 时，建议采集后 8 h 内常温运输至实验室；靶核酸为 RNA 时，建议采集后 4 h 内低温运输至实验室。无论何种核酸，若需要长途运输则应加入适当的稳定剂如异硫氰酸胍盐（guanidine thiocyanate，GITC）等，并在低温条件下运输。

（二）标本保存

核酸在核酸酶的作用下会迅速降解。所以靶核酸为 DNA 时，运输至实验室后应于 2~8℃ 条件下保存；纯化后的 DNA 可在 2~8℃ 条件下保存 1 周或在 -20℃ 条件下保存 1 个月，核酸质量不发生明显变化。靶核酸为 RNA 时，运输至实验室后应在 -20℃ 以下保存；纯化后的 RNA 可在 -80℃ 条件下或液氮中保存。置于处理过的滤纸上的标本，无论是 DNA 还是 RNA，常温下至少可稳定保存数周。

第三节　检验中质量控制

检验中质量控制主要在实验室完成，也是实验室进行质量控制的主要内容，包括核酸分离纯化、核酸扩增有效性等质量控制。

一、核酸分离纯化质量控制

（一）核酸污染物或完整性

核酸分离纯化操作在获得靶基因的同时，可以去除干扰扩增的蛋白质、脂类和有机溶剂等物质。分离纯化后的核酸可用琼脂糖凝胶电泳结合标准品鉴定核酸获得量及完整性，也可借助超微量紫外分光光度计和荧光法等进行质量检测。DNA 和 RNA 的纯度可通过测定 260 nm 和 280 nm 波长下的紫外吸收值进行评价。纯 DNA 的 OD_{260}/OD_{280} 值为 1.8~1.9，纯 RNA 的 OD_{260}/OD_{280} 值为 1.9~2.0。若 DNA 的 OD_{260}/OD_{280} 值高于 1.9 则可能存在 RNA 残留，若 OD_{260}/OD_{280} 值小于 1.8 则可能存在蛋白质或有机溶剂污染。若 RNA 的 OD_{260}/OD_{280} 值高于 2.0 则可能存在 RNA 降解；若 OD_{260}/OD_{280} 值小于 1.9 则可能存在蛋白质或者其他有机溶剂污染。RNA 完整性也可用变性琼脂糖凝胶电泳进行检测，理想情况下 3 种主要的 rRNA（28S rRNA、18S rRNA 和 5S rRNA）在变性琼脂糖凝胶上出现的带相对较窄，28S rRNA、18S rRNA 的 OD_{260}/OD_{280} 值约为 2∶1；如果 28S rRNA、18S rRNA OD_{260}/OD_{280} 值倒转，或者出现大量低分子量带或无条带，那么说明存在 RNA 降解。

（二）核酸浓度

根据朗波-比尔光吸收定律，1 OD 值相当于 50 μg/mL 双链、40 μg/mL RNA（或单链 DNA），或 20 μg/mL 寡核苷酸。260 nm 处为核酸最大吸收峰，根据分离得到的 DNA 或 RNA 在 260 nm 波长下的吸光值即可求得核酸浓度和总量。

二、核酸扩增有效性质量控制

血液标本中的血红素，脑脊液、尿液、分泌物与痰中的抑制物和有机溶剂均可干扰或抑制扩增，因此必须检测扩增有效性。通过加入内标至临床标本中，与标本一起经历核酸提取与扩增，既可以监测提取过程也可检测有无抑制物。管家基因如 β-Actin、GAPDH 等为常见的内标。内标应大于或等于靶核酸，从而保证微量靶基因扩增的有效性。同时，内标模板量不能太大，以免竞争靶核酸扩增降低检测的灵敏度。临床分子检测至少还需要设置一份弱阳性质控品与阴性质控品，以及随标本提取带入的空管和仅含扩增反应液的管，在检测核酸扩增有效性的同时，也可监测污染情况。

第四节　检验后质量控制

检验后质量控制是指为临床医生或患者提供一份及时、准确、有效、完整的检测报告,在实验室检验完成后进行的检验结果审核、咨询服务及与临床沟通。检验后质量控制为实验室检验质量控制的重要组成部分,随着医疗服务质量的提升,检验后质量控制越来越受到检验实验室的重视。

一、检验结果的审核和报告

检验结果出来后,该批次检验结果是否可靠、报告是否可发出,需要进行审核。分子生物学检测专业组组长或获得授权的、有经验的检验人员可进行结果审核。主要依据或审核的内容有:① 内标是否有效扩增。② 阴性质控品、随标本提取带入的空管和仅含扩增反应液的管扩增结果是否均为阴性。③ 将阳性质控品检测结果绘制在质控图上进行质控结果判断是否"在控",若室内质控品检测结果均"在控"则报告可发出;"失控"结果暂不宜发出,应寻找"失控"原因再做相应处理。

依据阴性质控品与阳性质控品检测结果做出的检验结果判断是总体上的判断,并不能完全代替特殊结果的审核,至少下列情况必须充分注意:① 与临床诊断明显不符的结果;② 与以往检测结果相差悬殊的结果;③ 与其他相关实验结果矛盾的结果。遇到以上情况时,要进行分析判断,决定是否要复查或采取其他处理措施,并及时积极与临床医生沟通。例如,进行 HBV DNA 定量检测时,如发现本次检测结果与患者以往结果相差较大,在确认本次实验各种质控在控的情况下,可以查询患者乙肝五项检测结果与肝功能检测结果,若两者相符则可以正常发送;若患者相关检测结果相互矛盾,应及时与临床医生联系并征求其建议,然后做出是否复查或重新留取标本的决定,同时做好报告及应急处理记录。

二、检验咨询服务和实验室与临床沟通

检验者除为临床医生提供及时、准确、有效、完整的检验信息外,《医疗机构临床实验室管理办法》也规定:"医疗机构临床实验室应当提供临床检验结果的解释和咨询服务。"因此,向临床医生或患者提供检验项目的选择和对检验结果进行解释也是检验者工作职责之一。积极提供咨询的形式包括开立检验咨询门诊或热线电话、参加临床查房、参加临床会诊和病历讨论等。接受咨询内容有:① 检测项目特别是新技术、新项目的临床意义;② 生物属性带来的参考值差异;③ 检验方法、检验仪器带来的结果差异;④ 临界值和窗口期解释;⑤ 立足检验解释检验结果与临床不符可能原因等。

第五节　室内质量控制与质控品

室内质量控制(internal quality control,IQC)是指由实验室技术人员采用一定的统计学方法,在实验室内部连续评价检测工作的可靠性程度,判断检验报告是否发出的整个过程。室内质量控制旨在监测和控制本实验室常规工作的精密度,提高批内、批间标本检测的一致性,以确定检测结果是否可靠、有效及报告能否发出的一项工作。

一、质控品要求

室内质量控制过程中重复检测的稳定标本称为质控物或质控品。检测质控品的目的在于监测检测分析的全过程,并且能够在可能产生有误结果时发出警示。理想的质控品应满足以下基本要求:① 稳定,有效期长;② 无已知生物传染危险性;③ 可大量获得;④ 质控品基质与待测标本一致,避免基质效应对检测结果的影响;⑤ 阳性质控品浓度覆盖试验水平和临床决定水平;⑥ 具有预设靶值。

二、质控品类型

质控品根据用途分为室内质控品、室间质控品和质控血清盘。室内质控品用于实验室日常工作的室内质量控制。室间质控品由发起室间质量评价的机构制备或监制,通常不需要准确定值;但对于定性测定,室间质控品是应用已有的检测方法明确其阴性或阳性。质控血清盘由一定数量的原血清阴性、阳性、弱阳性标本和3~5份系列稀释的阳性标本组成,阴性、阳性标本的数量最好相等。

质控品根据监测目的分为阴性质控品与阳性质控品。阴性质控品主要监测实验室以前扩增产物的污染,监测强阳性标本经操作者的手和强阳性标本气溶胶经加样器所致的污染、监测扩增试剂的污染等。随标本提取带入的空管主要监测样本间交叉污染。仅含扩增反应液的管主要监测试剂污染。阳性质控品包括阳性质控品与弱阳性(临界阳性)质控品。对于定量检测项目,阳性质控品应选择有效测定范围内的高、中、低3个不同浓度水平,并且覆盖实验水平或临床决定水平的质控品。而定性实验的阳性质控品以低浓度质控品最为重要,介于cut-off(OD值)的弱阳性质控品为最佳选择。

三、质量控制统计分析

(一)基线测定

基线测定是指使用质控品确定实验在最佳条件和常规条件下的变异。最佳条件下的变异(optimal conditions variance, OCV)是指在仪器、试剂盒和实验操作者等因素均处于最佳时,连续测定同一浓度质控品至少20批次,经计算得到的均值($\bar{x}$)、标准差(s)和变异系数(CV),此CV即为OCV系数。OCV代表检测项目在该实验室能达到的最高精密度水平。常规条件下的变异(routine conditions variance, RCV)则是指在仪器、试剂盒和实验操作者等因素均处于通常的实验条件下时,连续测定同一浓度质控品至少20批次,经计算得到的均值($\bar{x}$)、标准差(s)和变异系数(CV),此CV即为RCV系数。当RCV系数与OCV系数接近,或小于2×OCV系数时,则RCV系数是可以接受的。否则,就需要对常规条件下的影响因素采取措施予以改进。

(二)质控品靶值和标准差的设定

连续测定同一质控品20批次,根据获得的20次质控品检测结果,计算出均值与标准差,并将其作为暂定靶值进行室内质量控制。1个月后,将该月的所有在控结果与前20次质控结果汇集一起,重新计算均值和标准差,以此累计均值和标准差作为下个月质控图的均值和标准差。重复上述步骤,连续3~5个月。然后将最初20次数据和3~5个月的所有在控数据汇集一起,将计算的累计均值和标准差作为质控品的常用均值和标准差进行室内质量控制。

(三)Levey–Jennings 质控图

利用上述方法计算出RCV的均值($\bar{x}$)及标准差(s)后制作Levey–Jennings质控图(图10-1)。质控上限设为$\bar{x}+3s$,质控下限设为$\bar{x}-3s$,超出此限为失控,此时应采取措施改善检测。将$\bar{x}\pm2s$设为警告限,超出此限有可能为误差,应密切观察。在质控图上记录结果时,还应详细记录检测日期、试剂、质控品批号、质控品有效期、失控处理措施与效果和检测者等。

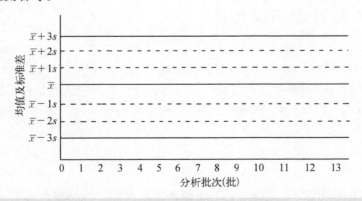

图10-1 Levey–Jennings 质控图

(四)Westgard 多规则质控方法

Westgard多规则质控方法是在Levey–Jennings质控图的基础上发展起来的,采用多个规则进行室内质量控制。与 Levey-Jennings 质控图相比，Westgard 多规则质控方法具有更高的误差检出率及更低的假失控率和假告警率，并可根据失控诱发规则的类型判断误差为系统误差还是随机误差。Westgard 多规则质控方法有 6 个质控规则，包括 1_{2s}、1_{3s}、2_{2s}、R_{4s}、4_{1s}、10_x 规则，各规则质控法如下：

1. 1_{2s} 规则　　1 个质控结果超过 $\bar{x} \pm 2s$ 控制限，提示警告，需对质控数据进行检查以判断该检测批次是否在控。

2. 1_{3s} 规则　　1 个质控结果超过 $\bar{x} \pm 3s$ 控制限，提示失控，应采取措施予以纠正。

3. 2_{2s} 规则　　2 个连续质控结果同时超过 $\bar{x} + 2s$ 或 $\bar{x} - 2s$ 控制限，提示失控，可能为系统误差。

4. R_{4s} 规则　　同一批内高浓度和低浓度的质控结果之差超过 $4s$，提示失控，可能为随机误差。

5. 4_{1s} 规则　　4 个连续的质控结果同时超过 $\bar{x} + 1s$ 或 $\bar{x} - 1s$ 控制限，提示失控，可能为系统误差。

6. 10_x 规则　　10 个连续的质控结果落在均值同一侧，提示系统误差明显。

采用单一质控品进行室内质控时，Westgard 多规则质控方法与 Levey-Jennings 质控图基本相同。当检测两个浓度水平以上的质控品时，运用 Westgard 多规则质控方法进行室内质量控制时更为方便与有效。

（五）即刻质控方法

某些检测项目并不是每天检测，积累 20 批次质控数据计算均值与标准差需要时间长，不适合采用 Levey-Jennings 质控图和 Wesgard 多规则质控方法。可以采用即刻质控方法进行质控，只需要 3 个连续批次质控结果即可对第 3 次检测进行质控判断。具体步骤为将已有的质控结果按从小到大的顺序排列，并计算均值($\bar{x}$)与标准差(s)；按下述公式计算 $SI_{上限}$ 和 $SI_{下限}$ 值；将 $SI_{上限}$ 和 $SI_{下限}$ 值与 SI 值表（表 10-2）进行比较。

$$SI_{上限} = (x_{最大} - \bar{x})/s$$

$$SI_{下限} = (\bar{x} - x_{最小})/s$$

表 10-2　即刻质控方法质控 SI 值表

n	n_{2s}	n_{3s}	n	n_{2s}	n_{3s}
3	1.15	1.15	12	2.29	2.55
4	1.46	1.49	13	2.33	2.61
5	1.67	1.75	14	2.37	2.66
6	1.82	1.94	15	2.41	2.71
7	1.94	2.10	16	2.44	2.75
8	2.03	2.22	17	2.47	2.79
9	2.11	2.32	18	2.50	2.82
10	2.18	2.41	19	2.53	2.85
11	2.23	2.48	20	2.56	2.88

注：n 为质控次数；n_{2s} 为告警最小值；n_{3s} 为失控最小值。

即刻质控方法质控结果的判断：$SI_{上限}$ 和 $SI_{下限}$ 值均小于 n_{2s} 对应值时提示检测结果可以接受；$SI_{上限}$ 和 $SI_{下限}$ 值中有一个处于 n_{2s} 和 n_{3s} 对应值之间时提示质控结果处于告警状态；$SI_{上限}$ 和 $SI_{下限}$ 值中有一个大于 n_{3s} 对应值时提示质控结果"失控"，应进行纠正。当质控数据超过 20 次后，可以使用常规的质控方法进行室内质量控制。

（六）室内质量控制的局限性

室内质量控制主要通过质控品检验结果与预设靶值的一致性来评价实验室检验结果的精密度，但无法有效评价准确性，更不能保证每个检验标本出现标本鉴别错误、标本吸取错误和结果记录错误等，此类错误均匀分布在实验室全程检验的不同阶段，要求发生率小于 0.1%。

第六节　室间质量评价

室间质量评价（external quality assessment，EQA）指外部机构采取一定的方式、方法，连续、客观地评价实验室检测结果准确性,发现误差并采取措施予以纠正,使不同实验室间的结果具有可比性。室间质量评价是对实验操作和检测方法的回顾性评价,不是用来评价实时检测结果可靠性的。室间质量评价对 IQA 具有一定的补充作用,共同保证临床检测结果的质量。

室间质量评价主要通过以下过程实现:① 外部机构根据评价方案,定期发放一定数量的质控品至各参评实验室;② 实验室在收到质控品后应确认质控品状态,并根据质控要求检测质控品;③ 参评实验室在规定时间内将检验结果报告给组织机构;④ 组织者对上报的检验结果进行统计分析,对各参评实验室检验结果进行评分;⑤ 组织者反馈评价结果至参评实验室;⑥ 参评实验室根据评价结果分析本实验室检验质量并做出相应改进措施。

第七节　临床分子生物检验的主要污染源与防污染措施

一、主要污染源

影响临床分子生物学检测质量的主要因素为实验室污染,临床分子生物学实验室潜在污染源主要有临床标本中存在的大量待测微生物、以前检测的特定微生物、大量存在于实验室的特定微生物、以前的扩增产物残留或其形成的气溶胶、交叉污染的强阳性标本。

二、防污染措施

(一)严格的实验室分区和严格遵守标准操作程序

分子生物学实验室设计应该有严格的分区,并且各区必须备有必需的仪器设备、工作服、实验桌椅、办公用品与通风系统等。另外,各区所有物品应具有醒目易识别标记,不得混用或共用。应严格遵照标准操作程序进行检测,不得随意减少步骤、缩短孵育或离心时间。

(二)实验室清洁

用过的枪头、标本容器等应放入盛有 0.5% 次氯酸钠溶液的废液缸中。生物安全柜、超净台、离心机、加样器及其他设备应定期使用中性消毒液如异丙醇、戊二醇或 10% 次氯酸钠溶液消毒,最后用 75% 乙醇去除残留的次氯酸钠。PCR 扩增孔可用棉签蘸取 5%~10% 次氯酸钠溶液消毒,最后用蒸馏水或 75% 乙醇去除残留的次氯酸钠。实验台面用次氯酸钠消毒,然后在其上方 60~90 cm 处用紫外光照射 30~60 min。扩增产物进行膜杂交时,反应后的液体应集中倒在 1 mol/L HCl 溶液中,浸泡半小时以上后至远离实验室处倒弃。

(三)扩增产物的修饰

1. 紫外光照射　　紫外光照射 DNA 会使相邻的嘧啶以共价键连成二聚体,最常见的是胸腺嘧啶二聚体,另外还有胞嘧啶二聚体与胸腺嘧啶和胞嘧啶二聚体。嘧啶二聚体使 DNA 结构发生改变,影响 DNA 复制和转录,造成延伸终止。紫外光照射仅对一定长度的 DNA 有效,对短片段 DNA(<300 bp)效果不佳。紫外光照射应成为临床分子生物学实验室不可缺少的消除或减少扩增产物污染的常用方法。

2. 尿嘧啶-N-糖基化酶方法　　使用 dUTP 代替 dNTP 中的 dTTP,模板经过 PCR 扩增形成的扩增产物中,模板 DNA 中原为胸嘧啶的位置在 PCR 产物中全由尿嘧啶代替。进行新批次扩增时加入尿嘧啶-N-糖基化酶可降解含尿嘧啶扩增产物的尿嘧啶碱基,从而防止残留 PCR 产物继续扩增。升高温度使尿嘧啶-N-糖基化酶灭活,即可进行新的扩增。此种防污染方法只能消除一定量的扩增产物污染,且如果靶扩增产物为富含 GC 的序列时,防污染效果差。

3. 扩增后的修饰方法　　包括呋喃并香豆素化合物如补骨脂素和异补骨脂素加合法、引物水解法和羟胺加合法等。这些方法均是在对扩增产物进行修饰,使其水解或无法作为模板进行扩增。

(陈克平)

实验一　基因组 DNA 的分离与纯化

真核生物基因组 DNA 的主要分离方法有酚抽提法、甲酰胺解聚法、玻璃棒缠绕法及其他多种快速的方法。本实验介绍制备高分子量 DNA 样品的酚抽提法，是对 Stafford 及其同事 1976 年提出的经典方案的改进。酚抽提法可用于多种来源标本的高分子量 DNA 样品的制备，包括单层培养细胞、悬浮生长细胞、新鲜的组织及血液标本等。DNA 样品的纯化方法包括透析、层析、电泳及选择性沉淀等。其中，电泳法简单、快速、易于操作、分辨率高、灵敏度高、易于观察且便于回收，在 DNA 分子的纯化中占有重要的地位。

【目的】

掌握酚抽提法分离基因组 DNA 的实验原理和操作步骤。

【原理】

以含蛋白酶 K、EDTA、十二烷基硫酸钠及无 DNA 酶的 RNA 酶的裂解缓冲液裂解细胞，使组织蛋白与 DNA 分子分离，再经 pH 8.0 的 Tris 饱和酚抽提，最后经无水乙醇沉淀获得 DNA。

【材料】

1. 器材　　标本（单层培养或哺乳动物的悬浮生长细胞、新鲜生物组织或血液标本）、匀浆器或研磨器（组织标本选用）、透析袋（制备 150～200 kb 大小的 DNA 时选用）、低温冷冻高速离心机、恒温水浴箱、混匀器或旋转器、可调速恒温摇床、电泳装置和低温冰箱、移液器及吸头、1.5 mL 离心管、铝制饭盒、离心管架、冰盆、烧杯、陶瓷研钵等。

2. 试剂

（1）组织细胞裂解液：10 mmol/L Tris 溶液（pH 8.0），0.1 mol/L EDTA（pH 8.0），0.5% 十二烷基硫酸钠，20 μg/mL 无 DNA 酶的 RNA 酶（临用前加入）。

（2）20 mg/mL 蛋白酶 K：以无菌 50 mmol/L 的 Tris（pH 8.0）溶液配制，小量分装，−20℃ 保存。

（3）Tris 饱和酚：0.5 mol/L Tris−HCl 溶液（pH 8.0），0.1% 的 8−羟基喹啉。

（4）氯仿/异戊醇（体积比为 24∶1）。

（5）3 mol/L 乙酸钠（NaAc）（pH 5.2）。

（6）无水乙醇。

（7）70% 乙醇。

（8）液氮。

（9）TE 缓冲液（pH 8.0）：10 mmol/L Tris−HCl 溶液（pH 8.0），1 mmol/L EDTA（pH 8.0），高压灭菌。

（10）磷酸盐缓冲液：137 mmol/L NaCl，10 mmol/L Na_2HPO_4，2.7 mmol/L KCl，2 mmol/L KH_2PO_4，高压灭菌。

（11）4% 枸橼酸钠抗凝剂：市售产品。

【操作步骤】

（1）样品收集

1）培养细胞：悬浮生长细胞悬液直接转入离心管中，于 4℃、1 500 r/min 离心 10 min 后弃去上清液，收集管底细胞；贴壁生长细胞先经胰酶消化，再加入冷磷酸盐缓冲液吹打，细胞悬液移至离心管后，离心收集细胞。两种不同生长形式的细胞数都应为 10^7 个左右。将收集的细胞重新悬浮在 1～10 mL 预冷的磷酸盐缓冲液或生理盐水中，漂洗 1 次，离心收集沉淀细胞。重复洗涤 1 次。

2）组织标本：最好是新鲜生物组织，先去除组织中的筋膜等结缔组织，吸干血液。如果是肝组织，必须去除胆囊,因其各种消化酶的含量高。新鲜生物组织也可储存于液氮或-80℃冰箱稍后再行 DNA 提取。取新鲜或冷冻组织 0.2~0.5 g,剪碎,经 TE 缓冲液匀浆后转入离心管中,加等体积 2×组织裂解液混匀;或将组织置于陶瓷研钵中,用少许液氮研磨(研钵和研杵需先用液氮预冷),反复添加液氮直至组织碾成粉末状,待液氮蒸发,将粉末转入离心管中。

　　3) 血液标本:无菌条件下收集新鲜的血液标本,与 4%枸橼酸钠抗凝剂(对于高分子量 DNA 的分离,其保储血液的效果优于 EDTA)按 6∶1 混匀,0℃下可保存数天或-80℃下可长期冻储、备用。若分离基因组 DNA 后立即进行 PCR,则应避免使用肝素抗凝,因为肝素是 PCR 反应的抑制剂。新鲜抗凝血 0.5~1 mL,1 500 r/min 离心 10 min,弃去上清(血浆)液,取含有白细胞的淡黄色悬浮液于新的离心管中,重复离心 1 次,取下层细胞。如为冻储血液,室温解冻后移入离心管中,与等体积的磷酸盐缓冲液混匀,3 500 r/min 离心 10 min,弃去含裂解红细胞的上清液,保留含白细胞的沉淀。

　　(2) 将上述各种来源的组织细胞悬浮于 400~500 μL 组织细胞裂解液中,加入蛋白酶 K 至终浓度 100 μg/mL,混匀后 37℃条件下放置 12~24 h,或 37℃保温 1 h 后 50℃保温 3 h。保温过程中应经常摇动以混匀。液体逐渐变黏稠则表明 DNA 已部分释放出来。

　　(3) 将反应液冷却至室温,加等体积的 Tris 饱和酚,缓慢颠倒混匀,重复该动作 5~10 min,直至水相与酚相混匀成乳状液。

　　(4) 室温 5 000 r/min 离心 15 min,小心吸出上层水相,移至新的离心管中。如果在水相和有机相交界处有白色沉淀,可再次抽提有机相,合并水相。

　　(5) 依次加等体积的 Tris 饱和酚和氯仿/异戊醇抽提,5 000 r/min 离心 10 min。

　　(6) 取上层水相转移至新的离心管,加入 1/10 体积乙酸钠及 2.5 倍体积的无水乙醇,颠倒混匀。10 000 r/min 离心 15 min,弃上清。

　　(7) 沉淀中加入 1 mL 70%冷乙醇,反复颠倒离心管数次,5 000 r/min 离心 5 min,弃上清。重复操作 1 次。于室温挥发剩余的微量乙醇,勿使 DNA 沉淀完全干燥,否则会因为分子量太大而极难溶解。

　　(8) 适当体积的 TE 缓冲液溶解 DNA 沉淀,为充分溶解 DNA 可将其置于摇床 4℃轻轻旋动溶液 12~24 h,直至 DNA 完全溶解。4℃下分装保存,长期保存可置-20℃或-80℃。DNA 质量鉴定包括浓度分析、纯度鉴定及大小完整性的分析。可通过核酸蛋白检测仪测定 DNA 样品在 260 nm 和 280 nm 处的吸光度值,计算 DNA 的纯度和浓度,琼脂糖凝胶电泳分析 DNA 的大小与完整性。

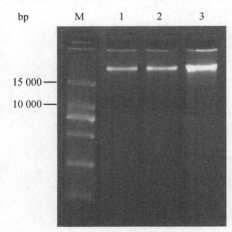

图 11-1　基因组 DNA 电泳结果示意图
　泳道 M:1 kb DNA 分子量标准参照物;
泳道 1~3:基因组 DNA

【结果】
　　取基因组 DNA 样品 10 μL,经琼脂糖凝胶电泳分离,在 254 nm 的紫外光下可观察到与荧光染料 SYBR Green I 结合发光的 DNA 条带(图 11-1)。

【讨论】
　　(1) 此方法可提取到少至数微克,多至数百微克的 DNA,组织标本因含大量的纤维结缔组织成分,产量一般不太高,且因不同的组织类型而有较大差异。由于实验过程中产生的剪切力,最终制备的 DNA 长度一般不超过 150 kb。这种大小的 DNA 足以作为 PCR 反应的模板,从而进行 Southern 印迹杂交,或用于克隆、限制性核酸内切酶反应及构建以 λ 噬菌体为载体的基因组 DNA 文库。

　　(2) A_{260}/A_{280} 值为 1.8 是高纯度 DNA 的标志,高于或低于此值均表示 DNA 不纯。蛋白质与酚的污染会使 A_{260}/A_{280} 值下降,而 RNA 的污染则会使 A_{260}/A_{280} 值升高。通常情况下,A_{260}/A_{280} 值为 1.75~1.80 是可以接受的。但 A_{260}/A_{280} 值若低于 1.75,则表明有显著量的蛋白质被污染,此时可加入终浓度为 0.5%的十二烷基硫酸钠,并重复抽提。

　　(3) 经脉冲场凝胶电泳或常规的 0.8%的琼脂糖凝胶电泳分析,DNA 样品的大小一般为 100~150 kb,电泳结果还可判定样品中有无 RNA 的污染。

（4）在制备分子量为 150~200 kb 的基因组 DNA 时，还可将含有 DNA 的上层水相移入透析袋中（透析袋应留出大于样品体积 1.5~2.0 倍的空间），4℃下透析 4 次，每次使用透析液 1 L，间隔 6 h 以上透析 1 次。

（5）要制备分子量大于 200 kb 的 DNA，可选用甲酰胺解聚法，这些 DNA 样品可以高容量的黏粒为载体而构建基因组 DNA 文库。另外，为避免分离提取中 DNA 分子受到剪切力的影响，可将细胞悬浮在熔化的低熔点琼脂糖中进行细胞的原位裂解与蛋白水解，再通过漂洗去除细胞碎片，从而获得完整的 DNA 分子。DNA 分子经切点稀少的限制性核酸内切酶原位消化后，所得 DNA 片段可以用于构建以酵母人工染色体（yeast artificial chromosome，YAC）为载体的基因组文库。

【注意事项】

（1）贴壁生长或悬浮生长的细胞，在加入组织细胞裂解液后，应确保细胞呈分散状态，避免细胞成块、成团。冷藏的标本应分成小块保存，避免反复冻融而造成高分子量 DNA 的产率降低。

（2）制备高分子量 DNA 时，为减少机械剪切力的破坏，每一步都应特别小心，避免剧烈振荡、搅拌、混匀和吸取等操作。

（3）在制备高分子量 DNA 过程中，经酚抽提、离心分层后，取上层 DNA 溶液时往往会牵动两相界面的蛋白质而引入污染。此时可缓慢抽吸掉下层的有机酚相，直至位于界面的蛋白质层处于管底，经 7 500 r/min 室温离心 10 min，蛋白质可沉积吸附于管底，此时将含 DNA 的上层水相轻缓吸入另一洁净的离心管。

（4）所配试剂 pH 要准确，否则会影响实验结果。Tris 饱和酚的 pH 应接近 8.0，在此条件下可减少离心后水酚两相交界面上 DNA 滞留，从而使吸出上层水相时而不带动界面中的蛋白质。

（5）测定 DNA 样品在 260 nm 和 280 nm 处的吸光度值，鉴定提取的 DNA 纯度，A_{260}/A_{280} 值应大于 1.75，低于此值说明存在蛋白质污染。

（6）酚的制备要特别小心。一方面，酚的腐蚀性很强，可引起严重的灼伤，应在化学通风橱中进行操作，操作时须穿戴手套、防护镜及防护衣。若接触皮肤，应使用大量的水清洗，并用肥皂洗涤，忌用乙醇。另一方面，用于 DNA 制备的酚重蒸馏后，加入 0.1% 的 8-羟基喹啉抗氧化，并用 0.5 mol/L 的 Tris-HCl 溶液（pH 8.0）多次充分平衡，直至有机酚相的 pH 为 7.8~8.0。用于制备 DNA 的酚，其 pH 必须接近 8.0，否则在酚的抽提过程中，DNA 会因为变性而进入两相界面的蛋白质层，低于 7.0 时则进入有机酚相。制备好的酚溶液可转入不透光的玻璃瓶中，在其上面覆盖一层 0.01 mol/L 的 Tris-HCl 溶液（pH 8.0），于 4℃下保存。溶液如黄色消失或呈粉红色（说明酚已经被氧化），则不能使用。

（7）操作中需注意：① 液氮操作，应戴保暖手套和防护镜，以防溅出的液氮冻伤皮肤。② 将研钵置于冰上并加入干冰作为加入液氮前的预冷。预冷研钵时应缓慢加入少量液氮，如果突然将液氮倒入研钵或将研棒浸入液氮那么组织会发生碎裂。③ 组织样品中若带有致病菌、病毒等，则应将其视为有危害的生物材料，应按生物安全操作规程操作。接触这些样品的器械应高压消毒，废弃物应经灭菌措施处理。

（钱　晖）

实验二　质粒 DNA 的分离与纯化

质粒 DNA 的分离是最常用、最基本的分子生物学实验技术。根据实验目的不同，质粒 DNA 的提取方法各异。质粒 DNA 的分离方法主要有 3 步：细菌培养（细菌中质粒 DNA 的扩增）、细菌裂解和质粒 DNA 的提取。菌体裂解方法的不同决定了质粒 DNA 提取方法的差异，目前菌体裂解法主要有碱裂解法、十二烷基硫酸钠裂解法、煮沸裂解法、Triton-溶菌酶法等，以下介绍最常用的碱裂解法。质粒 DNA 的纯化方法主要有聚乙二醇沉淀法和氯化铯-溴化乙锭超速离心法等。

【目的】

掌握碱裂解法提取质粒 DNA 的基本原理及操作步骤。

【原理】

碱裂解法提取质粒 DNA 是基于染色体 DNA 和质粒 DNA 的变性和复性的差异而达到分离质粒 DNA 的目的。在碱性条件下,十二烷基硫酸钠可破坏细胞壁并使菌体蛋白质和染色体 DNA 变性,使 DNA 双链解开;超螺旋闭合环状结构的质粒 DNA 虽变性,但两条互补链不完全分离。当用酸性的高盐缓冲液调 pH 至中性时,质粒 DNA 则恢复为原先的构型而在溶液中为可溶状态;而染色体 DNA 不能复性,形成缠连的网状结构。通过离心可去除细菌碎片以及染色体 DNA 与不稳定的大分子 RNA、蛋白质-十二烷基硫酸钠复合物,从而达到提取质粒 DNA 的目的。质粒 DNA 进一步通过酚/氯仿抽提,酚可有效使蛋白质变性;氯仿可使蛋白质变性并加速有机相和水相分层,异戊醇有利于消除质粒 DNA 提取过程中出现的气泡。目前所用的质粒 DNA 的复制量较大,少量制备质粒 DNA 已可满足细菌转化、限制性核酸内切酶图谱绘制、特定 DNA 片段分离、常规亚克隆及探针标记等的需要。

【材料】

1. 器材 超净工作台、培养箱、恒温气浴摇床、微量离心机、紫外分光光度计、移液器及吸头、1.5 mL 离心管、铝制饭盒、离心管架、冰盒、烧杯等。

2. 试剂

(1) LB 培养基(Luria-Bertani 培养基):胰化蛋白胨(bacto-tryptone) 10 g、酵母提取液(bacto-yeast extract) 5 g、NaCl 10 g,加入 950 mL 双蒸水完全溶解,用 5 mol/L NaOH(约 0.2 mL)调 pH 至 7.0,再加入双蒸水定容为 1 L,高压蒸汽灭菌 20 min。

(2) 抗生素

1) 将 50 mg/mL Amp、无菌双蒸水配制于无菌管中,少量分装,储存于 -20℃ 条件下。

2) 34 mg/mL 氯霉素,先用少量无水乙醇将其助溶于无菌管中,再加无菌双蒸水至所需浓度。

(3) STE 液:10 mmol/L Tris - HCl 溶液(pH 8.0),0.1 mol/L NaCl,1 mmol/L EDTA。

(4) 溶液Ⅰ:25 mmol/L Tris - HCl(pH 8.0),50 mmol/L 葡萄糖,10 mmol/L EDTA(pH 8.0),高压蒸汽灭菌 15 min,4℃ 储存。

(5) 溶液Ⅱ(用时新鲜配制):0.2 mol/L NaOH(用 10 mol/L 储存液配制),1% 十二烷基硫酸钠。

(6) 溶液Ⅲ:5 mol/L 乙酸钾 60 mL,冰乙酸 11.5 mL,双蒸水 28.5 mL。

(7) 酚/氯仿(1∶1):Tris 饱和酚 100 mL,氯仿 100 mL。

(8) 酚/氯仿/异戊醇(25∶24∶1):Tris 饱和酚 100 mL,氯仿 96 mL,异戊醇 4 mL。

(9) RNA 酶 A:将 RNA 酶 A 溶于 10 mmol/L Tris - HCl(pH 7.5)、15 mmol/L NaCl 中,配成 10 mg/mL 的溶液,于 100℃ 下加热 15 min,然后缓慢冷却至室温,分装成小份储存于 -20℃。

(10) TE 缓冲液(pH 8.0):1 mmol/L EDTA(pH 8.0),10 mmol/L Tris - HCl(pH 8.0)。

(11) 3 mol/L 乙酸钠(pH 4.8)。

(12) 无水乙醇。

(13) 70% 冰乙醇:-20℃ 预冷。

LB 固体培养基:与 LB 培养基配制相似,制作完 LB 培养基后,再向其中加入 15 g 琼脂粉,灭菌后温度下降前再加入对应抗生素,然后将其倒入无菌培养板,冷却凝固。

【操作步骤】

1. 增殖细菌、扩增质粒

(1) 活化菌种:从冷冻保存的菌种(如携带具有氨苄抗性基因 pUC19 质粒的大肠埃希菌)中挑取 1 环,接种于含相应抗生素[如氨苄西林(Amp)]的 LB 固体培养基平板上,37℃ 倒置培养过夜。

(2) 细菌培养:无菌牙签挑取单个菌落,加入 3~5 mL 含 Amp 的 LB 培养基中(Amp 的终浓度为 50 μg/mL),封好管口,37℃ 振荡培养过夜(100~200 g/min),直至 600 nm 处的吸光值(OD$_{600}$)为 0.4~0.6。若提取 pBR322 质粒,扩增时需再加氯霉素至终浓度为 170 μg/mL,继续 37℃ 振荡培养过夜,以便进行选择性扩增。

2. 裂解细菌、释放质粒

(1) 细菌收集:取 1.5~3 mL 培养菌液于离心管中,4℃ 下 5 000 r/min 离心 10 min,弃上清。加入 1 mL STE

液悬浮菌体,再次离心弃上清,回收菌体。可重复该步骤 1 次。

（2）细菌裂解:加入 100 μL 预冷的溶液 I 混悬菌体,剧烈振荡混匀;再加入 200 μL 新配的溶液 II,盖紧管口,温和混匀 5 次,冰浴 5 min,至溶液变黏稠;加入 150 μL 冰预冷的溶液 III,盖紧管口,温和颠倒混匀 10 s,冰浴 5 min,管中出现白色沉淀。

（3）收集质粒:4℃下 12 000 r/min 离心 5 min,转移上清至另一离心管中。

3. 质粒抽提、纯化

（1）酚/氯仿抽提:加入等体积酚/氯仿(1∶1),温和颠倒混匀数次,4℃下 12 000 r/min 离心 5 min,转上层水相至另一无菌离心管中,加入酚/氯仿/异戊醇重复抽提 1 次。

（2）无水乙醇沉淀:上清液中加入 1/10 体积的 3 mol/L 乙酸钠及 2 倍体积无水乙醇,温和颠倒混匀,室温放置 10 min,4℃下 12 000 r/min 离心 10 min,弃上清。

（3）70%冰乙醇洗涤:加入 1 mL 预冷的 70%冰乙醇漂洗沉淀,4℃条件下 12 000 r/min 离心 10 min,弃上清。室温下蒸发乙醇 15~20 min 或真空抽干乙醇 2 min。

（4）质粒溶解:加入 50 μL 含 RNA 酶 A(20 μg/mL)的 TE 缓冲液溶解质粒 DNA,振荡混匀,-20℃储存备用。

（5）浓度、纯度鉴定:紫外分光光度计测质粒 DNA 在 230 nm、260 nm、280 nm 吸光度值,计算质粒浓度及纯度。

【结果】

取质粒 DNA 样品 5 μL,经琼脂糖凝胶电泳分离,在 254 nm 的紫外光下可观察到发光的 DNA 条带。质粒电泳后呈现出 3 个条带,超螺旋质粒 DNA 泳动最快,其次为线状质粒 DNA 和开环质粒 DNA(图 11-2)。

【讨论】

（1）本实验使用琼脂糖凝胶电泳法鉴定质粒 DNA 的纯度和浓度,此外,也可用紫外分光光度法、荧光光度法进行鉴定。在琼脂糖凝胶电泳后,可观察到质粒的 3 种构象,分别为超螺旋质粒 DNA、线状质粒 DNA 和开环质粒 DNA。

（2）一般应该将质粒保存于 pH 8.0 的 TE 缓冲液中,从而减少 DNA 的脱氨反应和抑制 DNA 酶活性,也可使用双蒸水溶解质粒 DNA。质粒的长期保存应置于 -80℃环境下;如需反复使用,则应置于 4℃环境下。

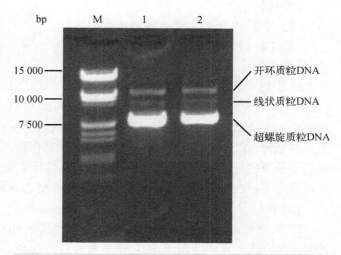

图 11-2　质粒 DNA 电泳结果示意图

泳道 M:1 kb DNA 分子量标准参照物;泳道 1、2:质粒 DNA

【注意事项】

（1）提取质粒 DNA,关键是去除染色体 DNA、蛋白质和 RNA,获高产量的质粒 DNA。尤其染色体 DNA 的去除最为重要,也较困难,要求在加入溶液 II、溶液 III 时,既要使染色体 DNA 与试剂充分作用而变性,又要避免染色体 DNA 被剪切,这就需要试剂与菌液充分混匀,温和颠倒,用力适当,以达到彻底中和的目的。加入溶液 II 后溶液会变黏稠,如无此现象,则应停止实验,检查所用试剂是否正确,加量是否适当,否则易造成不必要的浪费。

（2）酚/氯仿抽提离心后,请小心吸取上清,勿混入下层有机溶液。尤其是酚,它有使蛋白质变性的作用,带酚的 DNA 不适合进行酶切及连接反应。需要特别注意的是,酚的腐蚀性很强,可引起严重烧伤,操作时应注意防护,与酚接触过的皮肤部位,应用大量的水冲洗,并用肥皂洗涤,忌用乙醇。

（3）若提取的质粒 DNA 不能被酶切,可用氯仿、异戊醇再次抽提,将残量的酚去除,然后用乙醇重新沉淀 DNA。

（4）70%冰乙醇漂洗 DNA 沉淀后,必须去尽,否则用 TE 缓冲液时既存在溶解质粒 DNA 困难的现象又存在质粒 DNA 溶解不完全的现象。

（5）所用试剂应储存于 4℃保存，溶液 II 应现用现配。

（6）干燥 DNA 沉淀物时，切不可使之完全干燥，否则很难溶解质粒 DNA。

（严永敏）

实验三　PCR(*SRY* 基因检测)

PCR 技术以待扩增的靶 DNA 为模板，在 DNA 聚合酶作用下进行体外 DNA 合成。一个循环包括 3 个步骤：① DNA 模板变性，通过高温使 DNA 模板双链解离成单链；② 引物与模板退火，一定温度使引物分别结合到待扩增序列 DNA 两条链的 3′端；③ 引物延伸，引物模板 DNA 从 3′端向 5′端延伸。变性、退火、延伸反复循环，并且前一循环的产物作为后一循环的模板，使靶 DNA 呈指数倍数扩增。

性别决定区域 Y(Sex-determining-region Y, SRY)基因是人类性别决定中起关键作用的基因，可启动睾丸分化，抑制睾丸发育的负调节，在哺乳动物的性别分化过程中起着决定性的作用，该基因只存在于雄性个体中。以人为研究对象，对 *SRY* 基因进行 PCR 扩增，若检测对象是男性，则样本中存在该基因，检测结果则为阳性；女性测试者则是阴性结果。

【目的】

（1）掌握 PCR 的实验原理和基本操作。

（2）应用 PCR 法进行人类性别的鉴定。

【原理】

PCR 技术的原理类似于细胞内 DNA 的复制过程，其特异性依赖于与靶序列互补的引物。由变性→退火(复性)→延伸 3 个反应步骤构成：① 变性，模板 DNA 在 93℃左右高温下，起始模板 DNA 双链解离成为单链，为下轮与引物结合反应做准备；② 退火(复性)，温度降至 55℃左右，变性成单链的模板 DNA 与引物通过互补序列配对结合；③ 延伸，引物在 *Taq* DNA 聚合酶的作用下，以 dNTP 为原料，以靶 DNA 为模板，通过碱基互补配对合成一条新的与模板 DNA 链互补的复制链。循环重复上述 3 个反应步骤就可获得更多的复制链，且新合成链又可作为下一次循环的模板。完成 1 个循环需要 2~4 min，1~3 h 就能将待靶序列扩增几百万倍。

【材料】

1. 器材　电泳仪、PCR 扩增仪、电泳槽、紫外检测仪、离心机、水浴锅、漩涡振荡器、吸头(1 000 μL、200 μL、10 μL)、离心管(1.5 mL)、微量移液器(1 000 μL、200 μL、10 μL)、一次性手套和采血针等。

2. 试剂　5%Chelex - 100 溶液、10%十二烷基硫酸钠、5 mg/mL 蛋白酶 K、1 mol/L 二硫苏糖醇、dNTP、扩增引物 10 pmol/μL、无菌双蒸水、10×Buffer、*Taq* DNA 聚合酶、DL 2000 DNA 分子量标准参照物、电泳缓冲液和 1.5%琼脂糖凝胶。

【操作步骤】

1. Chelex - 100 法提取生物检材所需试剂的配制

（1）5%Chelex - 100(质量体积比)溶液：称取 5 g Chelex - 100，加 100 mL 无菌双蒸水，4℃保存。

（2）10%十二烷基硫酸钠：称取 10 g 优级纯的十二烷基硫酸钠，加无菌双蒸水到 100 mL 溶解，室温保存。

（3）5 mg/mL 蛋白酶 K：称取 5 mg 蛋白酶 K，溶于 1 mL 无菌双蒸水中，-20℃保存。

（4）1 mol/L 二硫苏糖醇：称取 154.3 mg 二硫苏糖醇加 1 mL 无菌双蒸水溶解，-20℃保存。

2. 总基因组 DNA 的制备

（1）取 3~10 μL 全血加到 1.5 mL 离心管中，加入 500 μL 无菌双蒸水，剧烈振荡，室温下放置 15 min。

（2）4 000 r/min 离心 10 min，去上清，收集沉淀(必要时可用无菌双蒸水反复洗沉淀物，直至无色或血色素很少)。

（3）沉淀中加入 200 μL 5%Chelex - 100 溶液，在振荡器上反复振荡，56℃保温 30 min 以上。

（4）振荡混匀后，100℃保温 8 min，振荡后，4 000 r/min 离心 10 min，上清用于 PCR 扩增，或 4℃保存备用。

3. PCR 反应

（1）反应体系总体积为 25 μL，具体体系如下：

上游引物	0.5 μL
下游引物	0.5 μL
dNTP	0.5 μL
10×Buffer	2.5 μL
基因组 DNA（模板）	1.0 μL
Taq DNA 聚合酶	0.5 μL
无菌双蒸水	19.5 μL

引物序列

SRY1　5′- TGG GAC TGG TGA CAA TTG TC - 3′

SRY2　5′- GAG TAC AGG TGT GCA GCT CT - 3′

扩增 DNA 片段长度为 239 bp。

（2）程序设置

94℃ 5 min

$\left.\begin{array}{l} 94℃\ 30\ s \\ 55℃\ 30\ s \\ 72℃\ 30\ s \end{array}\right\}$ 35 个循环

72℃ 5 min

4. 电泳检测　　制备 1.5% 琼脂糖凝胶，将 PCR 产物上样进行电泳检测。

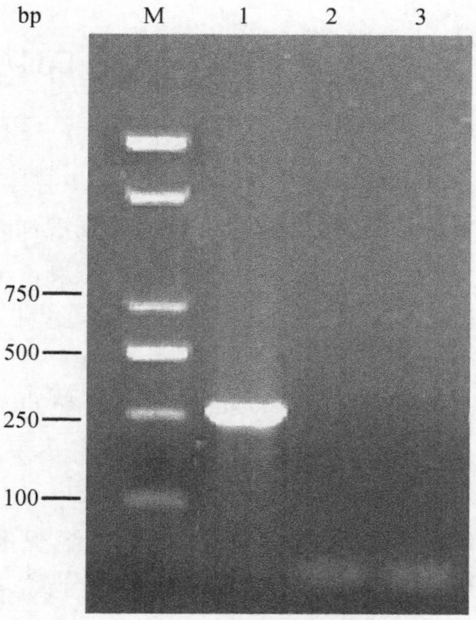

【结果】

男性样品可以见到一条 250 bp 左右的阳性扩增片段，女性样品无扩增片段（图 11-3）。

图 11-3　PCR 检测 *SRY* 基因序列

泳道 M：DL 2000 DNA 分子量标准参照物；泳道 1～3：PCR DNA 片段，长度约为 250 bp

【讨论】

（1）临床标本及核酸提取中可能存在一些抑制和干扰物质，如内源性抑制和干扰物质有血红素及其代谢产物、肌红蛋白、脂类、黏蛋白、多糖、蛋白酶、核酸酶、IgG、白细胞中的乳铁蛋白、尿素、离子和盐类物质等，外源性抑制和干扰物质有肝素、手套滑石粉、纤维素和硝酸纤维素、过度紫外光照射后的矿物油、十二烷基硫酸钠、酚、氯仿、胍类和醇等。对此可采用内质控的方法来消除抑制和干扰物质的影响。内质控通常被称为内标，体外设计合成后加入临床标本，或选择样本中已存在的固有表达基因，然后与样本中靶核酸一起经历核酸提取和扩增过程。但要保证内标的存在不会降低扩增反应的灵敏度。即共扩增的内标模板量不能太大，以免对靶核酸产生抑制作用，建议模板量为 10～1 000 kb。

（2）为保证核酸提取及扩增有效性，避免假阳性及假阴性结果的出现，实验过程中应至少带 1 份与样本同基质的弱阳性质控，其结果是核酸提取及其扩增检测有效性的综合反映。同时，还应至少带 1 份与样本同基质的阴性质控，其结果可以判断在核酸整个检测过程中是否发生污染。

（3）PCR 实验的标本储存：临床体液标本应长期置于-80℃ 条件下保存；如是提取核酸后用于 DNA 扩增的样本，可于 TE 缓冲液（pH 7.5～8.0）中 4℃ 条件下保存；用于 RNA 分析的样本，则于 TE 缓冲液中-80℃ 条件下或液氮下保存；核酸的乙醇沉淀物可于-20℃ 条件下保存。

（4）*SRY* 基因检测有着广泛的应用价值，如确认 *SRY* 基因所在区域的缺失或易位，诊断 46,XY 女性或 46,XX 男性性反转综合征的患者；预防甲型血友病，判断新生儿是否为葡萄糖-6-磷酸脱氢酶缺乏症等 X 连锁隐性遗传病患儿，检测异性别骨髓移植的抑制程度；法医学上尸块或血斑的性别确定；大量标本的运动员体检。

【注意事项】

（1）5%Chelex-100溶液为悬浊液,使用前要充分振摇,使 Chelex-100 颗粒悬浮。

（2）PCR 反应要在没有 DNA 污染的干净环境中进行。实验时应设立阴性对照反应,即在反应体系中不加模板 DNA。

（3）所有试剂都应避免核酸和核酸酶污染,操作过程中需戴手套。

（4）试剂或样品准备过程中都要使用一次性灭菌的塑料瓶和管子,玻璃器皿应洗涤干净并高压蒸汽灭菌。

（谢　玮　陶国华）

实验四　Western 印迹杂交

Western 印迹杂交是分子生物学中常用的蛋白检测方法。该方法是在十二烷基硫酸钠-聚丙烯酰胺凝胶电泳和固相免疫测定的基础上发展而来的,既具有十二烷基硫酸钠-聚丙烯酰胺凝胶电泳的高分辨率,又具有固相免疫测定的高特异性和高灵敏度。Western 印迹杂交可检测到低至 1~5 ng(最低可到 10~100 pg)及中等大小的靶蛋白,现已广泛应用于基因在蛋白水平的表达研究、抗体活性检测和疾病早期诊断等多个方面。

【目的】

（1）掌握 Western 印迹杂交的实验原理。

（2）掌握十二烷基硫酸钠-聚丙烯酰胺凝胶电泳和转膜的基本操作程序。

【原理】

提取蛋白质样品(细胞或组织蛋白),加入含十二烷基硫酸钠上样缓冲液煮沸变性后,采用十二烷基硫酸钠-聚丙烯酰胺凝胶电泳进行分离;再将凝胶上电泳分离的蛋白质样品通过湿转或半干转法转移到固相载体如 PVDF 膜或硝酸纤维素(cellulose nitrate, NC)膜上。固相载体以非共价键形式吸附蛋白质,且能保持电泳分离的多肽类型及其生物学活性不变。以固相载体上的蛋白质或多肽作为抗原,与对应的抗体(第一抗体)发生免疫反应,再与辣根过氧化物酶或碱性磷酸酶或同位素标记的第二抗体发生反应,经过化学发光或底物显色以检测电泳分离的特异性目的蛋白成分,分析基因的表达情况。

【材料】

1. 器材　高速低温离心机、恒温水平摇床、电泳仪、制胶工具(玻璃瓶、电泳梳、架子等)、配胶架、电转移装置(电转盒、电转仪、海绵、滤纸)、冰箱、沸水浴锅、超净工作台、培养箱、微量离心机、紫外分光光度计、微量移液器和微波炉、吸头、离心管(1.5 mL)、保鲜膜和 PVDF 膜、棕色瓶。

2. 试剂　丙烯酰胺、N,N'-亚甲叉双丙烯酰胺、十二烷基硫酸钠、Tris、浓盐酸(12 mol/L)、NaCl、甘氨酸、四甲基乙二酸、过硫酸铵、2-巯基乙醇、甘油、溴酚蓝、甲醇、脱脂奶粉、叠氮钠、吐温-20、丽春红、考马斯亮蓝、Na_2HPO_4、KCl、KH_2PO_4、双蒸水、磷酸盐缓冲液。

3. 试剂配制

（1）30%丙烯酰胺凝胶储备液:称取 N,N'-亚甲叉双丙烯酰胺 0.8 g、丙烯酰胺 29.2 g,加双蒸水至 100 mL。滤纸过滤后储于棕色瓶,4℃避光保存。

（2）1.0 mol/L Tris-HCl 溶液(pH 6.8):称取 Tris 12.12 g 溶解在 50 mL 双蒸水中,浓盐酸(12 mol/L)调节 pH 至 6.8,加双蒸水定容至 100 mL,4℃保存。

（3）1.5 mol/L Tris-HCl 溶液(pH 8.8):称取 Tris 19.6 g 溶解在 50 mL 双蒸水中,浓盐酸调节 pH 至 8.8,加双蒸水定容至 100 mL,4℃保存。

（4）10%十二烷基硫酸钠:称取十二烷基硫酸钠 10 g 溶解在双蒸水中,定容至 100 mL,室温保存。

（5）10%过硫酸铵:称取 0.15 g 过硫酸铵溶在 1.5 mL 双蒸水中,-20℃保存。

（6）5×上样缓冲液:1.0 mol/L Tris-HCl 溶液(pH 6.8)0.6 mL,甘油 2.5 mL,10%十二烷基硫酸钠 2 mL,2-巯基乙醇 0.5 mL,0.1%溴酚蓝 1 mL,双蒸水 3.4 mL。

（7）10×电泳缓冲液：Tris 30.3 g，甘氨酸188 g，十二烷基硫酸钠10 g，加双蒸水至1 L，用时稀释10倍。

（8）转膜缓冲液：Tris 5.8 g，甘氨酸2.9 g，十二烷基硫酸钠0.37 g，甲醇200 mL，双蒸水定容1 L。

（9）TBS缓冲液（5×）：Tris 12.1 g，NaCl 40 g，加双蒸水，浓盐酸调pH至7.6，定容至1 L。

（10）TBS/T（tris buffered saline with Tween 20）洗膜液：含0.1%吐温-20的TBS缓冲液。

（11）封闭液：5%脱脂奶粉，溶于TBS/T洗膜液中，现用现配。

（12）磷酸盐缓冲液：137 mmol/L NaCl，10 mmol/L Na_2HPO_4，2.7 mmol/L KCl，2 mmol/L KH_2PO_4，高压灭菌。

【操作步骤】

1. 抗原的制备

（1）将培养的肿瘤细胞收集至离心管，500 r/min离心5 min，弃去培养液，用磷酸盐缓冲液洗3次（室温800 r/min 5 min），吸干残留的磷酸盐缓冲液，估计样品体积，加入5倍体积裂解液，用移液器吹打混匀。

（2）提取总蛋白：一般将$2×10^7$个细胞加入500 μL裂解液并置于冰上裂解30 min（每10 min吹打混匀1次）。

（3）4℃，12 000 r/min离心30 min，收集上清。

（4）测蛋白浓度，按体积比加入5×上样缓冲液。

（5）95℃煮5 min，-20℃保存备用。

2. 十二烷基硫酸钠-聚丙烯酰胺凝胶电泳

（1）制胶准备

1）检查玻璃板、电泳梳和架子。

2）新鲜配制10%过硫酸铵。

3）根据蛋白质分子量大小选择凝胶浓度（表11-1），高分子量蛋白用低浓度凝胶，低分子量蛋白质用高浓度凝胶，并计算分离胶各组分的用量。例如，蛋白质c-myc的分子量为49 kDa，可选择配制浓度为10%的凝胶。

表11-1　不同浓度凝胶下蛋白质的分子量范围

蛋白质分子量（kDa）	凝胶浓度（%）
4~40	20
12~45	15
10~70	12.5
15~100	10
25~200	8

（2）制胶，电泳

1）装好配胶架。

2）根据表11-2中配方配制分离胶（单位：mL，总量：10 mL）。

表11-2　不同浓度分离胶配制

	凝胶浓度8%	凝胶浓度10%	凝胶浓度12%	凝胶浓度15%
双蒸水	4.6	4.0	3.3	2.3
30%丙烯酰胺凝胶储备液	2.7	3.3	4.0	5.0
1.5 mol/L Tris-HCl溶液（pH 8.8）	2.5	2.5	2.5	2.5
10%十二烷基硫酸钠	0.1	0.1	0.1	0.1
10%过硫酸铵	0.1	0.1	0.1	0.1
四甲基乙二酸	0.006	0.004	0.004	0.004

可在凝胶上面加入少量蒸馏水以促进分离胶凝集。

3）待分离胶凝集后,配制积层胶(表 11-3)。

表 11-3 不同浓度积层胶配制(单位:mL,总量:5 mL)

	凝胶浓度 5%
双蒸水	3.4
30%丙烯酰胺凝胶储备液	0.83
1.0 mol/L Tris-HCl 溶液(pH 6.8)	0.63
10%十二烷基硫酸钠	0.05
10%过硫酸铵	0.05
四甲基乙二酸	0.005

倒好后插入预先准备好的电流梳。

4）待积层胶凝集好后,上样,从左到右为分子量标准参照物、样品,然后进行电泳,上层的积层胶使用 60~80 V 电压,当样品电泳至分离胶时,使用 100~120 V 电压。电泳时间为 1.5 h 左右。取出凝胶,将点有样品的胶条从中间切成两条,一条用常规方法染色和脱色(泳道 1 和泳道 2),另一条用于转移和酶联反应(泳道 3 和泳道 4)。图 11-4 为考马斯亮蓝染色结果。

图中为未转膜胶与转膜后胶条,从图中可见大部分蛋白和分子量标准参照物都被转到膜上,只剩下一些大分子蛋白残留。

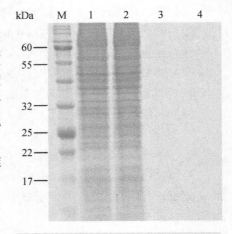

图 11-4 蛋白电泳转膜前后考马斯亮蓝染色

泳道 M:分子量标准参照物;泳道 1、2:未转膜胶条中的蛋白显色;泳道 3、4:胶条中残留蛋白显色

3. 转膜

(1) 准备滤纸和 PVDF 膜(电泳结束前 20 min 准备)

1）检查转膜缓冲液,若没有则立即配制。

2）检查滤纸和 PVDF 膜,将 PVDF 膜浸泡入甲醇中 1~2 min,再浸泡在转膜缓冲液中。

3）将滤纸浸入转膜缓冲液。

(2) 转膜

1）在电转盒中依次铺好海绵和 3 层滤纸。

2）将胶从玻璃板剥离,去掉多余的胶,小心地将其转移到滤纸上。

3）将 PVDF 膜铺在胶上,注意膜与胶之间不要有气泡,在膜上再倒一些转膜缓冲液以保持膜的湿润。

4）剪去膜的右上角,并用铅笔在膜上标记出胶的位置。

5）将 3 张滤纸覆盖在膜上,铺好海绵。

6）装好电转仪,选定电流和时间。转移过程中随时观察电压变化,如有异常及时调整。

4. 封闭

(1) 取出夹板,用镊子夹出 PVDF 膜并将其置于丽春红染料中 3~5 min,用剪刀剪去周围空白,并在左下角剪一斜角。用蒸馏水洗去丽春染料。

(2) TBS/T 洗膜液配制 5%脱脂牛奶,放入 PVDF 膜于摇床上慢摇 1 h。

5. 免疫反应

(1) 一抗孵育

1）根据 PVDF 膜的大小剪出一张双层的塑料膜,取出 PVDF 膜置于塑料膜中,封闭塑料膜的 3 条边,制成一个袋子。

2）按照一定比例稀释一抗(抗 c-myc 小鼠单克隆抗体)后,将其加入塑料膜袋,排气泡,封闭塑料膜开口。

3）PVDF 膜正面朝下,放置于摇床慢摇 30 min,再放入 4℃的摇床慢摇过夜。

（2）二抗孵育

1）取出 PVDF 膜于常温的摇床慢摇 30 min，剪开塑料膜，用 TBST 洗涤 3 次，每次 10 min（调节摇床至快摇）。

2）按照说明书准备二抗（兔抗小鼠 IgG－辣根过氧化物酶标抗体）的稀释液。

3）洗完 PVDF 膜后，将膜剪开，分别放入目的蛋白和内参的二抗稀释液，于摇床慢摇孵育 1 h。

6. 膜的酶联免疫染色

（1）用丽春红溶液检验转移是否成功，若显色清楚，用蒸馏水冲洗，TBS/T 洗膜液洗膜 1 min。

（2）将 PVDF 膜放入培养皿中。加封闭液后在 37℃摇床上摇动 60 min。

（3）取出 PVDF 膜，用 TBS/T 洗膜液洗膜 3 次，每次 3 min，将 PVDF 膜放入另一个培养皿中。

（4）在培养皿中加入二抗应用液（按试剂盒说明配制），在冰箱中振荡过夜。

（5）取出 PVDF 膜，用 TBS/T 洗膜液洗 3 次，每次 3 min，最后用 TBS 溶液洗 1 次以去除吐温－20。

7. 显色　将 PVDF 膜浸入 10 mL 底物溶液中，至显色清楚后，取出膜，将膜晾干。

【结果】

PVDF 膜上相应位置可见蛋白质条带，与蛋白质分子量标准比较分析的结果见图 11－5。

【讨论】

（1）电泳后蛋白条带常出现的一些现象

1）笑脸状条带；凝胶没有均匀冷却、中间冷却不佳或电泳系统温度偏高。

2）皱眉状条带：装置不合适，凝胶和玻璃挡板底部有气泡，或者聚合不完全。

3）条带拖尾：蛋白样品溶解不佳。

4）条带纹理（纵向条纹）：蛋白样品中含不溶性颗粒。

5）条带偏斜：加样位置偏斜或者电极不平衡。

6）条带向两边扩散：蛋白加样量过多。

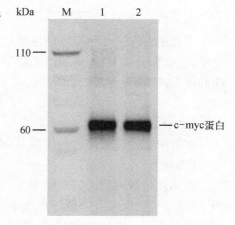

图 11－5　Western 印迹杂交检测 c-myc 蛋白表达

泳道 M：分子量标准参照物；泳道 1、2：c-myc 抗体识别的蛋白条带

（2）膜的选择：最常用于 Western 印迹杂交的转移膜主要是硝酸纤维素膜和 PVDF 膜，尼龙膜、DEAE 纤维素膜较少使用。

（3）封闭：为避免作为检测试剂的特异性第一抗体与膜发生非特异性结合，使非特异性背景提高，需要对膜上的潜在结合位点进行封闭处理。

封闭剂有：① 5%脱脂奶粉或牛血清蛋白（BSA）。② 生物试剂公司提供的 Western 印迹杂交膜封闭液。③ 吐温－20，作用为减少非特异性吸附，不影响抗体与抗原的结合。

（4）洗涤：是为了去除抗体与抗原的非特异性结合，洗涤效果影响蛋白条带的背景。若背景很高，则洗膜不充分，从而可以增加洗涤强度，增加膜洗涤次数和数量。洗膜时间不宜过长，加入的去垢剂不宜过强或过多。

（5）转膜之后，蛋白质在膜两面分布不完全相同，因此显色反应需注意两面的信号。

【注意事项】

（1）蛋白样本制备

1）选择合适的盐溶液，保持蛋白质的最大溶解性和可重复性。

2）选择合适的表面还原剂和活性剂，以免破坏非共价结合的蛋白质复合物和二硫键。

3）尽量除去核酸、多糖、脂类等干扰物。

4）蛋白在样本中的提取过程应在低温下进行，以避免细胞破碎释放出的各种蛋白酶的降解（加入蛋白酶抑制剂）。

5）样本制备分装后应冷冻干燥或直接于－80℃条件下保存，避免反复冻融。

（2）蛋白样本上样：酶联免疫检测的灵敏度与检测系统有关。因此，电泳时蛋白上样量不能太高或太低，否则样本应该稀释或重新纯化和浓缩使用。

（3）凝胶通常在 0.5 h 左右凝集得最好，四甲基乙二酸、过硫酸铵若用量过多则会凝集过快，此时凝胶太硬易龟裂,且电泳时容易烧胶。太慢则提示两种试剂用量不够或失效。未聚合的丙烯酰胺具有神经毒性,对皮肤有刺激作用,故操作时应避免将溶液溅在手上。聚合反应的速度与温度关系密切,应注意维持室温在 20℃ 以上。过硫酸铵溶液以当天配制为最佳。也可将配制好的过硫酸铵溶液分装成小管,冻存于冰箱中备用。

(4) 膜具有疏水性,使用前须在甲醇中完全浸湿活化,且在以后的所有操作中,也必须保持湿润(干膜法除外)。

(5) 滤纸、胶、膜之间不能有气泡,气泡会造成电泳短路。

(6) 转膜时应注意放好膜与凝胶所对应的电极,即膜对应正电极,凝胶对应负电极。

(谢　玮　陶国华)

实验五　质粒 DNA 的限制性核酸内切酶酶切反应

质粒是存在于细菌拟核染色体之外,能够自主复制的共价闭合环状核酸分子,绝大多数质粒都是双链 DNA 分子,也有部分是 RNA 分子。质粒序列常作为基因载体,经限制性核酸内切酶特异地酶切,并连接具有表达功能的基因片段,构建出功能质粒,从而生成所需要的目的蛋白质,以广泛应用于制药、疫苗研发、环境治理等领域。

【目的】

掌握限制性核酸内切酶切割 DNA 的原理与方法。

【原理】

限制性核酸内切酶简称限制酶,是一类能特异识别、结合并切割双链 DNA 分子内特定碱基序列的核酸内切酶,为原核生物所特有。分子克隆中常用的是 II 型限制性核酸内切酶,如 *Eco*R I、*Hind* III、*Bam*H I 等,目前已从细菌中提取出 2 000 多种限制性核酸内切酶,很多已商品化。若基因片段两端的酶切位点不同,则需要进行双酶切反应。本次实验使用限制性核酸内切酶 *Eco*R I 和 *Hind* III 切割质粒 DNA,反应结束后经琼脂糖凝胶电泳鉴定酶切结果。

【材料】

1. 器材　台式离心机、恒温培养箱、水平式凝胶电泳槽、稳压稳流电泳仪、紫外透射仪、凝胶成像系统、微量移液器和微波炉、高速低温离心机、冰箱、超净工作台、培养箱、吸头、离心管(1.5 mL)。

2. 试剂

(1) 纯化的质粒 DNA(0.2 mg/mL)。

(2) 限制性核酸内切酶 *Hind*III：浓度为 8 ~ 20 U/μL,识别位点为 AAGCTT。

(3) 限制性核酸内切酶 *Eco*R I：浓度为 8 ~ 20 U/μL,识别位点为 GAATTCT。

(4) 10×限制性核酸内切酶缓冲液：含 500 mmol/L Tris - HCl(pH 8.0),100 mmol/L MgCl$_2$,500 mmol/L NaCl,10 mmol/L 二硫苏糖醇,临用前在 1×限制性核酸内切酶缓冲液中加牛血清白蛋白至终浓度 0.1 mg/mL。

(5) TBE 电泳缓冲液,取 Tris 碱 54 g、硼酸 27.5 g,加双蒸水约 900 mL 至 Tris 碱、硼酸完全溶解,再加入 500 mmol/L EDTA(pH 8.0)溶液 20 mL,定容至 1 L,电泳时稀释 10 倍。

(6) λDNA/ *Hind*III 分子量标准参照物。

(7) 溴化乙锭(10 mg/mL)(储存液)：在 100 mL 蒸馏水中加入 1 g 溴化乙锭,磁力搅拌数小时以确保其完全溶解,然后用铝箔包裹容器或转移至棕色瓶中,室温保存。

【操作步骤】

1. 加样　200 μL 无菌离心管中依次加入以下试剂(总体积 20 μL)。

双蒸水	11 μL
10×限制性核酸内切酶缓冲液	2 μL

质粒 DNA	5 μL(1 μg)
限制性核酸内切酶 *Hind*Ⅲ	1 μL(1~2 U)
限制性核酸内切酶 *Eco*RⅠ	1 μL(1~2 U)

混匀试剂,离心机以 1 000 r/min 转速离心 5 s。

2. 酶切　　37℃恒温水浴或培养箱中放置 1.5~2 h。

3. 终止　　65℃水浴 20 min 终止反应。

4. 鉴定　　琼脂糖凝胶电泳鉴定酶切结果,观察胶上是否含有预计的产物带。

【结果】

电泳结果显示,酶切前质粒 DNA 位置在 2 000 bp 左右,*Hind*Ⅲ 和 *Eco*RⅠ双酶切后 DNA 为两条线性 DNA 片段(图 11-6)。

【讨论】

(1) 对于部分碱基发生甲基化的目的基因,即使使用的限制性核酸内切酶能够识别和切割对应性的序列,也很有可能难以切开,要充分考虑以 DNA 来源的宿主种类来判断甲基化常发生的部位。

(2) 限制性核酸内切酶对底物 DNA 的酶切效率与 DNA 的纯度和种类有关,DNA 的大小、切点数不同则需要不同的酶量切割,以达到底物 DNA 完全分解。另外,不同种类的限制性核酸内切酶也可能会因为其高级结构识别位点的亲和程度、酶切反应液的成分不一样,而出现不同的切割效果。

【注意事项】

(1) 各种限制性核酸内切酶都有其最佳反应条件,需要严格按照产品说明书操作。

(2) 用于酶切的质粒 DNA 纯度要高,溶液中不能含有痕量酚/氯仿、乙醇等内切酶抑制试剂,否则会导致切割不完全。

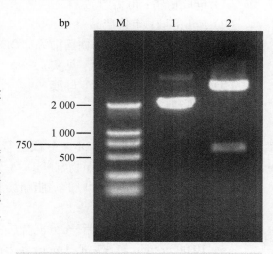

图 11-6　质粒 DNA 酶切产物电泳结果

泳道 M：DL 2000 DNA 分子量标准参照物;泳道 1：质粒 DNA;泳道 2：*Hind*Ⅲ 和 *Eco*RⅠ双酶切产物

(3) 为了避免限制性核酸内切酶星号活性[星号活性是指在某些反应条件下(如酶浓度过高、反应离子强度过低等),酶的专一性发生改变,限制性核酸内切酶可切割与识别位点相似但不完全相同的序列的现象],酶切反应时反应体系中加入的限制性核酸内切酶的总体积不得超过反应总体系体积的 10%。

(李延飞　金月玲)

实验六　DNA 片段的回收

为了获得纯度更高的 DNA 片段,实验操作人员一般在琼脂糖凝胶电泳后,根据分离的目的基因分子量大小,确定目的基因对应的条带位置,通过割胶将单一的目的 DNA 条带切下来,适温溶胶后,利用材料对 DNA 的吸附能力变化,依次经过吸附、漂洗、洗脱等环节,获得高纯度的目的 DNA 片段,这些回收的 DNA 片段主要应用于转基因表达的 DNA 克隆模板。

【目的】

掌握从琼脂糖凝胶中回收 DNA 片段的原理和方法。

【原理】

分子量不同的线性 DNA 片段在琼脂糖凝胶电泳中电泳迁移速率不同,分子量越大,迁移越慢,根据分子量的不同可进行分离。从琼脂糖凝胶中回收分离后的 DNA 片段进行浓缩纯化以用于后续实验操作。

在 NaI 存在的条件下,加热至 55℃后琼脂糖凝胶就会熔化形成溶液。硅胶树脂在酸性高盐离子浓度下可以高效、专一地吸附 DNA,因此将含有 DNA 片段的溶液混合硅胶树脂离心,即可将溶液中的 DNA 片段沉淀下来。硅胶树脂在碱性低盐离子浓度下与 DNA 的结合能力急剧降低,故应在用清洗液洗去盐离子造成低盐环境后,使用弱碱溶液如 TE 缓冲液(pH 8.0)等就可以从硅胶离心柱洗脱从而得到纯净的 DNA 片段。

【材料】

1. 器材　　高速离心机、恒温水浴锅、微量移液器和吸头、离心管(1.5 mL)、吸头、手术刀、水平式凝胶电泳槽、稳压稳流电泳仪、紫外透射仪、凝胶成像系统、高速低温离心机、冰箱、超净工作台。

2. 试剂

(1)硅胶树脂:市售产品。

(2)NaI 溶液:市售产品。

(3)清洗液:市售产品,使用前添加 2.3 倍体积的无水乙醇。

(4)TE 缓冲液(pH 8.0):见实验一。

(5)溴化乙锭:10 mg/mL 母液。

(6)琼脂糖凝胶。

【操作步骤】

(1)酶切消化后的质粒 DNA 片段进行琼脂糖凝胶电泳,溴化乙锭染色后紫外光下观察 DNA 片段,参照 λDNA/*Hind*Ⅲ分子量标准参照物判断 DNA 分子量,用手术刀切下含目的 DNA 的凝胶块。

(2)将含有目的 DNA 片段的琼脂糖凝胶块放入 1.5 mL 离心管中,加入 3 倍体积的 NaI 溶液并混匀,55℃恒温水浴至凝胶完全熔化。

(3)加入 20 μL 硅胶树脂,充分混合后室温放置 20 min,使硅胶树脂特异性吸附 DNA。

(4)10 000 r/min 转速离心 1 min,弃上清,收集吸附有 DNA 的硅胶树脂沉淀。

(5)加入添加无水乙醇的 800 μL 清洗液,振荡搅匀后室温放置 10 min,洗去硅胶树脂中的盐离子,为 DNA 分子与硅胶树脂的解离创造条件。

(6)10 000 r/min 转速离心 1 min,弃上清,收集吸附有 DNA 的硅胶树脂沉淀,重复此步骤 1 次。

(7)加入 TE 缓冲液(pH 8.0)20 μL,充分混匀,55℃恒温水浴 10 min,使硅胶树脂与吸附的 DNA 发生解离。

(8)10 000 g 离心 1 min,弃沉淀,吸取含有 DNA 上清液。

【结果】

回收后的 DNA 可用琼脂糖凝胶电泳鉴定(参考实验一)或用 Nanodrop 2000 分光光度计检测 DNA 的浓度和纯度。

【讨论】

(1)紫外光对 DNA 的诱变分解作用较强,因此在切胶时应尽量短时间地使用紫外光照射;同时为了保证回收效率,在溶胶过程中需要防止 pH 过高或者过低。

(2)酶切反应后电泳过程中出现条带扩散、移动距离异常等情况时,很有可能是酶蛋白本身与酶切 DNA 结合的原因,需要向限制性核酸内切酶切产物中加入十二烷基硫酸钠等蛋白质变性剂,经处理后再次电泳鉴定。

【注意事项】

(1)硅胶树脂使用前一定要搅拌均匀。

(2)使用清洗液之后要风干至乙醇完全挥发。

(李延飞　金月玲)

实验七　DNA 的重组连接(T - A 克隆连接)

获得高纯度的 DNA 片段后,在将其连接到酶切的质粒载体克隆位点过程中需要连接酶的催化。常用的连接酶主要是 T4 DNA 连接酶,DNA 片段的末端形状对 T4 DNA 连接酶的连接反应速度影响比较大。DNA 片段的连接反应通常应用于基因工程。

一些质粒载体带有 β-半乳糖苷酶(lacZ)N 端 α 片段的编码区,该编码区中含有多克隆位点(MCS),可用于构建重组子。某些宿主细胞基因组中含有 β-半乳糖苷酶 C 端 ω 片段的编码区。因此,宿主和质粒编码的片段虽都没有半乳糖苷酶活性,但它们同时存在时,α 片段与 ω 片段可通过 α-互补形成具有酶活性的 β-半乳糖苷酶。

由 α-互补而产生的含有 β-半乳糖苷酶的细菌,在诱导剂异丙基-β-D-硫代半乳糖苷(isopropyl-β-D-thiogalactoside, IPTG)的作用下,在生色底物 5-溴-4-氯-3-吲哚-β-D-半乳糖苷(X-gal)存在时可产生蓝色菌落。而当外源 DNA 插入质粒的多克隆位点后,几乎不可避免地会破坏 α 片段的编码,使得带有重组质粒的不含 β-半乳糖苷酶的细菌形成白色菌落。这种重组子的筛选,称为蓝白斑筛选。

【目的】

掌握 T-A 克隆 DNA 重组连接的方法及原理。

【原理】

利用耐热 *Taq* DNA 聚合酶能够在 PCR 产物的 3′端加上一个非模板依赖的 A,而 T 载体是一种带有 3′T 突出端的载体,在连接酶作用下,可以把 PCR 产物插入质粒载体的多克隆位点,从而可用于 PCR 产物的克隆和测序。

【材料】

1. **器材**　水平式电泳装置、稳压稳流电泳仪、台式高速离心机、恒温水浴锅、微量移液器、紫外透射仪、凝胶成像系统恒温培养箱、凝胶成像系统、冰箱、超净工作台、微量移液器及吸头、离心管(1.5 mL)。

2. **试剂**

(1) pMDTM18-T 载体:采用商品化试剂盒。

(2) 琼脂糖凝胶:用 1×TAE 电泳缓冲液配制 1%琼脂糖溶液,加热使琼脂糖全部熔化;室温下冷却至 60℃左右,取一定量体积,加入溴化乙锭至 1×,混匀后灌胶,置室温下冷却。

(3) 连接酶及连接缓冲液:采用商品化试剂盒。

(4) X-gal、IPTG 和 Amp:采用商品化试剂,X-gal 浓度为 20 mg/mL,IPTG 浓度 24 mg/mL,Amp 浓度为 100 mg/mL。

(5) 含有 Amp 的 LB 液体培养基:称取胰蛋白胨 2.5 g,酵母提取物 1.25 g,NaCl 2.5 g,去离子水溶解,用 5 mol/L NaOH 调 pH 至 7.0,去离子水定容至 250 mL,加入 Amp 至浓度为 100 μg/ml,高压灭菌后备用。

(6) 含 X-gal、IPTG、Amp 的 LB 固体培养基:称取胰蛋白胨 10 g,酵母提取物 5 g,NaCl 5 g,琼脂或者琼脂糖 15 g,NaOH 调 pH 至 7.4,去离子水定容至 1 L,高压灭菌,冷却后制备为 LB 平板,使用前在 LB 平板上涂布 X-gal 20 μL、IPTG 10 μL 和 Amp 10 μL 备用。

【实验步骤】

(1) 在 200 μL 微量离心管中配制下列 DNA 溶液,总体积为 5 μL,体系如下:

pMDTM18-T 载体	1 μL
插入 DNA(50 ng/μL)	1 μL
dH₂O	3 μL

(2) 加入 5 μL(等量)的含有连接酶的连接缓冲液,16℃反应 30 min(2 kb 以上长片段 PCR 产物进行 DNA 克隆时,连接反应时间请延长至数小时)。

(3) 将 10 μL(全量)的含有连接酶的连接缓冲液加入 100 μL 感受态细胞中,冰水中放置 30 min。

(4) 然后 42℃加热 90 s,热处理的感受态细胞在冰水中放置 1 min,加入 890 μL LB 培养基,37℃振荡培养 60 min。

(5) 在含有 X-gal、IPTG、Amp 的 LB 固体培养基上培养菌液,形成单菌落,计数白色、蓝色菌落。

(6) 挑选白色菌落,将其接种于 3 mL 含有 Amp 的 LB 液体培养基,37℃振荡培养 12~16 h,提取质粒,从而进行 PCR 扩增并鉴定载体中插入片段的长度。

(7) 计数 LB 固体培养基上白色菌落数,琼脂糖凝胶电泳鉴定 PCR 扩增后产物片段长度。

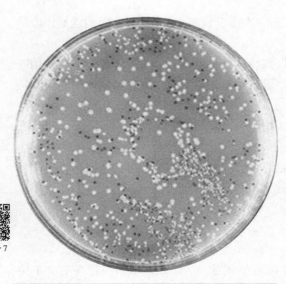

图 11-7
彩图

图 11-7 蓝白斑筛选阳性克隆

【结果】

LB 固体培养基上蓝色为阴性菌落,白色为阳性菌落(图 11-7)。PCR 扩增产物采用琼脂糖凝胶电泳进行鉴定。

【讨论】

(1) DNA 浓度越小,越容易发生分子内连接反应。为了防止载体自身环化而降低连接效率,平末端的载体与 DNA 片段连接时,首先要对载体进行去磷酸化。

(2) 连接效率还与末端的碱基序列有关,碱基顺序不同,连接反应的速度差别很大。平滑末端和黏性末端连接效率也有较大差异。

【注意事项】

(1) 连接反应时间是与温度密切相关,因为反应速度随温度的提高而加快。通常以 16℃连续 4 h 为宜,如是平端连接则需要适当延长反应时间以提高连接效率;在选择反应的温度与时间关系时,也要考虑在反应系统中其他因素的影响。

(2) 连接反应的整个过程应注意移液器枪头的洁净以避免造成对酶的污染,为防止酶活性降低,取酶时应在冰上操作且动作迅速。

(3) 连接反应应在 25℃以下进行,温度升高较难形成环状 DNA,从而会影响连接效率。长片段 PCR 产物(>2 kb)进行连接时,连接反应时间应延长至数小时。

(4) 进行克隆时,载体 DNA 和插入 DNA 的摩尔数比一般为 1∶(2~10),根据实验情况选择合适的摩尔数比。

(5) 实验应用高效的感受态细胞(转化效率≥1×108 cfu/μg pUC19),这样才可能得到比较理想的阳性克隆结果。

(李延飞 金月玲)

实验八 感受态细胞的制备与转化

目的基因构建到质粒载体之后,需要将质粒成功导入宿主细胞,从而利用宿主细胞提供的内环境、酶、原料等实现质粒的扩增和目的基因的表达,目前常用的宿主细胞有大肠埃希菌、酵母等。一般来说,宿主细胞都有较强的防御系统,质粒难以直接进入,需要通过理化方法对宿主细胞进行刺激,让细胞在瞬间容易吸收或者转入质粒,这个时期的宿主细胞称为感受态细胞,其能够极大地提升质粒的转化效率。

【目的】

(1) 掌握 CaCl₂法制备感受态细胞的方法及原理。

(2) 掌握感受态细胞热激法转化 DNA 的方法及原理。

【原理】

感受态是指受体细胞(或宿主细胞)最易接受外源 DNA 片段并实现其转化的一种生理状态。常用化学法(CaCl₂法)制备感受态细胞,细菌处于 0℃、CaCl₂的低渗溶液中,菌细胞膨胀成球形。转化混合物中的 DNA 分子与钙离子形成抗 DNA-磷酸钙复合物,并黏附于细胞表面,短时间 42℃热冲击处理能够促使细胞吸收 DNA-磷酸钙复合物,之后细胞在营养丰富的培养基上生长数小时后,球状细胞复原并分裂增殖。被转化的细菌中,重组子中基因得到表达,在选择性培养基平板上,可选出所需的转化子。Ca^{2+} 处理的感受态细胞,可以满足一般的基因克隆实验。在 Ca^{2+} 的基础上,如联合其他的二价金属离子(如 Mn^{2+}、Co^{2+})、二甲基亚砜(dimethyl sulfoxide, DMSO)或还原剂等物质处理细菌,可使转化率提高 100~1 000 倍。

【材料】

1. 器材 恒温摇床、恒温培养箱、高速低温离心机、无菌工作台、低温冰箱、恒温水浴锅、制冰机、分光光度计、紫外透射仪、微量移液器及吸头、离心管(1.5 mL)。

2. 试剂

(1)大肠埃希菌 DH5α 菌株：R^-、M^-、Amp^-。

(2)质粒 DNA：实验室自制。

(3)LB 固体和液体培养基。

(4)Amp 储存液：50 mg/mL。

(5)LB-Amp 固体培养基(含 Amp 50 μg/mL)：将 LB 固体培养基高压灭菌后冷却至 60℃左右，加入 Amp 储存液，终浓度为 50 μg/mL，摇匀后铺板。

(6)0.1 mol/L $CaCl_2$ 溶液：称取 0.56 g $CaCl_2$，溶于 50 mL 双蒸水中，定容至 100 mL，高压灭菌。

(7)含 15% 甘油的 0.1 mol/L $CaCl_2$：称取 0.56 g $CaCl_2$，溶于 50 mL 重蒸水中，加入 15 mL 甘油，定容至 100 mL，高压灭菌。

【操作步骤】

1. 感受态细胞的制备

(1)取-70℃冻存菌种，用划线法接种细菌于培养皿，37℃培养过夜。

(2)从培养皿上挑取单个菌落，将其接种至含有 3 mL LB 培养液的试管中，37℃振荡过夜。次日，取菌液 1 mL 接种至含有 100 mL LB 培养基的 500 mL 烧瓶中，37℃剧烈振荡培养 2~3 h。

(3)当菌落 600 nm OD 值达到 0.3~0.4 时，在无菌条件下把菌液倒入 50 mL 离心管中，4℃、3 000 r/min 离心 10 min。

(4)弃上清，离心管倒置于干滤纸上 1 min，吸干残留的培养液。加入 10 mL 0.1 mol/L 的 $CaCl_2$ 到离心管中，振荡混匀，悬浮菌体，冰浴 30 min。

(5)4℃、3 000 r/min 离心 10 min，弃上清，将管倒置于干滤纸上 1 min，吸干残留的培养液。加入 4 mL 冰预冷的 0.1 mol/L 的 $CaCl_2$，重悬菌体。每管 0.2 mL 分装，冰上保存备用，也可溶于含 15% 甘油的 0.1 mol/L $CaCl_2$ 中，-70℃条件下长期保存。

2. 质粒转化

(1)取新鲜配制的感受态细胞，或从-70℃冰箱中取 200 μL 感受态细胞悬液，置于冰上，使其在室温下解冻。

(2)加入质粒 DNA 溶液(含量不超过 50 ng，体积不超过 10 μL)，轻轻摇匀，冰上放置 30 min(同时设立两个对照组，对照组 1：以同体积的无菌双蒸水代替 DNA 溶液，其他操作与上面相同；对照组 2：以同体积的无菌双蒸水代替 DNA 溶液，但涂板时只取 5 μL 菌液涂布于不含抗生素的 LB 平板上，此组正常情况下应产生大量菌落)。

(3)42℃水浴中热冲击 90 s，热冲击后迅速置于冰上冷却 3~5 min。

(4)向管中加入 800 μL LB 液体培养基(不含 Amp)，混匀后 37℃条件下振荡培养 1 h，使细菌恢复正常生长状态，并表达质粒编码的抗生素抗性基因(Amp^r)。3 000 r/min 离心 1 min。弃上清 800 μL，留 200 μL 菌液，混匀。

(5)将上述菌液摇匀后取 200 μL 涂布于含 Amp 的筛选平板上，正面向上放置半小时，待菌液完全被培养基吸收后倒置培养皿，37℃条件下培养 16~24 h。

【结果】

观察统计每个培养皿中的菌落数，转化后在含抗生素的平板上长出的菌落即为转化子(图 11-8)，根据此皿中的菌落数可计算出转化子总数、转化频率和转化效率，公式如下：

$$转化子总数=菌落数×稀释倍数×转化反应原液总体积/涂板菌液体积$$

$$转化频率(转化子数/每毫克质粒 DNA)=转化子总数/质粒 DNA 加入量(mg)$$

$$感受态细胞总数=对照组 2 菌落数×稀释倍数×菌液总体积/涂板菌液体积$$

$$感受态细胞转化效率=转化子总数/感受态细胞总数$$

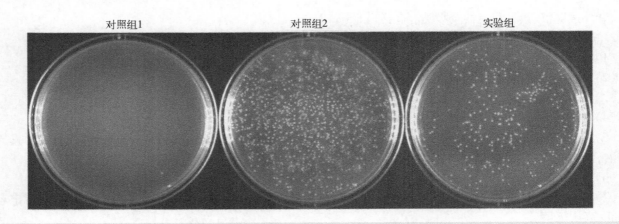

图 11 - 8　感受态细胞转化后菌落平板

对照组 1：无菌双蒸水/抗生素平板；对照组 2：无菌双蒸水/无抗生素平板；实验组：质粒转化/抗生素平板

【讨论】

（1）制备稳定、高效的感受态细胞非常困难，但是在目的基因含量非常低的情况下，制备重组质粒、进行亚克隆实验时，高效的感受态细胞又显得尤为重要，因此在制备感受态细胞的过程中要严格按照实验操作步骤进行。

（2）在使用感受态细胞转化时，要控制高纯度的质粒 DNA 的量，过低或者过高均会导致转化效率降低。

【注意事项】

1. 细胞的生长状态和密度　　最好将-70℃或-20℃甘油保存的菌种直接转接用于制备感受态细胞的菌液。不要用已经经过多次转接及储存在 4℃条件下的培养菌液。应用对数期或对数生长前期的细菌，可通过测定培养液的 OD_{600} 控制。例如，TG1 菌株，OD_{600} 值为 0.5 时，细胞密度在 $5×10^7$ 个/mL 左右（不同菌株 OD_{600} 值与细胞数之间的关系不同），密度过高或不足均会使转化率下降。此外，受体细胞一般应是限制-修饰系统缺陷的突变株，即不含限制性核酸内切酶和甲基化酶的突变株。另外，受体细胞还应与所转化的载体性质相匹配。

2. 质粒 DNA 的质量和浓度　　用于转化的质粒 DNA 应主要是超螺旋态，转化率与 DNA 的浓度在一定范围内成正比，但 DNA 的量过多或体积过大会降低转化率。DNA 溶液的体积不应超过感受态细胞体积的 5%，1 ng 的 cccDNA 即可使 50 μL 的感受态细胞达到饱和。对于以质粒为载体的重组分子而言，分子量大的转化效率低，大于 30 kb 的重组质粒将很难进行转化。此外，重组 DNA 分子的构型与转化效率也密切相关，环状重组质粒的转化率较分子量相同的线性重组质粒高 10~100 倍。

3. 防止杂菌和杂 DNA 的污染　　整个操作过程均应在无菌条件下进行，所用器皿，如离心管、移液器枪头等最好是新的，并在使用前经高压灭菌处理。防止被其他试剂、DNA 酶或杂 DNA 所污染，否则均会影响转化效率或纯度。

4. 其他　　整个操作均需在冰上进行，否则将会降低细胞转化率。

（李延飞　金月玲）

实验九　重组质粒的筛选与鉴定

带有目的基因的重组质粒经过感受态细胞转化后，需要采用不同的方法筛选克隆菌，从而判断克隆菌是否转化成功。常用的筛查方法有两种，一种利用质粒载体上携带的抗生素抗性基因，通过相应的抗生素筛选；另一种方法采用原核生物操纵子的原理，通过载体表达相关蛋白酶，催化底物发生颜色反应的方法进行筛选。最后仍要对筛选出来克隆菌中的重组质粒进行鉴定。

【目的】

（1）掌握抗生素平板筛选重组质粒转化成功的克隆菌。

（2）掌握蓝白斑筛选重组质粒转化成功的克隆菌。

（3）掌握酶切法鉴定重组质粒。

【原理】

重组质粒转化进入宿主细胞后，需对转化菌落进行筛选鉴定。最常见的载体筛选标志是抗生素抗性基因，如抗氨苄西林（Amp^r）、抗四环素（Tet^r）基因等。当培养基中含有抗生素时，只有携带相应抗药性基因的重组质粒成功转化的细胞才能生存繁殖，从而将未能转化质粒 DNA 的细胞全部筛除。目的基因插入载体的抗药性基因中间会使抗药性基因失活，从而使这个抗药性筛选标志消失。

对于一般的克隆实验，还有一个更简单的方法，这就是蓝白斑筛选。现在使用的许多载体都具有一段大肠埃希菌 β-半乳糖苷酶的启动子及其 α-肽链的 DNA 序列，此结构称为 Lac Z′ 基因。Lac Z′ 基因编码的 α-肽链是 β-半乳糖苷酶的氨基端的短片段（146 个氨基酸），这种载体适用于可编码 β-半乳糖苷酶 C 端部分序列的宿主细胞。因此，宿主和质粒编码的片段虽都没有酶活性，但它们可以通过片段互补的机制形成具有功能活性的 β-半乳糖苷酶分子。Lac Z′ 基因编码的 α-肽链与失去了正常氨基端的 β-半乳糖苷酶突变体互补，这种现象称为 α-互补。由 α-互补而形成的有功能活性的 β-半乳糖苷酶能分解生色底物 X-gal，它能将无色的化合物 X-gal 切割成半乳糖和深蓝色的底物 5-溴-4-靛蓝而显色。当插入外源 DNA 后，Lac Z′ 基因不能表达，菌株呈白色，以此来筛选重组细菌，此过程称为蓝白斑筛选。

根据抗生素标志可以筛选去除大量的非目的重组细胞，但这只是粗筛，如细菌变异而引起抗药性的改变，却并不代表目的序列的插入，所以需要进一步鉴定。常用鉴定方法之一是抽提重组质粒后进行限制性核酸内切酶分析。当在质粒载体的多克隆位点插入外源 DNA 片段后，可以利用插入两端的限制性核酸内切酶进行双酶切，酶切后将得到 2 个片段，大小分别与空质粒和插入片段一致。

【材料】

1. 器材　台式离心机、低温离心机、涡旋器、摇床（干热振荡培养箱）、高压消毒锅、牙签、水浴锅、恒温培养箱、水平式凝胶电泳槽、稳压稳流电泳仪、紫外透射仪、凝胶成像系统、高速低温离心机、冰箱、超静工作台、培养箱、微量移液器和微波炉、吸头、离心管（1.5 mL）。

2. 试剂

（1）LB 培养基。

（2）Amp 储存液：50 mg/mL。

（3）LB-Amp 液体培养基。

（4）LB 固体培养基。

（5）LB-Amp 固体培养基（含 Amp 50 μg/mL）。

（6）限制性核酸内切酶及酶切缓冲液。

（7）质粒提取试剂。

（8）X-gal：配制 20 mg/mL X-gal 的二甲基甲酰胺（DMT）溶液。

（9）IPTG：配制 24 mg/mL 的 IPIG 溶液。

【操作步骤】

1. 抗生素筛选

（1）将 100 μL Amp 储存液用无菌涂布器均匀涂布于含有 Amp 培养板上，制备含有 Amp 的 LB 固体培养基。

（2）将 100 μL 转化菌液用无菌涂布器均匀涂布于含有 Amp 的 LB 固体培养基上，37℃培养 12~16 h。

（3）在含有 Amp 培养板上能生长的菌落即为阳性重组质粒，无菌牙签挑取单个菌落，接种于 3 mL 含 Amp 的 LB 液体培养基中，37℃培养 8~16 h。

2. 蓝白斑筛选的操作步骤

（1）在含有 Amp 的预制 90 mm LB 固体培养基中央滴加 40 μL 2% 的 X-gal 溶液和 7 μL 20% 的 IPTG 溶液。

（2）用一个无菌的涂布器拨散 X-gal 溶液,使之分散于培养板整个表面,于 37℃ 温育直至全部液体消失,新鲜平板需要 3~4 h。

（3）接种需要鉴定的细菌,100 μL 细菌液(50 000 个细胞/mL)铺板。

（4）待接种液完全吸收后,颠倒培养板于 37℃ 培养 12~19 h。

（5）取出培养板与 4℃ 放置数小时(过夜),使蓝色在这一期间充分显色。

（6）在含有 X-gal 培养板上生长的白色菌落即为阳性重组质粒,无菌牙签挑取单个白色菌落,将其接种于 3 mL 含 Amp 的 LB 液体培养基中,37℃ 培养 8~16 h。

3. 重组质粒的酶切鉴定

（1）收集培养后菌液,制备少量质粒,摇菌管中的剩余菌液保留在 4℃ 冰箱中。

（2）将质粒样品与空质粒同时进行酶切,并进行琼脂糖凝胶电泳,根据分子量判断有无插入外源 DNA 片段,且插入片段是否与预期相符。

（3）保存经鉴定判断为正确插入的质粒,根据需要进行放大培养提取其质粒或进行诱导表达,或取 500 mL 菌液与 500 mL 70% 甘油混合后 -80℃ 保存。

【结果】

蓝白斑筛选参考实验七,质粒的酶切产物电泳参考实验六。

【讨论】

重组质粒和空载质粒的筛选和鉴定方法除了本实验中介绍的常用的两种方法外,还有菌落 PCR、插入失活、原位杂交等手段,但这些方法从原理上讲都存在着使用范围窄、无法完全排除假阳性等局限性,因此在重组质粒筛选和鉴定时,要本着合适、操作简便等原则选择方法。

【注意事项】

（1）实验用的玻璃器皿、微量吸管及 Eppendorf 管等,应彻底洗净并进行高压消毒。

（2）严格控制反应温度和时间。

（3）酶切反应的影响因素很多,操作时要保证质粒 DNA 的纯净,样品中过高的盐分和痕迹量的酚等都会使酶切反应无法正常进行。

（4）酶切反应操作在冰上进行,严格控制内切酶的用量在总反应体积的 1/10,否则,甘油浓度过高会抑制酶活性。不同的酶使用不同的反应液,双酶切时应根据酶的使用说明选用合适的反应液。

（5）X-gal 是 5-溴-4-氯-3-吲哚-β-D-半乳糖苷,以半乳糖苷酶水解后生成的吲哚衍生物显蓝色。IPTG 是异丙基-β-D-硫代半乳糖苷,为非生理性的诱导物,它可以诱导 *Lac Z'* 基因的表达。

（李延飞　金月玲）

实验十　HBV DNA 的分子生物学检测

HBV DNA 称为乙型肝炎病毒 DNA,HBV 是一种部分双链 DNA 病毒,它的遗传物质 DNA 载有病毒的所有遗传信息,HBV DNA 相当于完整的乙型肝炎病毒颗粒,因此检测 HBV DNA 是判断 HBV 有无复制的"金标准"。HBV DNA 的分子生物学检测包括对病原体核酸的鉴别诊断、病原体的基因分型、病毒载量检测、疗效及预后的监测、病原体的变异及耐药性分析等方面。本实验开展病毒载量测定、基因型分析及 HBV DNA 的耐药株检测。

一、荧光定量 PCR 测定病毒载量

HBV DNA 病毒载量测定方法有直接杂交法、分支 DNA 信号扩增技术及 PCR-ELISA 等,这些检测方法由于试剂成本高、灵敏度低、易导致交叉污染等而使其往往不能满足临床的需要。本实验用荧光定量 PCR 检测 HBV DNA,它是一种相对准确、灵敏度高、特异性较强和较简便的 HBV DNA 定量检测技术,在乙型肝炎的临床诊断、指导临床用药和治疗效果监测方面等具有实用价值。

【目的】

掌握荧光定量 PCR 检测 HBV DNA 的原理、方法及结果评价。

【原理】

荧光定量 PCR 常用的检测方法有 SYBR Green I 嵌合荧光法或 *Taq*Man 探针法,本实验采用 *Taq*Man 探针法。

荧光定量 PCR 的扩增曲线可以分为 3 个阶段:第一阶段为荧光背景信号阶段;第二阶段为荧光信号指数扩增阶段;第三阶段为平台期。定量分析选择在第二阶段,即荧光信号指数扩增阶段,此阶段 PCR 产物量的对数值与起始模板量之间存在对应的线性关系。

荧光阈值是在荧光扩增曲线上人为设定的一个值,每个反应管内的荧光信号到达设定的域值时所经历的循环次数被称为荧光阈值,每个模板的荧光阈值与该模板的起始拷贝数的对数存在着线性关系,起始拷贝数越多,荧光阈值就越小。因此可利用已知起始拷贝数的标准品先做出标准曲线,其中横坐标代表荧光阈值,纵坐标代表起始拷贝数的对数。只要获得未知样品的荧光阈值,就可从标准曲线上获知该样品的起始拷贝数。

【材料】

1. 器材　　荧光定量 PCR 扩增仪及配套 PCR 专用管、振动培养箱、台式离心机、高速低温离心机冰箱、超净工作台、培养箱、微量移液器和微波炉、吸头、离心管(1.5 mL)引物与探针(由公司化学合成)。

2. 试剂

(1) 配制不同浓度的 HBV 定量阳性标准品。

(2) HBV 核酸定量测定试剂盒。

(3) EDTA 抗凝剂。

(4) 聚乙二醇。

(5) 红细胞裂解液:150 mmol/L NH_4Cl, 10 mmol/L $KHCO_3$, Na_2EDTA, pH 调至 7.2~7.4,高压灭菌。

【操作步骤】

(1) 标本采集:乙型肝炎患者、健康人用 PCR 专用管收集血液,EDTA 抗凝,分离血浆,置-20℃保存或立即检测。

(2) 血浆 HBV 核酸提取:采用聚乙二醇沉淀法,100 μL 血浆与 100 μL 聚乙二醇沉淀剂充分混合,12 000 r/min 离心 10 min,弃上清,沉淀物中加入 24 μL 红细胞裂解液混匀,煮沸 10 min,经 12 000 r/min 离心 10 min 后,取 3 μL 上清液作为 PCR 扩增模板液。

(3) 引物与探针:根据 HBV S 区基因设计一对特异引物(P1、P2),扩增区片段长 144 bp。

P1:5′-ATCAACTACCAGCACGGGAC-3′(20 bp)。

P2:5′-AGTTTCCGTCCGAAGGTTTT-3′(20 bp)。

杂交探针设计合成为荧光素标记的探针(P3),在 5′端标上 6-羧基荧光素(Fam),3′端标上 6-羧基四甲基碱性蕊香红(Tamra),利用 *Taq* DNA 聚合酶 5′→3′外切酶活性,使在产物延伸时切断探针 5′端上羧基荧光素,从而阻断了 5′→3′荧光素的能量转移过程,因此能够检测到羧基荧光素所发出的荧光,其荧光强度与实时的 PCR 产物量成正比。因此可通过检测到的荧光强度来代表 PCR 产物的量。

P3:5′-(6-羧基荧光素)-TTCCTCTTCATCCTG-CTGCT(碱性蕊香红)(磷酸盐)-3′。

(4) 荧光实时定量 PCR 试剂配制 P1、P2 各 0.125 μmol/L,P3 0.025 μmol/L,Mg^{2+} 4 mmol/L,dATP、dCTP、dGTP、dUTP 各 0.2 mmol/L,*Taq* DNA 聚合酶 6 U/100 μL,尿嘧啶-N-糖基化酶 5 U/100 μL,用 pH 8.6 的 Tris-HCl 溶液来配制。

(5) 荧光定量 PCR 的检测:在毛细反应管中加入步骤(4)中的 PCR 反应液 17 μL,PCR 扩增模板液 3 μL,经低速离心混匀后置定量扩增仪中进行扩增。扩增条件为 37℃ 3 min,93℃ 1 min,92℃ 5 s,60℃ 30 s,40 个循环,实时监测荧光强度。

(6) 为增加数据的可信度,实验需要进行质量控制,每次实验均需要设置空白对照管、已知量靶序列的临界值对照管及阴性对照管。

【结果】

调整基线,以空白试剂和阴性对照管不出现阳性为基准,一般基线为0.1~0.3,与基线的交点的循环次数即为Ct值。以Ct值为纵坐标、HBV DNA浓度的对数值为横坐标制作标准曲线,利用待测标本的Ct值即可求出相应的HBV DNA含量。

【讨论】

1. 检测结果的临床意义参考

(1) 阴性:HBV DNA<1×10³拷贝/mL,说明患者体内HBV数量极少,而进一步检测乙型肝炎患者,没有发现肝功能异常的情况,也没有乙型肝炎发病的症状或者体征,可以暂时不用抗病毒方法的治疗,但需要定期检查,做好预防保健措施。

(2) 阳性:HBV DNA>1×10³拷贝/mL,说明患者体内有HBV,有较强的传染性。HBV DNA定量分析的值越大,说明体内病毒数量越多,病毒复制越活跃。

2. 单位的换算　　pg/mL=283 000拷贝/mL。

【注意事项】

(1) 设置对照,严格遵守商品试剂盒确定的杂交程序和杂交条件,避免出现假阳性和假阴性结果。

(2) 标本的合理保存和处理,防止双向污染。

(3) 工作完成后应对实验室进行有效的去污染处理。

二、RFLP分析HBV基因型

人类感染的HBV可能属于不同的基因型,基因型的类别与感染的途径、疾病的感染谱、疾病的进展具有一定的相关性,目前已发现的HBV分为HBV-A、HBV-B、HBV-C、HBV-D、HBV-E、HBV-F和HBV-G等7个基因型。HBV基因型分型的方法学一般有3种:① 全基因或S基因序列测定;② PCR-RFLP分析;③ 单克隆抗体ELISA法。PCR-RFLP灵敏度高,特异性强,酶切电泳图谱简明单一,易于辨别,最适合用于HBV基因型的流行病学调查。运用S基因PCR-PFLP基因型分型方法,只要把握好引物及限制性核酸内切酶的设计,使每一种基因型有非常简明单一的酶切图谱,就可鉴定出95%以上的标本。

【目的】

掌握HBV DNA的S基因PCR-RFLP基因型检测方法。

【原理】

PCR-RFLP包括靶基因的PCR扩增、扩增产物的限制性核酸内切酶酶切和酶切图谱的分析3个环节。当样品中的靶基因由于碱基突变或者序列重排使某种(某几种)限制性核酸内切酶酶切位点增加、减少或者消失时,可通过对扩增的靶基因酶切后电泳分析观察酶切片段长度的多态性来判断分析目的基因是否存在突变或多态性。大量HBV序列分析工作提示S基因序列稳定,且不同基因型各ORF中S基因异质性也最大,而同一基因型中的各毒株S基因异质性最小,因而S基因适合用于基因的分型,本实验以人血清为标本,PCR扩增HBV S基因,限制核酸内切酶酶切后电泳分析S基因的多态性对HBV DNA的基因型进行分型。

【材料】

1. 器材　　普通PCR仪、恒温水浴箱、台式离心机、恒温培养箱、水平式凝胶电泳槽、稳压稳流电泳仪、紫外透射仪、凝胶成像系统、高速低温离心机、冰箱、超净工作台、培养箱、微量移液器及吸头、离心管(1.5 mL)。

2. 试剂　　PCR试剂(具体参见实验六),限制性核酸内切酶如Bsr I、Sty I、Dpn I和Hpa II。

【操作步骤】

1. 标本来源　　选择慢性乙型肝炎感染者HBeAg阳性和HBeAg阴性的血清标本。

2. PCR扩增

(1) 前S1基因扩增(用于鉴别HBV-D基因型和非HBV-D基因型):设计引物P1,5′CACCATATTCTTGGGAACAAGA;P2,5′GCCCGAATGCTCCCACT CC。PCR扩增非HBV-D基因型前S1基因长度为222 bp,HBV-D基因型前S1基因长度为189 bp。

(2) S基因扩增:设计引物P3,5′GCGGGGGTTTTTCTTGTTGA;P4,5′GGGACTCAAGATGTTGTACAG。PCR扩

增 S 基因,*HBV S* 基因长度为 585 bp。

3. 限制性核酸内切酶酶切　　S 基因 PCR 产物先选用限制性核酸内切酶 *Sty* Ⅰ 和 *Bsr* Ⅰ 平行酶切,酶切产物经 1.7% 的琼脂糖凝胶电泳分离,荧光染色后紫外灯下观察,即可明确鉴定 HBV - B 基因型和 HBV - C 基因型,并可区分 HBV - A 基因型,如没能明确区分,需要再经 *Hpa* Ⅱ 或 *Dpn* Ⅰ 酶切分型。

【结果】

1. PCR 结果　　前 *S1* 基因(非 HBV - D 基因型)长度为 222 bp,前 *S1* 基因(HBV - D 基因型)长度为 189 bp;扩增 S 基因长度为 585 bp(图 11 - 9)。

2. 限制性核酸内切酶酶切 S 基因 PCR 产物结果(表 11 - 4)

HBV - A 和 HBV - E 基因型:在 *Bsr* Ⅰ 酶切位点被酶切成 300 bp 及 285 bp 两个片段。

HBV - B 基因型:*Bsr* Ⅰ 识别序列为 CCAGT,被切成 126 bp 及 459 bp 两个片段。

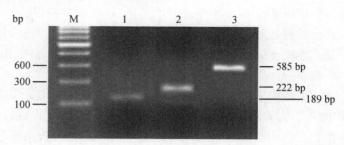

图 11 - 9　PCR 检测前 *S1* 基因和 S 基因序列

泳道 M:DNA 分子量标准参照物;泳道 1~3:PCR DNA 片段

HBV - C 基因型:*Sty* Ⅰ 识别序列为 C C(A/T)(A/T)GG;被切成 253 bp 及 332 bp 两个片段。

HBV - E 基因型:*Hpa* Ⅱ 识别序列为 CCGG,被切成 81 bp 及 504 bp 两个片段。

HBV - F 基因型:*Dpn* Ⅰ 识别序列为 GATC,切成 257 bp、289 bp 及 40 bp 3 个片段。

表 11 - 4　HBV 基因型与 S 基因 RFLP 的关系

基 因 型	限制性核酸内切酶及酶切产物长度(bp)			
	Bsr Ⅰ	*Sty* Ⅰ	*Dpn* Ⅰ	*Hpa* Ⅱ
HBV - A	300+285	–	–	–
HBV - B	126+459	–	–	–
HBV - C	–	253+332	–	–
HBV - E	–	–	–	81+504
HBV - F	–	–	257+289+40	–

【讨论】

(1) HBV 不同的基因型可反映出 HBV 自然感染史发生变异的特点,是病毒变异进化的结果。

(2) S 基因序列稳定,且各毒株不同基因型在各 ORF 中异质性最大,而同一基因型中的异质性最小,因此最适用于基因型的分型。

(3) HBV 基因型呈一定的地域性分布规律,HBV - A 基因型主要分布于欧洲北、西部和非洲撒哈拉沙漠地带,HBV - B、HBV - C 基因型主要分布于亚洲东南部,HBV - D 基因型主要分布于地中海地区和近东地区,如印度等国家,HBV - E 基因型则主要分布于非洲撒哈拉沙漠地带,HBV - F 基因型主要分布于美国的土族人口中,而 HBV - G 基因型主要分布于法国和美国。

(4) 人类感染 HBV 基因型的类别与感染途径、疾病的感染谱、疾病的进展等可能有一定的相关性。曾有报道,HBV - A 基因型与慢性活动性肝炎的发生发展相关,35 岁以下者 HBV - B 基因型则与肝炎发展为肝癌相关,HBV - C 基因型与慢性乙型肝炎病情加重,发展为肝硬化和肝癌可能密切相关,而 HBV - D 基因型则与急性自限性肝炎可能相关。

【注意事项】

(1) 扩增 HBV DNA 选择临床诊断 HBeAg 阳性的标本,应同时设置阴性对照。

(2) 在电泳结束后染色,减少因染料结合对电泳迁移率的影响。

(周丽萍)

实验十一 基因点突变的分子生物学检测

DNA 分子中发生碱基对的增添、缺失或替换,从而引起的基因结构改变称为基因突变。其中单个碱基对被其他的碱基对取代所导致的突变称为点突变。检测基因点突变在诊断遗传病和确定癌变等方面发挥重要作用。基因点突变的检测方法有多种,包括单链构象多态性、RFLP、ASO、高分辨率熔解曲线、基因测序和基因芯片分析技术等。

单链构象多态性分析是利用 DNA 单链具有构象多态性的特点,根据基因突变导致 DNA 单链构象不同,在中性聚丙烯酰胺凝胶电泳上会发生迁移率的改变,从而区分正常和变异 DNA。RFLP 是根据基因突变导致限制性核酸内切酶位点的丢失或出现,利用限制性核酸内切酶切割 DNA 时,会产生大小不同的片段,从而检测 DNA 的结构差异。ASO 探针杂交是利用 ASO 只能够与完全互补的序列结合,因此单个碱基错配将导致 ASO 探针无法与目的 DNA 杂交,根据此原理可设计与正常和突变基因结合的 ASO 探针,从而鉴别基因突变。高分辨率熔解曲线分析采用饱和型染料进行 PCR 扩增,根据熔解曲线分析过程中熔解曲线的差异鉴别基因突变。基因测序是通过 DNA 序列分析直接揭示 DNA 的一级结构,基因芯片分析是通过设计测序芯片从而进行基因分型。

PCR 的发明极大地提高了上述分子生物学技术在检测基因点突变中的应用,以 PCR 为基础建立了多种基因点突变检测方法,目前较为广泛应用的包括 PCR - RFLP、PCR - ASO、聚合酶链反应-高分辨率熔解曲线法(PCR-high resolution melting, PCR - HRM)。本实验分别采用 PCR - RFLP、PCR - ASO 和 PCR -高分辨率熔解曲线法对常见基因点突变进行检测。

一、PCR - RFLP 检测 N - ras 基因点突变

ras 基因家族由 *H - ras* 基因、*K - ras* 基因和 *N - ras* 基因组成。*ras* 基因编码膜结合蛋白,参与细胞信号转导,具有调控细胞周期和分化的重要作用。目前已在多种人类肿瘤中发现有 *ras* 癌基因的激活,激活的主要方式是点突变,而且常位于第 12、13、59 或 61 位密码子处。检测 *ras* 基因突变对判断这些肿瘤的发生发展及了解肿瘤的治疗效果具有重要意义。

【目的】
采用 PCR - RFLP 对标本 *N - ras* 基因第 12 密码子点突变进行检测。

【原理】
PCR - RFLP 指用 PCR 扩增目的 DNA,扩增产物再经限制性核酸内切酶消化切割,由于不同等位基因的限制性核酸内切酶酶切位点分布不同,酶切后会产生不同长度的 DNA 片段条带,经琼脂糖凝胶电泳即可分辨。因 *N - ras* 基因第 12 密码子周围无限制性核酸内切酶识别位点,故本实验设计 PCR 上游引物(表 11 - 5)时,在其 3′端引入一个误配碱基(相应于 *N - ras* 基因第 11 密码子的 G 改为 C),这样形成限制性核酸内切酶 *Bst*N I 的识别位点为 CCAGG。PCR 扩增 *N - ras* 基因片段长度为 98 bp,野生型 *N - ras* 基因被限制性核酸内切酶 *Bst*N I 切为 19 bp 和 79 bp 两个片段,突变型 *N - ras* 基因则不能被酶切,故仍为 98 bp。

表 11 - 5 *N - ras* 基因 PCR - RFLP 分析

引 物 序 列	扩 增 产 物	野生型 *N - ras* 基因酶切产物	突变型 *N - ras* 基因酶切产物
上游引物 AACTGGTGGTGGTTGGACCA	98 bp	19 bp+79 bp	98 bp
下游引物 CTCTATGGTGGGATCATATTC			

【材料】
1. 器材　普通 PCR 仪、恒温水浴箱、台式离心机、恒温培养箱、水平式凝胶电泳槽、稳压稳流电泳仪、紫外透射仪、凝胶成像系统、高速低温离心机、冰箱、超净工作台、培养箱、微量移液器及吸头、离心管(1.5 mL)。

2. 标本和试剂   临床血液标本 DNA、$N-ras$ 基因特异性引物、dNTP、$MgCl_2$、Taq DNA 聚合酶、限制性核酸内切酶 BstN Ⅰ 和琼脂糖。

【操作步骤】

1. PCR 扩增

（1）冰上制备 PCR 反应体系,总体积为 10 μL,含 0.2 μmol dNTP,2.5 mmol $MgCl_2$,0.5 μmol $N-ras$ 基因特异性引物,1.5 U Taq DNA 聚合酶及 0.1 μg 临床血液标本 DNA（以双蒸水替代 DNA 模板作为空白对照）。

（2）于 PCR 扩增仪上设定 PCR 反应条件,94℃ 变性 15 s、60℃ 退火 15 s、72℃ 延伸 15 s,循环 30 次后于 72℃ 延伸 10 min,产物置于 4℃ 条件下保存。

2. RFLP 分析

（1）冰上制备限制性核酸内切酶酶切反应体系,取 PCR 产物 5 μL 加 5 U 限制性核酸内切酶 BstN Ⅰ 及相应缓冲液,混匀后置于 37℃ 条件下消化过夜。

（2）酶切反应结束后,取残余 PCR 产物及限制性核酸内切酶酶切后产物,进行 2% 琼脂糖凝胶电泳检测分析（表 11-5）。

【结果】

分析凝胶电泳图谱,$N-ras$ 基因 PCR 产物长 98 bp,若限制性核酸内切酶酶切后产物长 19 bp+79 bp 则为野生型 $N-ras$ 基因,若限制性核酸内切酶酶切后产物长 98 bp 则为突变型 $N-ras$ 基因。

【讨论】

（1）若出现假阴性或假阳性结果,试分析原因。

（2）结合本实验,阐明 PCR-RFLP 在基因诊断中的作用。

【注意事项】

1. PCR 扩增及 RFLP 分析两步实验均应注意所用酶的质量及浓度,并进行预实验优化反应温度与反应时间。

2. 需设立阴、阳性对照及空白对照,提高实验可信度。

3. 若存在多份 DNA 模板,需制备 PCR 反应混合体系,先将 dNTP、$MgCl_2$、$N-ras$ 基因特异性引物及 Taq DNA 聚合酶等混匀,分装后加入各 DNA 模板。此举可简化操作,避免污染,减小加样误差提高实验精确度。

二、PCR 高分辨率熔解曲线法分析检测 *JAK2* 基因点突变

JAK2 基因第 14 外显子第 1 849 位核苷酸由 G 突变为 T,导致第 617 位编码的氨基酸由缬氨酸突变为苯丙氨酸,从而引起 JAK2 蛋白持续激活,最终导致骨髓细胞异常增殖。该突变常见于真性红细胞增多症（polycythemia vera, PV）、原发性血小板增多症（essential thrombocythemia, ET）和原发性骨髓纤维化（primary myelofibrosis, PMF）等慢性骨髓增殖性疾病（myeloproliferative disorders, MPD）患者。*JAK2* 基因 V617F 突变是 MPD 患者的首选检测项目。

【目的】

采用 PCR-高分辨率熔解曲线法对样本 DNA 中 *JAK2* 基因第 12 位密码子点突变进行检测。

【原理】

高分辨熔解曲线（high resolution melting, HRM）是近年来开发的一种快速、简单、准确的基因突变分析技术,应用前景较好。高分辨率熔解曲线分析通过使用饱和型染料来区分熔解动力学中的细微变化（图 11-10）,根据熔解曲线的差异来鉴别基因突变。目前有多种染料可供选择,最常用的是 Eva Green®、LC Green 和 SYTO 9 染料。本实验在 PCR 仪上采用高分辨率熔解曲线分析技术检测 *JAK2* 基因 V617F 突变。

【材料】

1. 器材   荧光定量 PCR 仪扩增仪及配套 PCR 管、CO_2 培养箱、台式离心机、高速低温离心机、冰箱、超净工作台、微量移液器及吸头、离心管（1.5 mL）。

2. 试剂   10×PCR 反应缓冲液、dNTP（10 mmol/L）、Taq DNA 聚合酶、$MgCl_2$（25 mmol/L）、10×LC Green（饱和荧光染料）、上下游引物（10 μmol/L）（由公司合成）。引物序列如下,上游引物:5'-CTTTCTCACAAGCATTTGGTTT-3';下游引物:5'-ACTTACTCTCGTCTCC ACAG-3'。

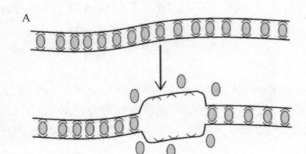
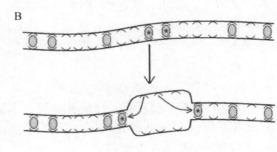

图 11-10   饱和染料和不饱和染料

A：使用饱和染料(如 Eva Green®)时,熔解区域的染料分子不能跑到未熔解部分,熔解图像能准确反映 DNA 的序列;B：使用不饱和染料(如 SYBR Green Ⅰ)时,DNA 熔解过程中染料分子会转移至未熔解区域,从而导致熔解曲线的温度变化很小或不均一

3. 标本   *JAK2* 基因 V617F 突变纯合子、杂合子及野生型 DNA 标本;*JAK2* 基因分型未知 DNA 标本。

【操作步骤】

1. PCR 反应

(1) PCR 反应体系总体积为 25 μL,其成分如下:

双蒸水	12.5 μL
10×PCR 缓冲液	2.5 μL
dNTP	0.5 μL
MgCl₂	1.5 μL
上游引物	2.0 μL
下游引物	2.0 μL
Taq DNA 聚合酶	1.0 μL
LC Green	2.5 μL
模板	0.5 μL

(2) PCR 反应条件

1) 94℃预变性,5 min。

2) 94℃变性,30 s;59℃退火,30 s;72℃延伸,30 s;40 个循环。

3) 72℃延伸,7 min。

2. PCR 产物的高分辨率熔解曲线分析   高分辨率熔解曲线分析条件：PCR 产物 94℃、2 min,40℃、2 min 预处理,然后以 0.25℃/s 的速度从 60℃升温至 95℃,采集荧光信号。结果经高分辨率熔解曲线分析软件自动分析归类。以经测序证实为野生型和突变型的样本为对照,与野生型对照分组一致的判断为野生型样本,与突变型纯合子一致的判断为纯合型突变样本,与突变杂合子对照分组一致的判断为杂合型突变样本。

【结果】

高分辨率熔解曲线检测结果分析   已知 *JAK2* 基因 V617F 突变是由于 *JAK2* 基因第 14 外显子上第 1 849 位核苷酸 G 突变为 T,由于 AT 碱基对稳定性比 GC 碱基对差,故 T_m 的 TT(纯合型突变)<GT(杂合型突变)<GG(野生型)。在标准熔解曲线图(图 11-11)上,纯合型突变曲线(深紫色)位于野生型曲线(黄色)下方,杂合型突变曲线(淡紫色)位于两者之间。选取野生型作为基线标准将图像进行转换后(图 11-12),可看到纯合型突变(深紫色)位于基线下方,杂合型突变曲线(淡紫色)位于两者之间。选取杂合型突变(淡紫色)作为基线标准将图像进行转换后(图 11-13),可看到野生型(黄色)位于基线上方,纯合型突变曲线(深紫色)位于基线下方。

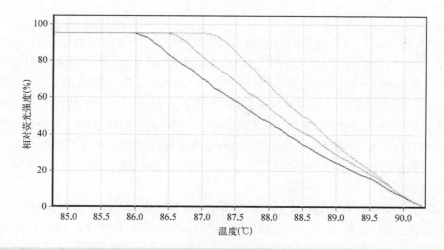

图 11－11
彩图

图 11－11　高分辨率熔解曲线分析检测 *JAK2* 基因 V617F 突变的标准熔解曲线图（正常视图）
黄色曲线：野生型；深紫色曲线：纯合型突变；淡紫色曲线：杂合型突变

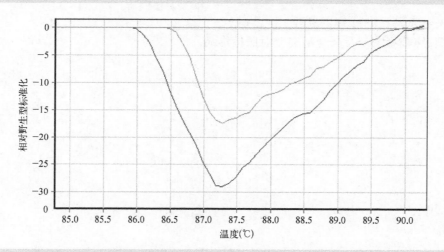

图 11－12
彩图

图 11－12　高分辨率熔解曲线分析检测 *JAK2* 基因 V617F 突变熔解曲线图
（差异视图，以野生型作为标准）
黄色曲线：野生型；深紫色曲线：纯合型突变；淡紫色曲线：杂合型突变

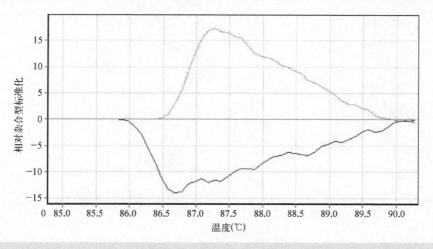

图 11－13
彩图

图 11－13　高分辨率熔解曲线分析检测 *JAK2* 基因 V617F 突变熔解曲线图
（差异视图，以杂合型突变作为标准）
黄色曲线：野生型；深紫色曲线：纯合型突变；淡紫色曲线：杂合型突变

【讨论】

PCR-高分辨率熔解曲线法是一种新兴的检测基因突变的分子生物学检测技术。其主要原理是在 PCR 反应体系中加入饱和型 DNA 结合染料如 Eva Green®、LC Green 或 SYTO 9 等,然后通过 PCR 扩增产物的熔解曲线分析来判断是否存在基因突变,从而达到基因分型的目的。PCR-高分辨率熔解曲线法的操作简便、快捷且结果容易判断,有效地避免了常规 PCR 中出现的污染问题,且不受电泳等因素的干扰。

目前通常采用基因测序及 AS-PCR 检测 *JAK2* 基因突变。测序技术是基因突变分析的"金标准",但设备和技术要求高、检测步骤烦琐、花费时间长并且对样本 DNA 质量和含量要求严格,不适合临床快速诊断。此外,基因测序的方法难以检测出突变率小于 20% 的样本。AS-PCR 方法检测灵敏度较高,但对引物设计要求较高且存在假阳性的可能,也限制其用于临床分析。

PCR-高分辨率溶解曲线分析 *JAK2* 基因 V617F 突变时,可考虑从以下几个方面进行优化,确保高分辨率熔解曲线检测结果的准确性。第一,对 PCR 反应条件进行优化,确保扩增的特异性;第二,每次实验均设立野生型、纯合型突变及杂合型突变标本作为对照,确保实验结果有效性;第三,尽可能保证样本浓度和 PCR 扩增荧光曲线一致,确保实验结果准确性。

【注意事项】

(1) 使用饱和型荧光染料进行 PCR 扩增。

(2) 设定野生型、纯合型突变及杂合型突变对照标准品。

(张　徐　孙梓暄)

主要参考文献

府伟灵，黄君富. 临床分子生物学检验. 北京：高等教育出版社，2012.

黄诒森，张光毅. 生物化学与分子生物学. 第 3 版. 北京：科学出版社，2012.

李伟，黄彬. 分子诊断学. 4 版. 北京：中国医药科技出版社，2019.

吕建新. 临床分子生物学检验技术. 北京：人民卫生出版社，2018.

钱晖，侯筱宇. 生物化学与分子生物学. 第 4 版. 北京：科学出版社，2018.

钱晖，陶国华. 临床分子生物学检验技术实验指导. 江苏：江苏大学出版社，2014.

全国科学技术名词审定委员会. 生物化学与分子生物学名词. 北京：科学出版社，2009.

查锡良，药立波. 医学分子生物学. 8 版. 北京：人民卫生出版社，2013.

Michael A. Lieberman, Rick Ricer. Biochemistry Molecular Biology, and Genetics. 7th ed. Philadelphia：Lippincott Williams & Wilkins，2019.